U0273806

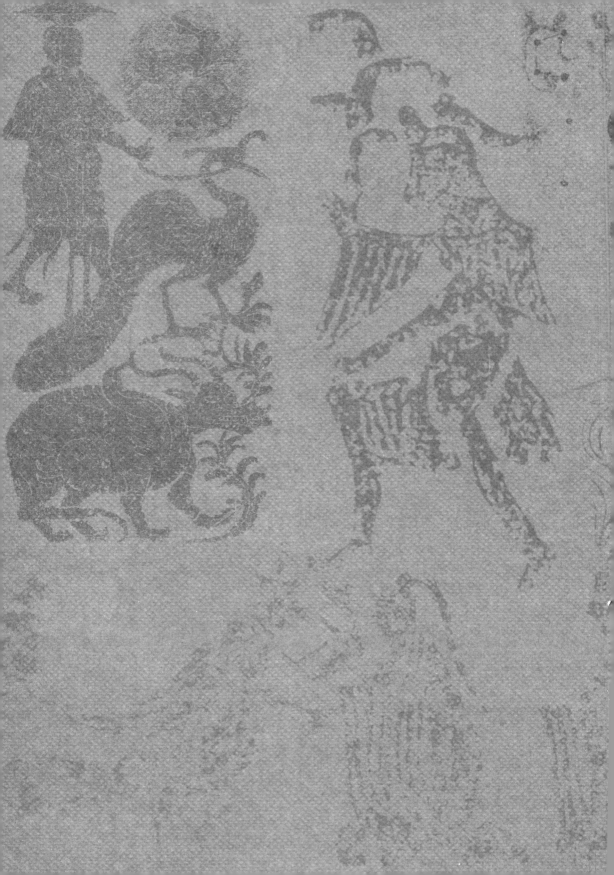

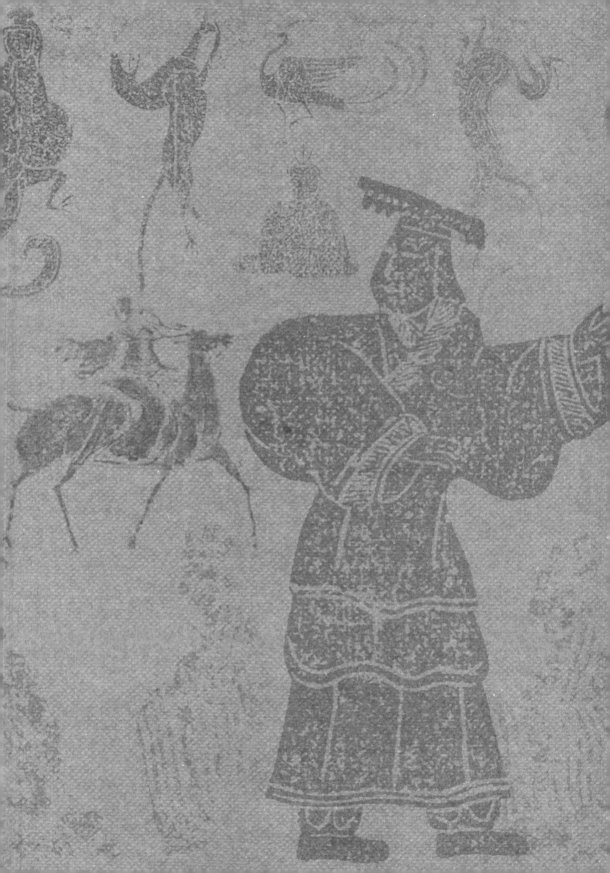

中国古医籍整理丛书

玉 机 辨 症

清·柯琴　改斋氏　纂

邢玉瑞　王妮　校注

中国中医药出版社

·北 京·

图书在版编目（CIP）数据

玉机辨症/（清）柯琴，（清）改斋氏纂;邢玉瑞，
王妮校注. —北京：中国中医药出版社，2015.12

（中国古医籍整理丛书）

ISBN 978-7-5132-3099-5

Ⅰ.①玉⋯ Ⅱ.①柯⋯ ②改⋯ ③邢⋯ ④王⋯Ⅲ.
①中医内科学–中国–清代②中医妇科学–中国–清代
Ⅳ.①R25②R271.1

中国版本图书馆 CIP 数据核字（2016）第 010023 号

中 国 中 医 药 出 版 社 出 版
北京市朝阳区北三环东路 28 号易亨大厦 16 层
邮政编码　100013
传真　010 64405750
保定市中画美凯印刷有限公司印刷
各地新华书店经销

*

开本 710×1000　1/16　印张 24.25　字数 163 千字
2015 年 12 月第 1 版　2015 年 12 月第 1 次印刷
书　号　ISBN 978－7－5132－3099－5

*

定价　68.00 元
网址　www.cptcm.com

国家中医药管理局
中医药古籍保护与利用能力建设项目
组织工作委员会

主 任 委 员 王国强

副 主 任 委 员 王志勇　李大宁

执行主任委员 曹洪欣　苏钢强　王国辰　欧阳兵

执行副主任委员 李　昱　武　东　李秀明　张成博

委　　　　员

各省市项目组分管领导和主要专家

（山东省）武继彪　欧阳兵　张成博　贾青顺

（江苏省）吴勉华　周仲瑛　段金廒　胡　烈

（上海市）张怀琼　季　光　严世芸　段逸山

（福建省）阮诗玮　陈立典　李灿东　纪立金

（浙江省）徐伟伟　范永升　柴可群　盛增秀

（陕西省）黄立勋　呼　燕　魏少阳　苏荣彪

（河南省）夏祖昌　刘文第　韩新峰　许敬生

（辽宁省）杨关林　康廷国　石　岩　李德新

（四川省）杨殿兴　梁繁荣　余曙光　张　毅

各项目组负责人

王振国（山东省）　　王旭东（江苏省）　　张如青（上海市）

李灿东（福建省）　　陈勇毅（浙江省）　　焦振廉（陕西省）

蔡永敏（河南省）　　鞠宝兆（辽宁省）　　和中浚（四川省）

前　言

　　中医药古籍是传承中华优秀文化的重要载体，也是中医学传承数千年的知识宝库，凝聚着中华民族特有的精神价值、思维方法、生命理论和医疗经验，不仅对于传承中医学术具有重要的历史价值，更是现代中医药科技创新和学术进步的源头和根基。保护和利用好中医药古籍，是弘扬中国优秀传统文化、传承中医学术的必由之路，事关中医药事业发展全局。

　　1949 年以来，在政府的大力支持和推动下，开展了系统的中医药古籍整理研究。1958 年，国务院科学规划委员会古籍整理出版规划小组在北京成立，负责指导全国的古籍整理出版工作。1982 年，国务院古籍整理出版规划小组召开全国古籍整理出版规划会议，制定了《古籍整理出版规划（1982—1990）》，卫生部先后下达了两批 200 余种中医古籍整理任务，掀起了中医古籍整理研究的新高潮，对中医文化与学术的弘扬、传承和发展，发挥了极其重要的作用，产生了不可估量的深远影响。

　　2007 年《国务院办公厅关于进一步加强古籍保护工作的意见》明确提出进一步加强古籍整理、出版和研究利用，以及

"保护为主、抢救第一、合理利用、加强管理"的方针。2009年《国务院关于扶持和促进中医药事业发展的若干意见》指出，要"开展中医药古籍普查登记，建立综合信息数据库和珍贵古籍名录，加强整理、出版、研究和利用"。《中医药创新发展规划纲要（2006—2020）》强调继承与创新并重，推动中医药传承与创新发展。

2003～2010年，国家财政多次立项支持中国中医科学院开展针对性中医药古籍抢救保护工作，在中国中医科学院图书馆设立全国唯一的行业古籍保护中心，影印抢救濒危珍本、孤本中医古籍1640余种；整理发布《中国中医古籍总目》；遴选351种孤本收入《中医古籍孤本大全》影印出版；开展了海外中医古籍目录调研和孤本回归工作，收集了11个国家和2个地区137个图书馆的240余种书目，基本摸清流失海外的中医古籍现状，确定国内失传的中医药古籍共有220种，复制出版海外所藏中医药古籍133种。2010年，国家财政部、国家中医药管理局设立"中医药古籍保护与利用能力建设项目"，资助整理400余种中医药古籍，并着眼于加强中医药古籍保护和研究机构建设，培养中医古籍整理研究的后备人才，全面提高中医药古籍保护与利用能力。

在此，国家中医药管理局成立了中医药古籍保护和利用专家组和项目办公室，专家组负责项目指导、咨询、质量把关，项目办公室负责实施过程的统筹协调。专家组成员对古籍整理研究具有丰富的经验，有的专家从事古籍整理研究长达70余年，深知中医药古籍整理研究的重要性、艰巨性与复杂性，履行职责认真务实。专家组从书目确定、版本选择、点校、注释等各方面，为项目实施提供了强有力的专业指导。老一辈专家的学术水平和智慧，是项目成功的重要保证。项目承担单位山东中医药大学、南京中医药大学、上海中医药大学、福建中医药大学、浙江省中医药研究院、陕西省中医药研究院、河南省中医药研究院、辽宁中医药大学、成都中医药大学及所在省市中医药管理部门精心组织，充分发挥区域间互补协作的优势，并得到承担项目出版工作的中国中医药出版社大力配合，全面推进中医药古籍保护与利用网络体系的构建和人才队伍建设，使一批有志于中医学术传承与古籍整理工作的人才凝聚在一起，研究队伍日益壮大，研究水平不断提高。

　　本着"抢救、保护、发掘、利用"的理念，该项目重点选择近 60 年未曾出版的重要古医籍，综合考虑所选古籍的保护价值、学术价值和实用价值。400 余种中医药古籍涵盖了医经、基础理论、诊法、伤寒金匮、温病、本草、方书、内科、外科、女科、儿科、伤科、眼科、咽喉口齿、针灸推拿、养生、医案医话医论、医史、临证综合等门类，跨越唐、宋、金元、明以迄清末。全部古籍均按照项目办公室组织完成的行业标准《中医古籍整理规范》及《中医药古籍整理细则》进行整理校注，绝大多数中医药古籍是第一次校注出版，一批孤本、稿本、抄本更是首次整理面世。对一些重要学术问题的研究成果，则集中收录于各书的"校注说明"或"校注后记"中。

　　"既出书又出人"是本项目追求的目标。近年来，中医药古籍整理工作形势严峻，老一辈逐渐退出，新一代普遍存在整理研究古籍的经验不足、专业思想不坚定等问题，使中医古籍整理面临人才流失严重、青黄不接的局面。通过本项目实施，搭建平台，完善机制，培养队伍，提升能力，经过近 5 年的建设，锻炼了一批优秀人才，老中青三代齐聚一堂，有效地稳定了研究队伍，为中医药古籍整理工作的开展和中医文化与学术的传承提供必备的知识和人才储备。

本项目的实施与《中国古医籍整理丛书》的出版，对于加强中医药古籍文献研究队伍建设、建立古籍研究平台，提高古籍整理水平均具有积极的推动作用，对弘扬我国优秀传统文化，推进中医药继承创新，进一步发挥中医药服务民众的养生保健与防病治病作用将产生深远影响。

第九届、第十届全国人大常委会副委员长许嘉璐先生，国家卫生计生委副主任、国家中医药管理局局长、中华中医药学会会长王国强先生，我国著名医史文献专家、中国中医科学院马继兴先生在百忙之中为丛书作序，我们深表敬意和感谢。

由于参与校注整理工作的人员较多，水平不一，诸多方面尚未臻完善，希望专家、读者不吝赐教。

国家中医药管理局中医药古籍保护与利用能力建设项目办公室

二〇一四年十二月

许 序

　　"中医"之名立，迄今不逾百年，所以冠以"中"字者，以别于"洋"与"西"也。慎思之，明辨之，斯名之出，无奈耳，或亦时人不甘泯没而特标其犹在之举也。

　　前此，祖传医术（今世方称为"学"）绵延数千载，救民无数；华夏屡遭时疫，皆仰之以度困厄。中华民族之未如印第安遭染殖民者所携疾病而族灭者，中医之功也。

　　医兴则国兴，国强则医强。百年运衰，岂但国土肢解，五千年文明亦不得全，非遭泯灭，即蒙冤扭曲。西方医学以其捷便速效，始则为传教之利器，继则以"科学"之冕畅行于中华。中医虽为内外所夹击，斥之为蒙昧，为伪医，然四亿同胞衣食不保，得获西医之益者甚寡，中医犹为人民之所赖。虽然，中国医学日益陵替，乃不可免，势使之然也。呜呼！覆巢之下安有完卵？

　　嗣后，国家新生，中医旋即得以重振，与西医并举，探寻结合之路。今也，中华诸多文化，自民俗、礼仪、工艺、戏曲、历史、文学，以至伦理、信仰，皆渐复起，中国医学之兴乃属必然。

迄今中医犹为国家医疗系统之辅，城市尤甚。何哉？盖一则西医赖声、光、电技术而于20世纪发展极速，中医则难见其进。二则国人惊羡西医之"立竿见影"，遂以为其事事胜于中医。然西医已自觉将入绝境：其若干医法正负效应相若，甚或负远逾于正；研究医理者，渐知人乃一整体，心、身非如中世纪所认定为二对立物，且人体亦非宇宙之中心，仅为其一小单位，与宇宙万象万物息息相关。认识至此，其已向中国医学之理念"靠拢"矣，虽彼未必知中国医学何如也。唯其不知中国医理何如，纯由其实践而有所悟，益以证中国之认识人体不为伪，亦不为玄虚。然国人知此趋向者，几人？

国医欲再现宋明清高峰，成国中主流医学，则一须继承，一须创新。继承则必深研原典，激清汰浊，复吸纳西医及我藏、蒙、维、回、苗、彝诸民族医术之精华；创新之道，在于今之科技，既用其器，亦参照其道，反思己之医理，审问之，笃行之，深化之，普及之，于普及中认知人体及环境古今之异，以建成当代国医理论。欲达于斯境，或需百年欤？予恐西医既已醒悟，若加力吸收中医精粹，促中医西医深度结合，形成21世纪之新医学，届时"制高点"将在何方？国人于此转折之机，能不忧虑而奋力乎？

予所谓深研之原典，非指一二习见之书、千古权威之作；就医界整体言之，所传所承自应为医籍之全部。盖后世名医所著，乃其秉诸前人所述，总结终生行医用药经验所得，自当已成今世、后世之要籍。

盛世修典，信然。盖典籍得修，方可言传言承。虽前此50余载已启医籍整理、出版之役，惜旋即中辍。阅20载再兴整理、出版之潮，世所罕见之要籍千余部陆续问世，洋洋大观。

今复有"中医药古籍保护与利用能力建设"之工程，集九省市专家，历经五载，董理出版自唐迄清医籍，都400余种，凡中医之基础医理、伤寒、温病及各科诊治、医案医话、推拿本草，俱涵盖之。

噫！璐既知此，能不胜其悦乎？汇集刻印医籍，自古有之，然孰与今世之盛且精也！自今而后，中国医家及患者，得览斯典，当于前人益敬而畏之矣。中华民族之屡经灾难而益蕃，乃至未来之永续，端赖之也，自今以往岂可不后出转精乎？典籍既蜂出矣，余则有望于来者。

谨序。

第九届、十届全国人大常委会副委员长

许嘉璐

二〇一四年冬

王 序

中医学是中华民族在长期生产

争中逐步形成并不断丰富发展的

瑰宝，为中华民族的繁衍昌

步产生了积极影响。时至

重要医药卫生资源，与

共同担负着维护和

事业的重要特征

中医药

仅是中医

华民族

载

中
国
古
医
籍
整
理
丛
书

民族优秀的思想文化，

留给我们的宝贵物质财富

的保护与利用，既是中医学发

的迫切要求，更是历史赋予我们

药管理局启动了中医药古籍保护与利用

能力建设项目。这既是传承中医药的重要工程，也是弘扬优秀民族文化的重要举措，不仅能够全面推进中医药的有效继承和创新发展，为维护人民健康做出贡献，也能够彰显中华民族的璀璨文化，为实现中华民族伟大复兴的中国梦作出贡献。

相信这项工作一定能造福当今，嘉惠后世，福泽绵长。

国家卫生与计划生育委员会副主任

国家中医药管理局局长

中华中医药学会会长

王国旗

二〇一四年十二月

马 序

新中国成立以来，党和国家高度重视中医药事业发展，重视古籍的保护、整理和研究工作。自1958年始，国务院先后成立了三届古籍整理出版规划小组，分别由齐燕铭、李一氓、匡亚明担任组长，主持制订了《整理和出版古籍十年规划（1962—1972）》《古籍整理出版规划（1982—1990）》《中国古籍整理出版十年规划和"八五"计划（1991—2000）》等，而第三次规划中医药古籍整理即纳入其中。1982年9月，卫生部下发《1982—1990年中医古籍整理出版规划》，1983年1月，中医古籍整理出版办公室正式成立，保证了中医古籍整理出版规划的实施。2002年2月，《国家古籍整理出版"十五"（2001—2005）重点规划》经新闻出版署和全国古籍整理出版规划领导小组批准，颁布实施。其后，又陆续制定了国家古籍整理出版"十一五"和"十二五"重点规划。国家财政多次立项支持中国中医科学院开展针对性中医药古籍抢救保护工作，文化部在中国中医科学院图书馆专门设立全国唯一的行业古籍保护中心，国家先后投入中医药古籍保护专项经费超过3000万元，影印抢救濒危珍、善、孤本中医古籍 1640 余种，开展了海外中医古籍目录调研和孤本回归工作。2010 年，国家财政部、国家中医药管理局安排国家公共卫生专项资金，设立了"中医药古籍保护与利用能力建设项目"，这是继 1982 ~ 1986 年第一批、第二批重要中医药古籍整理之后的又一次大规模古籍整理工程，重点整理新中国成立后未曾出版的重要古籍，目标是形成并普及规范的通行本、传世本。

为保证项目的顺利实施，项目组特别成立了专家组，承担咨询和技术指导，以及古籍出版之前的审定工作。专家组中的许多成员虽逾古稀之年，但老骥伏枥，孜孜不倦，不仅对项目进行宏观指导和质量把关，更重要的是通过古籍整理，以老带新，言传身教，培养一批中医药古籍整理研究的后备人才，促进了中医药古籍保护和研究机构建设，全面提升了我国中医药古籍保护与利用能力。

作为项目组顾问之一，我深感中医药古籍保护、抢救与整理工作的重要性和紧迫性，也深知传承中医药古籍整理经验任重而道远。令人欣慰的是，在项目实施过程中，我看到了老中青三代的紧密衔接，看到了大家的坚持和努力，看到了年轻一代的成长。相信中医药古籍整理工作的将来会越来越好，中医药学的发展会越来越好。

欣喜之余，以是为序。

中国中医科学院研究员

马继兴

二〇一四年十二月

校注说明

一、作者简介及著作内容

《玉机辨症》原题为清代医家柯琴、改斋氏纂。经考此书乃明代医家徐彦纯、刘纯《玉机微义》的节略本。作者欲仿柯琴研究《伤寒论》编著《伤寒来苏集》之法，将《玉机微义》中所引用的名医论集、诸家之说详细研读分析后，按照病证的临床辨证要点，重新分立条目，选择编次，故托名为清代著名医家柯琴之作。实则作者应是清末或民国时期深受柯琴和刘纯医学影响的一位中医临床医学家。

作者以临床辨证为核心，选择《玉机微义》五十卷中的内科杂症和妇科杂病的内容，分别归纳整理，分为滞下、疟、中风、伤风、疠风、风痫、破伤风、内伤、痰饮、头眩、吐酸（吞酸附）、痞满、咳逆、痉、泄泻、损伤、寒、暑、湿、燥、火、热（发热附）、痹、厥、头痛、心痛、腰痛、腹痛、淋、小便不禁、小便不通、脚气、疝、经闭、经水不调、血崩、带下、胎产诸证等三十八种疾病，分别阐述其病因病机、脉症及辨证治疗。因此《玉机辨症》是《玉机微义》的节略本。在编撰过程中，作者以临床辨证为核心，将《玉机微义》中的各家论说，按病因、病机、脉、治法、治则、证型、方药等各项需要，取其精华，归纳整理，以便于临床医家应用。故本书对中医学家临床辨证、选方治疗具有一定指导意义，是一部中医临床简明读本。

二、底本与校本

本书校注整理，以陕西中医药大学图书馆藏传抄本《玉机辨症》为底本。由于本书为《玉机微义》的节略本，故以《四库医学丛刊》本《玉机微义》作为他校本。同时，《玉机辨症》作为临床汇编性质的著作，引用了大量古代医学文献，所以，又以所引文献如《内经》《千金要方》《卫生宝鉴》《医垒元戎》《此事难知》以及金元四大家的著作等的相关版本，也作为他校本进行校勘。

三、校注的具体方法

1. 采用简体横排形式，加新式标点。原文竖排中标示前后关系的"右"或"左"，一律改为"上"或"下"。

2. 凡底本中俗字、异体字，予以径改，不出注。底本中古字、通假字，原文不改，于首见处出注说明。难字、生僻字酌加注释。

3. 凡底本中有明显脱衍误倒之处，信而有征者，予以改正，并出校记说明；无明显证据者，出校记存疑。

4. 凡底本与校本文字有异，义皆可通者，原文不改，出注说明；而校本明显有误者，不再出校注。

5. 凡原文药名作异名者，保留原字，出注说明。

6. 原书行文中的注释性文字，以小字的形式，排在正文之中。

7. 原文中所涉人名、地名、书名及专业术语等，较为生疏者出校记说明。

8. 底本上、下两部分皆有目录，今合并置于正文之前。正文标题个别与卷首目录文字有异，如"火门""热门"，目录作"火""热"，据目录律齐。

目 录

玉机辨症上

滞　下

风寒暑湿作痢

无择①云：滞下，多由脾胃不和，饮食过度，停积于肠胃，不能克化，又为风寒暑湿之气干之，故为此疾。伤热则赤，伤冷则白，伤风则纯下清血，伤湿则下如豆汁，冷热交并，赤白兼②下。又云：古方风停肤腠，下瘀血或鲜血。

用诚③曰：风喜伤肝，肝主血，故下清血者为风；湿喜伤脾，脾胃为五谷之海，无物不受，常兼四脏，盖豆汁之色如五色之相杂，故下豆羹汁者为湿。

《机要》④云：太阴经受湿，而为水泄虚滑，身重微满，不知谷味，久则防变，而为脓血，脾经传肾，谓之贼邪，故难愈。若先脓血而后水泻，此肾传脾，谓之微邪，故易痊。

大法

《机要》云：后重则宜下，腹痛则宜和，身重则除湿，脉弦则去风。脓血稠黏以重剂竭之。身冷自汗，以热药温

---

① 无择：即陈言，南宋医家，字无择，著《三因极一病证方论》。

② 兼：原作"带"，据《玉机微义》卷五改。

③ 用诚：即徐用诚，明代医家，字彦纯，著《医学折衷》一书，经刘纯增补，易名《玉机微义》。

④ 机要：即《素问病机气宜保命集》，以下所引文字语本《素问病机气宜保命集》卷中。

之。风邪内缩宜汗之，鹜溏为利当温之。又云：在外者发之，在里者下之，在上者涌之，在下者竭之，身表热者内疏之，小便涩分利之。

《秘藏》① 云：风邪下陷者升举之，湿气内胜者分利之。

《原病式》② 云：或曰白痢既为热病，何故服辛热之药，亦有愈者耶？盖辛热之药能开发肠胃郁结，使气液宣通，流湿润燥，气和而已。盖病微者可愈，甚者郁结不开，其病转加而死矣。凡治热甚吐泻亦然。夫治诸痢者，莫若以辛苦寒药治之，或微加辛热佐之则可。盖辛能发散开通郁结，苦能燥湿，寒能胜热，使气宣平而已。如钱氏香连丸之类是也。故治诸痢者，黄连、黄柏为君，以其至苦大寒，正主湿热之病，乃若世传辛热金石毒药，治诸吐泻下痢，或有愈者，以其善开郁结故也。然虽亦有验者，或不中效，反更加害。

用诚云：滞下，古今多与泄泻同论，至《三因方》始能另立条目，盖实有不同。夫病有从外感而得者，须分六气之异。外既受伤，肠胃郁结，遂成赤白等证，当分③其寒热温凉以调之。有因脏气发动，干犯肠胃而得者，须察其何脏相乘，以平治之。又有因饮食失节而得者，则又审其何物所伤，以消克之。世之感此疾者，其因诚不越乎是三者。

---

① 秘藏：即《兰室秘藏》。
② 原病式：即《素问玄机原病式》。
③ 分：《玉机微义》卷五作"随"。

赤白痢分气血伤

《原病式》曰：或言下痢白为寒者，误也。若果为寒，则不能消谷，何由反化为脓也？所谓下痢谷反为脓血，如世之谷肉果菜，湿热甚，则自化腐烂溃发，化为脓血也。其热为赤，热属心火故也。其湿为黄，湿属脾土故也。燥郁为白，属肺金也。经曰诸气膹郁，皆属于肺，谓燥金之化也。然诸泻痢皆兼于湿，今反言气燥者，谓湿热甚于肠胃之内，而肠胃怫热①郁结，而又湿至②于痞，以致气液不得宣通，因以成肠胃之燥，使烦渴不止也。假如下痢赤白，俗言寒热相兼，其说尤误。岂知水火阴阳寒热者，犹权衡也，一高则必一下，一盛则必一衰，岂能寒热俱甚于肠胃，而同为痢乎？如热生③疮疡，而出白脓者，岂可以白为寒软？

用诚曰：河间谓赤白不当分冷热，乃属肺金心火之化。又谓五色各属五脏，本则一出于热，其论至当。但世患此疾者，赤白居多。心主血，肺主气，白属肺金，此气受病也；赤属心火，此血受病也；赤白相杂，血气俱受病也，知此则脾黄、肝青、肾黑之说，亦可得而互明矣。

行血调气

用诚曰：河间云行血则便④脓自愈，调气则后⑤重自

---

① 热：原脱，据《素问玄机原病式·六气为病》补。
② 至：《素问玄机原病式·六气为病》作"主"。
③ 生：原脱，据《素问玄机原病式·六气为病》补。
④ 便：原作"使"，据《素问病机气宜保命集》卷中改。
⑤ 则后：原作"后则"，据《玉机微义》卷五乙转。

除。盖谓溲便脓血，血之滞也，故曰行血自愈。奔迫后重，气之实也，故曰调气自除，诚哉是言。但脓血赤白，亦有气病血病之分，后重里急，亦有气实血虚之异，学者又不可不察。

下

仲景曰：下痢，脉滑而数者，有宿食也，当下之。下痢，脉反滑，当有所去，下之安。下痢，不欲食，有宿食者，当下之。下痢，腹满痛，为实寒[①]，当下之。下痢[②]，腹坚者，当下之。下痢谵语，有燥屎，当下之。下痢，三部脉皆平，按之心下坚，急下之。下痢已差[③]，至其时复发者，此为下未尽，更下之安。

丹溪曰：仲景治痢之法，下者[④]率用承气加减。大黄之寒，其性善走，佐以厚朴之温，善行滞气，缓以甘草之甘，饮以汤液，灌涤肠胃，滋润轻快，无所留滞，积行即止。此砒、丹、巴、硇，热毒类聚成丸，其气凶暴，其体重燥，积垢虽行，毒气未歇，借使有愈疾之功，其肠胃清淳之气，能免旁损暗伤之患乎？

分利

《机要》云：小便涩，分利之。

《秘藏》云：湿气内胜者，分利之。

无择云：伤湿而下豆汁者，分利之。

---

① 实寒：《玉机微义》卷五作"寒实"。
② 痢：原作"利"，据《玉机微义》卷五及上下文改。
③ 差：同"瘥"。
④ 下者：原脱，据《玉机微义》卷五补。

消化食毒

无择云：饮食冷热，酒醴醯醢①，纵情恣欲房室，致伤精血，肠胃黏溢，久积冷热，遂成毒痢。严用和②云：或有饮服冷酒寒物，房室劳伤精血，而成久毒痢，则宜化毒以保卫之。

用诚曰：人之饮食过伤，恣食辛热寒冷之物，皆能致伤肠③胃，肠胃一伤，不能运化传送，遂蓄积停滞而为痢。经曰：饮食不节，起居不时者，阴受之。阴受之则入五脏，满闭塞，下为飧泄，久为肠澼是也。治法当先消化食毒，或可攻伐，然后随寒热温凉以调之。此二论本诸《内经》，而世所未言者也。

严氏茜根丸　治一切毒痢及蛊疰利，血下如鸡肝，心烦腹痛。

茜根洗　川升麻　犀角　地榆　当归　黄连　枳壳
白芍药

等分为末，醋煮米糊丸如梧桐子大。每服七十丸，空心米饮下。

按：此方消化死血，解饮食毒之药。

脏气郁结宜调补

无择云：古方有五泄，因脏气郁结，随其所发，便利脓血，作青黄赤白黑色，一一不同。

用诚云：凡三因所伤，皆能干犯肠胃而为痢。外因六

---

① 醯醢（xī hǎi 西海）：用鱼和肉制成的各种食品。
② 严用和：字子礼，南宋医家，著《济生方》十卷。
③ 肠：原作"脾"，据《玉机微义》卷五改。

淫，古方用药则多有之。内因脏气郁结，与夫饮食、房劳而致，诸方则未之见也。

予从叔①年逾五十，夏间患滞下病，腹微痛，所下褐色，后重频并，谷食大减，时有微热。察其脉皆弦而涩，似数而稍长，却喜不甚浮大，两手相等，视其神气大减。予曰：此滞下忧虑所致，心血亏脾气弱耳。遂与参、术为君，当归、陈皮为臣，川芎、炒芍药、茯苓为佐使。时暄热甚，少加黄连，两月而安。

温补

丹溪曰：滞下，或脓或血，或脓血相杂，或肠垢或无糟粕，或糟粕相混。虽有痛、不痛、大痛之异，然皆里急后重，逼迫恼人，似乎皆热证实证也。予近年涉历亦有大虚大寒者，不可不知。

娄长官年三十余，奉养厚者，夏秋间患滞下，腹大痛，有人教服单煮干姜，与一帖则痛定，少顷又作②，与之又定③，由是服干姜至三斤。八日视之，左脉弦而稍大似数，右脉弦而大稍减亦似数，重取之似紧。予曰：此必醉饱后吃寒凉太过，而当作虚寒治之。因其多服干姜，遂教用四物汤去地黄，加人参、白术、陈皮、酒红花、茯苓、桃仁煎，入生姜汁饮之，至一月而安。

金氏妇，年近四十。秋初尚热，患滞下，腹但隐痛，

---

① 从叔：堂房叔父。

② 作：原脱，据《玉机微义》卷五补。

③ 与之又定：《玉机微义》卷五作"又与之定"，《局方发挥》作"又与又定"。

夜重于昼，全不得睡，食亦稍减，口干不饮，已得治痢灵砂二帖矣。予观之，两手脉皆涩，且不匀，神思倦甚，饮食全减，因与四物汤，倍加白术①，以陈皮佐之，与十数帖而安。

疫痢

《大全良方》②云：有一方一家之内，上下传染，长幼相似，是疫毒痢也。治法虽当察运气之相胜，亦不可狎泥③，当先察其虚实冷热，首用败毒散，加人参、甘草、陈皮，随证用之。

用诚曰：按时④疫作痢，岁常有之，其谓当察其运气之相胜，与病冷热虚实之不同，诚为确论。盖欲学者知五运六气，有太过、不及、胜负之不同，以分风寒暑湿燥火为病，而平治之也。然首专用败毒散之义，何⑤其自狎泥也。

里急后重

《病机》⑥曰：里急后重，脉大而洪实，为里热甚而闭，是有物结坠也。若脉浮大甚，不宜下。虽里急后重，而脉沉细弱者，谓寒在内而气散也，可温养自愈。里急后重，闭者，大肠经气不宣通也，宜加槟榔、木香宣通其气。《原病式》云：下迫后重里急，窘迫急痛也，火性急

① 白术：原作"白芍"，据《局方发挥》《玉机微义》卷五改。
② 大全良方：即《妇人大全良方》。
③ 狎泥：疑为"拘泥"之讹。
④ 时：原作"此"，据《玉机微义》卷五改。
⑤ 何：原作"可"，据《玉机微义》卷五改。
⑥ 病机：即《素问病机气宜保命集》。

速而能燥物故也。

用诚曰：里急者，窘迫急痛是也。后重者，大肠坠重而下也。夫里急后重，其证不一，有因火热者，所谓火性急速而能燥物是也。有因气滞者，此大肠经气壅而不宣通也。有因积滞壅盛者，是有物结坠也。有气虚者，此大肠气降而不能升也。有血虚者，所谓虚坐努责是也。治法：火热者寒之清之，气滞者调之，积滞者去之，气虚而降者升之举之，血虚者补之，各察其所因也。切观前论未为详尽。

丹溪曰：经云暴注下迫，皆属于热。下迫者，即里急后重之谓也。

腹痛

《机要》云：腹痛者和之，加当归倍芍药。

用诚曰：泄痢腹痛，其证甚多，皆因内气郁结不行所致，理宜行气散郁为先。然亦有挟寒，有①挟火热者，有因积滞者，有血虚者，又宜随证处治为当也。今《机要》云"和"之一字，总言之耳。盖加当归倍芍药之法，惟血虚可用。

呕

用诚曰：泄痢而呕，《病机》谓胃气不和所致。盖亦有胃中火逆上冲而呕者，有胃虚而呕者，有积滞毒气上攻而呕者，有阴虚而呕者。岂可一于胃气之不和，而不它及耶？

---

① 有：原脱，据《玉机微义》卷五补。

噤①口

《百一选方》②云：噤口痢，是毒气上冲心肺所致，用石莲肉以通心气。

用诚曰：按痢而能食，知胃未病也。若脾胃湿热之毒，熏蒸清道而上，以致胃口闭塞，而成噤口之证，理宜除胃口之邪热。而此云毒气上冲心肺，其毒不知指何者之邪。然亦有脾胃虚而得者，亦有误服利剂，药毒犯胃者。又有服涩热之剂太早，而邪气闭遏于胃口者，必当求责。

《百一选方》治噤口痢，石莲去壳留心并肉，碾末，每二钱，陈皮饮调下。此是毒气上冲心肺，借此以通心气，便觉思食。

《澹寮方》③治噤口痢，毒气上冲心肺者。

败毒散四钱，陈仓米百粒，姜枣煎④。

又方 治脾胃虚弱，噤口痢。用山药一味，剉如小豆大，一半银器内炒熟，一半生用，同为末，米饮下。

用诚云：按噤口痢，古人论之者少，故留此三方以备急。然石莲之通心气，败毒散散表邪，山药之补脾胃，果能开胃口而进食乎。

吃逆

丹溪曰：吃逆病，气自下冲上，属火之象，古方悉以

---

① 噤：原作"禁"，据《玉机微义》卷五改。下同。

② 百一选方：又名《是斋百一选方》，南宋王璆著，是斋为其号。

③ 澹寮方：即《澹寮集验秘方》，十五卷。宋元之间法名的僧人继洪（号澹寮）编。

④ 姜枣煎：《玉机微义》卷五作"姜三片，枣一枚煎"。

胃弱言之，殊不知胃弱者，阴弱也，虚之甚也。滞下之久，多见此证，乃因久下，而阴虚也。

治　　法

治热之剂

仲景白头翁汤　治热痢重下者。

白头翁二两　黄连　黄柏　秦皮各三两

水煎服，不愈再服。

用诚曰：按此治痢在下焦，肾虚有热也。经云肾欲坚，故用纯苦之剂以坚之，出太阴例药也，以其下痢属太阴故也。

《机要》黄芩芍药汤　治泄痢腹痛，或后重身热，久不愈，脉洪疾，及下痢脓血稠黏。

黄芩　芍药各一①两　甘草五钱

水煎，温服。

用诚曰：按此手足太阴经药也。仲景用芍药甘草汤，以复其阴，酸以收之，甘以缓之，酸甘相合，以补阴血也。芍药白者补，赤者泻，出太阳芍药甘草例。

大黄汤　治泄痢久不愈，脓血稠黏，里急后重，日夜无度。

大黄一两

好酒②二盏，浸半日，煎至一盏半，将酒分二服，顿服之，痢止。一服如未止，再服，取利为度。后服芍药汤

① 一：《玉机微义》卷五作“二”。

② 好酒：《玉机微义》卷五此前有“右细剉”三字。

以和之。利止，再服黄芩芍药汤，彻其毒也。

用诚曰：按此乃阳明经①荡涤邪热之药，用酒煎者，欲其上至顶巅，外彻皮毛也。

芍药汤　下血调气。经曰：溲而便脓血，知气行而血止也。行血则便脓自愈，调气则后重自除。用诚曰：导气汤即此方减桂、甘草二味，今人多用之。

白芍药一两　当归　黄连各五钱　木香　槟榔各二钱　桂一钱五分②　大黄三钱　黄芩五钱　甘草二钱，炙

水煎，食后温服。如利不减，加大黄。

用诚曰：按此行血调气，不热之药也。大凡用药之杂，与品位之多者，难以细分经络，当观其大体如何，此则太阳桂枝例药也。

白术黄芩汤　服前药，痢虽除，更宜此调和。

白术一两　黄芩七钱　甘草三钱

水煎服。

用诚曰：按此去湿热，和中活血之药也。

钱氏芍药柏③皮丸

白芍药　黄柏等分

水丸，白汤下。

治寒之剂

严氏当归丸　治冷留肠胃，下利纯白，腹痛。

当归酒洗　白芍药　附子炮，去皮脐　白术一两　干姜

---

① 经：原作"调"，据《玉机微义》卷五改。
② 一钱五分：《玉机微义》卷五作"二钱半"。
③ 柏：原作"蘗"，据《玉机微义》卷五改。下同。

炮，一两　　厚朴一两　　乌梅肉二两　　阿胶蛤粉炒，一两

醋丸桐子大，每服五十丸，米饮下。

冷热之剂

古方驻车丸　治冷热下痢，肠滑赤白。

黄连六两　　干姜　　当归各二两　　阿胶蛤粉炒成珠，一两

先以醋煮胶，令消，入前三药和匀，众①手丸桐子大，米饮下。

《局方》香连丸　治冷热不调，下痢赤白，脓血相杂，里急后重。

黄连去芦，二十两，用吴茱萸十两同炒，令赤色，去茱萸　　木香四两八钱，不见火

醋丸，空心米饮下。

用诚曰：按此出太阴例药也。

戊已丸　治胃经受热，泄痢不止。

黄连　　吴茱萸去梗，炒　　白芍药各五两

面糊丸桐子大，服三十丸，米饮下。

用诚曰：按此出厥阴阴寒②例。以上三方出证，治冷热下痢。盖冷热异气，水火相反，岂能同在肠胃为病耶？论中辨之详矣。但其制方，亦有暗合妙理，惜乎世人莫知其深意也。三方皆以黄连苦寒之药为君，正治湿热之气。佐以辛苦温药，所以开郁行滞，气血宣通，病亦自已。干姜、木香、茱萸三者，各随经合宜而用，要在学者临机应

---

① 众：《千金要方》卷十五作"并"，义胜。

② 厥阴阴寒：原作"太阴已寒"，据《玉机微义》卷五改。

变，又不可拘执于此也。

治风之剂

《机要》**防风芍药汤**　治痢飧泄，身热脉弦，腹痛而渴，及头痛而微汗。

苍术防风汤　治泄利，脉弦头痛。

《良方》**神术散**　治春伤于风，夏必飧泄。已上三方，并见泄泻门①。

《澹寮方》**仓廪汤**　治下痢，头疼，心烦不食。

局方败毒散四钱，加陈仓米百粒，姜枣煎。

用诚曰：按此乃发散风寒之剂，出太阳例药也。

治湿之剂

苍术芍药汤

五苓散

益元散　俱见泄泻门。

治暑之剂

《局方》**黄连香薷饮**　治感暑下痢鲜血　见暑门。

用诚曰：按此解散暑热心肺药也，出太阴厚朴例。

《宣明》**桂苓甘露饮**

子和桂苓甘露饮　并见暑剂。

用诚曰：按此二方，解表利小便，大泻湿热，气分药也，太阳经药也。

止涩之剂

仲景桃花汤　治下痢便脓血。

---

①　门：原脱，据《玉机微义》卷五补。

赤石脂一斤半，剉一半末　干姜一两　粳米一升

三味，以水煮米令熟，去滓，温七合①，内赤石脂末方寸匕，日三服。若一服愈，勿再服。

用诚曰：按此方出手阳明例药也，但赤治丙而白治庚②也。

丹溪曰：下焦血虚且寒，非干姜之温，石脂之涩且重，不能止血。糯米味甘，引入肠胃，不使重涩之体少有凝滞，药行易散，余毒亦无。《局方》不知深意，改为丸药，剂以面糊，日与三服，果能与仲景之意合否也？

严氏禹余粮丸　治肠胃虚寒，滑泄不禁。

禹余粮石煅　赤石脂煅　龙骨煅　荜拨③　干姜炮　诃子面裹，煨　肉豆蔻面煨　附子炮，去皮脐。各等分

醋丸桐子大，每七十丸，空心米饮下。

《局方》**真人养脏汤**　治冷热不调，下痢赤白，里急后重，腹痛脱肛。

罂粟壳去蒂盖，蜜炙，三两六钱　人参　当归各六钱　肉桂八钱　诃子皮一两二钱　木香二两四钱　肉豆蔻面裹，煨，五钱　白术六钱　白芍药一两六钱　生甘草一两八钱

每服四钱，水煎服，脏寒加附子。

《秘藏》**诃子散**　治肠胃虚寒泄泻，水谷不化，肠鸣腹痛，脱肛及作脓血，日夜无度。

---

① 七合：原脱，据《玉机微义》卷五补。
② 赤治丙而白治庚：谓赤石脂色赤治疗丙火心，粳米色白治疗庚金大肠。
③ 荜拨：即荜茇。

御米壳_{去蒂盖，蜜炒，五钱}　诃子_{煨，去核，七分}　干姜_{炮，六分}　橘皮_{五分}

为末，分二服，水煎，和滓热服，空心下。

《十剂》云：涩可以去脱。以米壳之酸微涩，上收固气去脱，主用为君。以诃子皮之微酸，上收固血，治其形脱。橘皮微苦温，益真气升阳为之使。以干姜大辛热，除寒为臣，亦为主治也。

用诚曰：按以上诸方^①，皆行温热之药。固气止血，紧涩肠胃，当为肠虚感寒而成滑者设也。且滞下之证，多属于热，兼有积滞。《局方》一门专主涩热，似难例用。

诃藜勒丸　治休息痢，日夜无度，腥臭不可近，脐腹撮痛。

椿根白皮_{二两}　诃子肉_{五钱}　母丁香_{三十个}

醋丸，每服五十丸，米饮下。

用诚曰：按上方用温凉之药以止痢，较之《局方》专用涩热，则变法矣。夫脱则用涩，理所当然。脱^②而挟寒，温之热之可也。脱而挟热，凉而涩之可也。寒热各随所宜而用，似难偏执一说。

收敛之剂

严氏乌梅丸　治热留肠胃，下痢纯血，脐腹疗痛。

乌梅肉_{二两}　黄连_{三两}　当归　枳壳_{各一两}

醋丸，食前米饮下。

---

① 以上诸方：原作"上方"，据《玉机微义》卷五改。
② 脱：原脱，据《玉机微义》卷五补。

《元戎》**乌梅散**　治下痢，津少，大渴，饮不休。

乌梅焙干，五钱　茯苓　木瓜各一两

生姜三片，煎。一法加肉桂三钱五分

用诚曰：按仲景乌梅丸，治伤寒吐蛔，后人用治下痢，此皆酸收之义，出太阳桂苓例药也。

血剂

《局方》**胃风汤**　治风冷乘虚，入客肠胃，水谷不化，泄泻注下，及肠胃湿毒，如下①豆汁，或下瘀血，日夜无度。

人参　白茯苓　芎䓖　桂　当归　白芍药　白术各等分

粗散，每服二钱，入粟米数粒同煎，食前服。

用诚曰：按此方名为治风，而实非治风，乃补血和血，益胃气之药，下血痢而挟虚者，实可倚仗。出太阳桂苓例药也。

《良方》**加味四物汤**　治血痢。

四物加阿胶、艾叶。

《保命集》一方四物内加槐花、黄连、御米壳等分。

用诚曰：按此补血温血之药，出厥阴例药也。

补剂

《良方》**十全大补汤**　治一切妇人病痢四十日，诸药不愈，六脉沉弱。大凡痢脉，宜沉宜弱，但服此药而愈。

四君合四物，加黄芪、肉桂。

---

①　下：原脱，据《玉机微义》卷五补。

姜、枣煎成，加白蜜半匙，再煎数沸服。

《良方》当归补血汤　治妊娠下痢，腹痛，小便涩。

糯米一合　当归　黄芪各一两

水煎服。

用诚曰：按此二方不分经络。补血之剂，今人治痢而用此者盖鲜矣。殊不知血气虚脱之人，与夫胎前产后之证，此法不可无也，故特立条目以表彰之。

疟

病因

《内经》曰：夏伤于暑，秋必痎疟。又云：先寒后热者，名曰寒疟。先热而后寒，名曰温疟。其但热而不寒者，名曰瘅疟。

用诚曰：《内经》论疟，谓阴阳相并之虚实，发为寒热，历叙四时及六经五脏与胃之疟，以至连日、间日、发之早晏，最为详尽，学者必通考全文，以熟玩之。

陈无择云：夫疟备三因，外则感四气，内则动七情，饮食饥饱，房室劳逸，皆能致之。经所谓夏伤于暑，秋必痎疟者，此则因时而叙耳，不可专以此论。又云：有疫疟者，一岁之间，长幼相似。有鬼疟者，梦寐不祥，多生恐怖。有瘴疟者，乍热乍寒，乍有乍无，南方多病。有胃疟者，饮食饥饱，伤胃而成，世谓食疟。有劳疟者，经年不瘥，前后复发，微劳不任。亦有数年不瘥，结成癥癖在腹胁，名曰老疟，亦曰母疟。

大法

《机要》云：夏伤于暑，气闭而不能发泄于外，邪气内行，至秋而为疟也。有中三阳者，有中三阴者，其证各殊，同伤寒也。在太阳经，谓之寒①疟，治多汗之。在阳明经，谓之热疟，治多下之。在少阳经，谓之风②疟，治多和之。此三阳受病，谓之暴疟。发在夏至后、处暑前，此乃伤之浅者，近而暴也。在阴经，则不分三经，总谓之湿疟，当从太阴经论之。发在处暑后、冬至前，此乃伤之重者，远而为痎。痎者，老也，居③西方，宜毒药疗之。

用诚曰：此分风暑所伤，有阴阳浅深之异，发前人所未论也。

又曰：或问俗以疟为脾寒何也？曰：此亦有理。天地之间，唯吴、楚、闽、广人患此至多，为阳气之所盛处，其地卑湿，长夏之时，人多患暍、疟、霍乱、泻痢，伤湿热也。本暑盛阳极，人伏阴在内，脾困体倦，腠理开发，或因纳凉于水阁木阴，及泉水澡浴，而微寒④客于肌肉之间，经所谓遇夏气凄沧之水⑤寒迫之是也。或劳役饥饱，内伤而即病作，故指肌肉属脾，发则多恶寒战栗，乃谓之脾寒尔。实由风寒湿暍之邪，郁于腠理，夏时毛窍疏通，而不为病。至秋气敛之际，表邪不能发越，故进退不已，

---

① 寒：《素问病机气宜保命集·疟论》作"风"。
② 风：《素问病机气宜保命集·疟论》作"风热"。
③ 居：《素问病机气宜保命集·疟论》作"气居"。
④ 寒：原脱，据《玉机微义》卷七补。
⑤ 水：原作"小"，据《素问·疟论》改。

往来寒热，病势如凌虐人之状，所以名疟，即四时之伤寒，故十二经皆能为病。古方治法，多兼于理内伤取效，脾胃和而精气疏通，阴阳和解，诸邪悉散，此实非脾病也。但病气随经升降，其发早暮，日次不等，《内经》具病例已详。季世以发表解肌、温经散寒等法，亦未尝执于燥脾劫剂也。

又曰：既疟本夏伤于暑为病，世有不服药饵，或人与符咒厌之亦止，何也？曰：此夏时天地气交，百物生发，湿热熏蒸，禽虫吐毒之际，又①因暑热汗出，神气虚耗，感得时间乖戾之气为病，故与厌之亦止，若移精变气之谓也。然古人称疟不得为脾寒者，正恐人专于温脾之说，不明造化之源，而失病机气宜之要故也。

用诚曰：按治疟之方，风暑外伤者，解表之药，《机要》详矣。痎疟之治，宜从丹溪所论。陈无择论湿疟，有术附汤，此不详载。又《机要》有中三阴经之论，而治法用药，虽有痎疟入血之一方，然亦失于详悉。严氏谓疟生于痰，《三因》疫疟、食疟、瘴疟、七情感动等疟，而诸方未有可取，况亦多所缺略。窃观其意，盖以脾湿燥热之方，可以兼治诸疟，故不详述，此缺略之所由也。学者知其名，识其意，苟能思之，则可得而施治矣，又何必待其详也哉？

疟邪深浅

《机要》云：经曰夏伤于暑，秋必痎疟。伤之浅者，近而暴，伤之重者，远而为痎。痎者，久疟也。

---

① 又：《玉机微义》卷七作"人"，义胜。

严用和云：一日一发，易治。间日一发，难愈。三日一发者，尤其难愈。

疟邪气血之分

丹溪案，妇人同病疟，一者面光泽，予以湿在气分，非汗不解，两发汗出而愈。一者面赤黑色，予以暑伤血分，用四物汤加辛苦寒之剂，二日，发唇疮而愈。

用诚曰：在气则发之早，在血则发之晏。

外因四气暴病，气实者宜发汗

陈无择曰：外因有寒疟，有温疟，有瘅疟，并同《素问》。有湿疟者，寒热身重，骨节烦疼，胀满，自汗，善呕，因汗出复浴，湿舍皮肤，及冒雨湿。有牝疟①者，寒多不热，但惨戚振栗，病以时作，此则多感阴湿，阳不能制阴也。五种疟疾，以外感风寒暑湿与卫气相并而成。

用诚曰：《内经》以疟从风寒暑而得之，乃天之邪气所伤，当以汗解。仲景、河间，悉用发表之药，但以寒热多少，分经络而治，然亦有三阴三阳之异也。盖伤在阳者，近而暴，伤在阴者，远而深，皆当从汗而解。

表邪解而未已者下之

用诚曰：《机要》谓在三阳经，其汗、下、和解，同伤寒治。外邪解而内未已者，以早晚分气血，而用大柴胡、大承气、桃仁承气下之。

痰聚胸满者吐

丹溪曰：疟得于暑，当汗而解。或因取凉太过，汗郁成痰。

---

① 牝（pìn 聘）疟：病名。疟疾之属阴者。

用诚曰：久疟，胸中郁郁欲吐，而不能吐者，当以藜芦散、雄黄散吐之。

久疟气虚者升补取汗

丹溪曰：感暑与风，皆外邪也，非汗多不解。来求治者，皆已经试劫剂，胃气重伤，似难速愈。必先与参、术等补剂加减以取汗，得汗而虚，又行补养。下体暑阴，最难得汗，补药力大，则①汗出至足，方是佳兆。又有感病极深，邪气必自脏传出至腑，其发无时，若发于午之后，寅之前者，血受病也，为难愈，须渐渐趱②早，方是佳兆。故治此病者，春夏易，秋冬难。大忌饱食，以汗之难易为优劣也。金宪③詹公，春得痎疟，累试劫药，绵延至冬，来求治。予知其久得汗，惟④胃气未完，非补不可，一味白术末之，粥丸与二斤，尽药，大汗而安。如此者多，但略有加减，不必尽述。

用诚曰：丹溪先生论邪气深入阴分、血分而成久疟者，必当用升发之药，自脏而出之于腑，然后自表作汗而解。若用下药，则邪气愈陷下而难出也。又，久疟之人，正气虚者，不可用劫药损其胃气。劫之数次不愈者，病若不变，必待春来气升，疟气随升发之气而出方已。遇此者，当以补之。

气虚汗多者峻补

丹溪治一妇人久痢，一子亦痢死，哭甚。数日后，痢

---

① 补药力大则：《玉机微义》卷七作"补药力得"。
② 趱（zǎn）早：赶早。
③ 金宪：元代肃政廉访司金事的别称。
④ 惟：原作"为"，据《格致余论·痎疟论》《玉机微义》卷七改。

止疟作。医与四兽饮之类，凡两月，召予视之。一日五六作，汗如雨，无休歇，不能起卧，食少懒语，脉微数。予以痢后无阴，悲哀伤气，又进温热之药，助起旺火，正气愈虚，汗既大出，无邪可治，阴虚阳散，将在旦夕，岂小剂之所能补。令用人参二两，白术二两，芍药一两，黄芪半两，甘草少许，作一服，浓煎一钟，日服四五次，两日寒热止。

内因七情气郁痰结宜燥脾

陈无择曰：内因证以蓄怒伤肝，气郁所致，名曰肝疟。以喜伤心，心气耗散所致，名曰心疟。以思伤脾，气郁涎结所致，名曰脾疟。以忧伤肺，肺气凝痰所致，名曰肺疟。以失志伤肾所致，名曰肾疟。所致之证，并同《素问》。此五种疟疾，以脏①气不和，郁结痰饮所致。

用诚曰：无择七情感动，郁气成疟之论，可谓发千古之未发。但所集随证施治之方，皆是温热脾胃之剂，止有四兽饮，云治五脏气虚，结聚涎饮。夫以各脏君臣之药，补虚泻实之法，各各不同，岂可以一方通治七情之疟哉？岂欲学者自求之欤？嗟夫！医之学，宋三百年，钱仲阳之下，一人而已。其集方者，尚如是，欲使人据证检方，乌可得也。

严用和云：《素问》谓疟生于风，又夏伤于暑，此四时之气也。或乘凉饮冷，当风卧湿，饥饱失时，致脾胃不和，痰积中脘，遂成此疾，所谓无痰不成疟。

---

① 脏：原作"感"，据《三因极一病证方论》卷六改。

用诚曰：此谓胃气不和，痰积中脘而成疟，则自内而生，病于外也。与《素问》风暑外伤虽异，然外既受伤，则内气必郁，亦生痰，此自外而生，病于内也。疟而挟痰，诚有之矣，其引以无痰不成疟之一句，则失之偏也。

消食

用诚曰：食疟，世亦有之。既因饮食而得，宜随其所伤而治之。

疟胀

东垣曰：痎疟为胀满，亦有寒胀、热胀，是天之邪气，伤暑而得之。不即时发，至秋暑气衰绝而疟病作矣，知其寒也，《局方》交解饮子①是也。

解表之剂

仲景白虎加桂枝汤　治温疟。

知母六两　甘草炙，二两　石膏一斤，碎　桂枝三两　粳米六合

以水一斗二升煮，米熟去滓，煎至二②升。温服一升，日三服，汗出愈。

用诚曰：按此太阳、阳明经药也。

柴胡桂姜汤　治寒多，微有热，或但寒不热，名曰牝疟。

柴胡八两　桂枝　黄芩各三两　瓜蒌根四两　牡蛎　甘草炙　干姜各三两

---

① 交解饮子：原作"交加饮子"，据《兰室秘藏》卷上改。

② 二：《玉机微义》卷七作"三"。

以水一斗二升，煮取六升，去滓。再煎取三升，温服一升，日三服，初服微烦，复服汗出愈。

用诚曰：按此少阳、太阳经药也。

《机要》**桂枝羌活汤**　治疟，处暑以前发。头项痛，脉浮，恶风有汗。

桂枝　羌活　防风　甘草各五钱

每服五钱，水煎温服，迎发而服之。如吐，加半夏曲。

麻黄羌活汤　治证如前，恶风无汗。

麻黄去节　羌活　防风　甘草各五钱

如前服，加①法同。

用诚曰：按已上二方，太阳经药也。

白芷汤　治病疟身热目痛，热多寒少，脉长。先以大柴胡下之，微利为度。后余热不尽者，当服白芷汤，以尽其邪。

白芷一两　知母一两七钱　石膏四两

依前服。

用诚曰：按此阳明经药也。

桂枝芍药汤　治疟寒热大作，不论先后，此太阳阳明合病也，谓之大争。寒热作则必战，经曰热胜而动也。

发热则必汗泄。经曰：汗出不愈，知内热也。阳盛阴虚之证，当内实外虚。不治，恐久而传阴经也。此汤主之。

---

① 加：原作"如"，据《玉机微义》卷七改。

桂三钱　黄芪二两①　知母　石膏　芍药各一两

每服五钱，加至一两，水煎。

用诚曰：按此太阳、阳明经药也。

桂枝黄芩汤　如服前药转火发者②，知三阳合病也，宜此和之。

柴胡一两二钱　人参　甘草各四钱五分　石膏五钱　黄芩四钱五分　知母五钱　桂枝二钱　半夏四钱

依前服之。服此药已，如外邪已罢，内邪未已，再服下药。从卯至午发者，宜大柴胡下之。从午至酉发者，知其邪气在内也，宜大承气下之。从酉至子发者，或至寅发者，知其邪气在血也，宜桃仁承气下之。微利后，更以小柴胡彻其邪气可也。

用诚曰：按此太阳、阳明、少阳经药也。以上诸方，并系发风寒暑热之气，自外而入，中于三阳之经者也。

桂枝石膏汤　治疟无他证，隔日发，先寒后热，寒少热多。

桂枝五钱　石膏一两五钱　知母一两五钱　黄芩一两

每服五钱，日三服，水煎。

用诚曰：按此太阳、阳明经药也。治隔日发，则邪气所舍③深者也。

麻黄黄芩汤　治疟发如前证，而夜发者。

麻黄一两，去节　甘草炙，三钱　桃仁三十个，去皮尖　黄

---

① 二两：《玉机微义》卷七无此二字，宜从后"各一两"。
② 转火发者：《玉机微义》卷七作"转大者"。
③ 舍：原作"含"，据《玉机微义》卷七改。

芩五钱　桂二钱

依前服。桃仁味苦甘辛，肝者血之海，血骤则肝气燥，经所谓肝苦急，急食甘以缓之，故桃仁散血缓肝。谓邪气深远而入血，故夜发，乃阴经有邪，此汤发散血中风寒之剂。

用诚曰：按此治风暑深入阴分而夜发，乃血受病，邪气所舍①尤深者也。麻黄、桂枝、桃仁等，乃太阳经血药也，非三阴经药也。

温热燥脾之剂

《宝鉴》② **交解饮子**　治痰疟，辟瘴气。

肉豆蔻　草豆蔻各二个，面裹煨熟，一个生用　厚朴二寸，半生，半③姜汁制　大甘草二寸，生炒各半　生姜二块，一生，一湿纸煨熟

等分，银石器内水煎。发日空心服，未愈，再服必效。

《易简》④ **七宝饮**　治一切疟疾，或先寒后热，或先热后寒，不问鬼疟、食疟。

常山　厚朴　青皮　陈皮　甘草　槟榔　草果仁各等分

每服五钱，于未发隔夜，用水一碗，酒一盏，煎至一大盏，滤出，露一宿，再将滓如前煎，另放，亦露一宿，

---

① 舍：原作"含"，据《玉机微义》卷七改。
② 宝鉴：即《卫生宝鉴》。
③ 半：原脱，据《玉机微义》卷七补。
④ 易简：即《易简方》，宋代王硕撰，约刊于1191年。

来日当发之早，荡温，面东先服头药，少歇，再服药租①，大有神效。

人参养胃汤　治外感风寒，内伤生冷，四时温疫②，或饮食伤脾，发为痎疟。平胃散加人参、茯苓、半夏、草果、藿香、生姜、乌梅煎。

用诚曰：按此平胃散加减法也，出太阴厚朴例。以上诸方，悉是温脾燥烈之药，盖认此疾为脾寒故也。然人用之，亦或有效，遂指为治疟之良方。殊不知偶值病者阴阳相并，脾气郁结，暂得③温散，则气易行，浊液凝痰，中脘闭塞，因得燥热，亦以暂开，所以气通而疾止。《内经》所谓勇者气行则已是也。此古人为病气浅而厚质者设也。若中气虚弱之人，内有郁火之证，复用燥热，愈劫愈虚，咎将谁执？

严氏清脾汤　治瘅疟，脉来弦数，但热不寒，或热多寒少，口苦咽干，大小赤涩。

青皮　厚朴　白术　草果　柴胡　茯苓　半夏　黄芩
甘草炙，各等分

姜五片煎。

用诚曰：按此小柴胡汤加减也。治口苦咽干，大小赤涩，则是内热之证。用柴胡、黄芩，所以泻少阳之热，乃前方温脾之一变也。方名清脾，其义可知。然后以草果等

---

① 租：通"渣"，渣滓。宋·苏轼《辨道歌》："肠中澄结无余租，俗骨变换颜如葩。"
② 疫：原作"痰"，据《玉机微义》卷七改。
③ 得：原作"行"，据《玉机微义》卷七改。

药，寒热兼用，则是未能免俗也。

《三因》**四兽饮**　治五脏气虚，七情兼并，结聚涎饮，与卫气相搏，发为疟疾，兼治瘴疟。

半夏　茯苓　人参　草果　陈皮　甘草　乌梅肉　白术各等分

同姜、枣等分，以盐少许，腌食。须①厚皮纸裹，煨令香熟，焙干，每服五钱，水煎，未发前并进三服。

用诚曰：按此四君子加减也，出太阴药例。

七枣汤　治五脏气虚，阴阳相胜，乍为痎疟，不问寒热先后并治。

附子一枚，炮，以盐水浸，再炮，如此七次，去皮脐

剉，水一碗，姜七片，枣七个，煎至八分，当发日空心服。

用诚曰：按无择谓七情感动，郁气成疟，故此二方，以治五脏气虚，结聚涎饮等证。未审孰为补虚，孰为散结郁，孰为导痰，学者宜自详之。

消疟之剂

仲景鳖甲煎丸　治疟不差，结为癥瘕，名曰疟母。方见《金匮》。

用诚曰：痎疟多成癖于左胁之下，名曰疟母，乃肝之积也。疟属少阳病。少阳，东方之气，故同归于肝。又况久疟病在血分，血亦属肝所主也。当以鳖甲君佐使之药，随证虚实用之，不必泥此也。

---

① 须：原作"顷"，据《玉机微义》卷七改。

消食之剂

《三因》红丸子 专治食疟。

蓬术 三棱各二两，醋煮一伏时① 胡椒一两 青皮三两，炒 阿魏二钱五分②，醋化

为末，另研苍术末，用阿魏、醋、米糊为丸梧子大，炒土朱为衣。每服五十至百丸。

用诚曰：按此出厥阴南星半夏例，消积滞通郁气之温药也。食疟既因饮食而得，亦宜随其所伤而治之。

吐疟之剂

《机要》藜芦散

雄黄散 方并见吐剂。

用诚曰：疟因外感，病属上焦，又胸膈多结聚痰涎，故用吐法以取效。然常山、砒霜之类，发吐取涎，纵使获安，脾胃不能不损，能用无毒之药以取效者为佳。

截疟诸丹

《宝鉴》温脾散 治疟疾，寒热发歇③，多时不瘥。

紫河车 绿豆各一两 甘草五钱 生砒一钱五分④

为末，与砒一处研匀，每服五分，新汲水少许调下。须于发日隔夜夜深服药。忌荤酒、瓜果生冷、鱼腥肉物三日。孕妇勿服。但至心⑤合，此药与人并不吐。此虽有砒

---

① 一伏时：即一昼夜。
② 二钱五分：《玉机微义》卷七作"一分"。
③ 歇：原作"渴"，据《玉机微义》卷七改。
④ 一钱五分：《玉机微义》卷七作"一两半，另研，子和作钱半"。
⑤ 心：原作"必"，据《玉机微义》卷七改。

一味，河车、甘草、绿豆三味，性凉解得，新水亦解得。

《宣明》**辟邪丹**　治岚瘴，鬼疟，食疟。

绿豆　雄黑豆各四十九个　信砒五分，另研　朱砂二粒　黄丹一钱，为衣

为末，同入乳钵内，滴水为丸，分作三十粒，每服一粒，用东南桃心取七枝，研汁，将井花水①，于发日早晨，日欲出未出，向日吞之。醋汤亦得。

《三因》**红散子**　黄丹炒色变

入建茶和匀，亦服二钱匕②，白汤调下，或温酒下。

一方用蒜，不以多少，杵黄丹，丸鸡头大。每服一丸，临晨面东，新水下。

用诚曰：按疟丹多用砒霜大毒之药，本草主诸疟，风痰在胸膈，可作吐药，盖以其性之至燥，大能燥痰也。黄丹，本草能主惊痫癫疾，除热下气，亦是胜痰去积之药。大抵疟丹虽有燥痰之功，大伤胃气，脾胃虚者切宜戒之。

中　风

叙证

《内经》曰：风之伤人也，或为寒热，或为寒中，或为热中，或为偏枯。风善行而数变，至其变化，乃为他病。历陈五脏与胃之伤及风病名，皆多汗而恶风。详见本文。

---

①　井花水：清晨首次汲取的井水。《本草纲目·水之二》集解引汪颖曰："平旦第一汲为井华水，其功极广，又与诸水不同。"

②　二钱匕：原作"二分匕"，据《三因极一病证方论》卷六、《玉机微义》卷七改。

用诚曰：按《风论》发明风邪系外感之病，有内外、脏腑、虚实、寒①热之不同，别无瘫痪痿弱、卒中不省、僵仆㖞斜、挛缩眩晕、语涩不语之文，后世始与痿症混淆矣。

《要略》《千金》主表邪

《要略》云：风之为病，当半身不遂。经络空虚，贼邪不泻，或左或右，邪气反缓，正气即急，正气引邪，㖞僻不遂。邪在于络，肌肤不仁。在经，即重不胜。邪入腑则不识人，入脏即难言，口吐涎。

《千金》云：岐伯中风大法有四：一曰偏枯，半身不遂；二曰风痱，于身无痛，四肢不收；三曰风懿②，奄忽不知人；四曰风痹，诸痹类风状。

宗厚③曰：予尝居凉州④，其地高阜，四时多风少雨，天气常寒，人之气实腠密，每见中风或暴死者有之，盖折风燥烈之甚也。时洪武乙亥⑤秋八月，大风起自西北，时甘州⑥城外路死者数人。予亦始悟，经谓西北之折风伤人，至病暴死之旨不诬，丹溪之言有所本也。人盖不经其所，虽审经意，故莫不有疑者也。吁，医之不明运气造化、地理病机之微，而欲行通变之法者，难矣哉！

---

① 寒：原脱，据《玉机微义》卷一补。

② 风懿：原作"风癔"，据《千金要方》卷八、《玉机微义》卷一改。风懿，指猝然昏倒，舌强不能言，喉中有阻塞感和痰鸣音。

③ 宗厚：即明代医家刘纯，字宗厚。

④ 凉州：州名。明代称凉州卫，治所在武威，即今甘肃武威。

⑤ 洪武乙亥：即公元1395年。洪武，明太祖朱元璋年号。

⑥ 甘州：州名。治所在永平，即今甘肃张掖。

东垣主气虚

《发明》曰：经云阳之气，以天地之疾风名之。此中风者，非外来风邪，乃本气病也。凡人年逾四旬，气衰之际，或因忧喜忿怒伤其气者，多有此疾，壮岁之时无有也。若肥盛，则间有之，亦是形盛气衰而如此。治法当和脏腑、通经络，便是治风。

用诚曰：按此云本气自病，乃与河间论内热所生相合。但彼云热而此云虚，虚之与热，并行而不相悖也。

河间主水衰不能制火

河间曰：风病多因热甚。俗云风者，言末而忘其本也。所以中风有瘫痪者，非谓肝木之风实甚而卒中之也，亦非外中于风，良由将息失宜，而心火暴甚，肾水虚衰，不能制之，则阴虚阳实，而热气怫郁，心神昏冒，筋骨不用，而卒倒无知也。多因喜怒悲忧恐，五志过极而卒中者，皆为热甚故也。若微，则但僵仆，气血流通，筋脉不挛缓者，发过如故。或热气太甚，郁滞不痛，阴气暴绝，阳气后竭而死。

用诚曰：河间以为热甚制金，不能平木，或湿土过甚，反兼木化，皆非外中于风，乃因内热而生，迥出前古之论。我先师丹溪先生谓，数千年得经意者，河间一人耳。

丹溪主湿痰

丹溪曰：西北气寒，为风所中，诚有之矣。东南气温而地多湿，有风病者，非风也，皆湿生痰，痰生热，热生风也。经曰亢则害，承乃制也。

安道①分真中类中

宗厚曰：王安道云，人有卒暴僵仆，或偏枯，或四肢不举，或不知人，或死，或不死者，世以中风呼之，而方书亦以②中风治之。因尝考诸《内经》论风为诸证，其卒暴僵仆，不知人，四肢不举者，并无所论，止有偏枯一语而已。及观《千金方》，则皆引岐伯之旨。《金匮要略》具脉证，邪在络在经、入腑入脏之异。由此观之，则卒暴僵仆、不知人、偏枯四肢不举等证，固为因风而致者矣，乃用大小续命、西州续命、排风、八风等诸汤散治之。及近代河间、东垣、丹溪三子者出，所论始与昔人有异。河间主于火，东垣主于气，丹溪主于湿，反以风为虚象，而大异于昔人矣。吁！昔人之与三子者，果孰是欤？果孰非欤？若以三子为是，则三子未出之前，固有从昔人而治愈者矣。以昔人为是，则三子已出之后，亦有从三子而治愈者矣。故不善读其书者，往往不得其奥。以予观之，昔人与三子之论，皆不可偏废。但三子以类乎中风之病，视为中风而立论，故使后人狐疑而不能决。殊不知因于风者，真中风也。因火、因气、因于湿者，类中风而非中风也。三子所论者，自是因火、因气、因湿而为暴病暴死之证，与风何相干哉？如《内经》所谓三阴三阳发病，为偏枯痿易，四肢不举，亦未尝必因于风而后能也。夫风火气湿之殊，皆闻问切之间，岂无所辨乎？辨之为风，则从昔人

---

① 安道：即王履，字安道。元末明初医家。
② 以：原作"治"，据《玉机微义》卷一改。

治。辨之为火、气、湿，则从三子以治。如此庶乎，析理明而用法当矣。惟其以因火、因气、因湿之证，强引风而合论之，所以真伪不分，名实相紊。若以因火、因气、因湿证分而出之，则真中风病彰矣。所谓西北有中风，东南无中风者，其然欤？否欤？

斯辨诸子所论，名实相紊，而不明真类中风之异，可谓精切，又何疑丹溪东南无中风之语哉？夫风者，天地之大气，五运之造化，四时之正令耳，上下八方，无所不至者。且人在气中，形虚者即感之、伤之、中之，有轻重不同，实八风虚实之异耳。矧①有痿、湿、火、热、痰、气、虚诸证，而似中风，故古今治例不一。是以徐先生②折衷诸经之旨，辨以上诸证，大得与中风同治，又岂惟三子所论哉？然王氏已③扩充其例，因有是辨，亦不害其为叮咛也。

痿症似中风

丹溪曰：今世所谓风病，大率与诸痿证混同论治，良由《局方》多以治风之药通治痿也。古圣论风痿，各有条目，源流不同，治法亦异。夫风病外感，善行数变，其病多实，发表行滞，有何不可？《局方》治风之外，又历述神魂恍惚，起便须人，手足不随，神志昏愦，瘫痪軃④曳，手足筋衰，眩运倒仆，半身不遂，脚膝软弱，四肢无力，

---

① 矧（shěn 审）：亦。
② 徐先生：即明代医家徐彦纯。
③ 已：同"以"。《玉机微义》卷一作"以"。
④ 軃（duǒ 朵）：下垂。

颤掉拘挛，不语，语涩，诸痿①等证，悉皆治之。不思诸痿皆起于肺热，传入五脏，散为诸证。其昏惑瘛疭，瞀闷瞀昧，暴病郁冒，蒙暗暴喑瘛昧，皆属于火。四肢不举，舌本强，足痿不收，痰涎有声，皆属于土，悉是湿热之病，当作诸痿论治。若以外感风邪治之，宁免虚虚实实之祸乎？若夫岐伯、仲景、孙思邈之言风，大意似指外感。河间之言风，明指内伤热证，实与痿证所言诸痿生于热相合。外感之邪，有寒热虚实，而挟寒者多，内热之伤，皆是虚证，无寒可散，无热当作实可泻。

酒湿病似中风

《元戎》②云：酒湿之为病，亦能作痹症，口眼㖞斜，半身不遂，浑似中风，舌强不正，当泻湿毒，不可作风病治之而汗也。《衍义》论甚当，《易简》所言与此相同。

用诚曰：按此则知口眼㖞斜、半身不遂之病，岂止风之一端而已，况六气皆能中人，其证亦有纵急搐搦，不知人等证，不可不以脉证分别。

气中似中风

许学士云：世言气中者，虽不见于方书，然暴怒伤阴，暴喜伤阳，忧愁不已，气多厥逆，往往得此疾，便觉涎潮昏塞，牙关紧急。若便作中风用药，多致杀人，惟宜苏合香丸灌之便醒，然后随寒热虚实而调之，无不愈者。经云：无故而喑，脉不至，不治自已。谓气暴逆也，气复

---

① 痿：原脱，据《玉机微义》卷一补。

② 元戎：即《医垒元戎》，元代王好古撰。作者初撰于 1291 年，后原稿佚失，经追忆"十得七八"，复刊于 1297 年。

则已。审如是，虽不服药自可。

用诚曰：气中之说，即七情内火之动，气厥逆，由其本虚[1]故也，用苏合香丸通行经络，其决烈之性，如摧枯拉朽，恐气血虚者非所宜也。后云不治自复之意，盖警用药之失，实胜误于庸医之手也。

七情所伤似中风

卢砥镜[2]曰：经云，神伤于思虑则肉脱，意伤于忧愁则肢废，魂伤于悲哀则筋挛，魄伤于喜乐则皮槁，志伤于盛怒则腰脊难以俛仰[3]也。何侍郎有女适夫，夫早世，女患十指拳挛，掌垂莫举，肤体疮疡粟粟然，汤剂杂进，饮食顿减，几于半载。适与诊之，则非风也，正乃忧愁悲哀所致耳，病属内因。于是料内因药，仍以鹿角胶辈，多用麝香熬膏，贴痿垂处，渐得掌能举，指能伸，病渐近安。

用诚曰：经云风之伤人也，为病善行而数变，变至他证之类。故为治不得其病情者，往往或以风为他证，或以他证为风，皆不免乎得失之诮。惟近代河间、东垣、丹溪诸先生者出，始论他[4]证之非中风，治法当异。此卢氏治例，可谓深达病情之机者，即河间所论五志过极为病之例，非真中风也。

---

① 虚：原作"处"，据《玉机微义》卷一改。
② 卢砥镜：即卢祖常，号砥镜老人，明浙江永嘉人。著有《续易简方论后集》二卷。
③ 俛仰：同"俯仰"。《玉机微义》卷一作"俯仰"。
④ 他：原脱，据《玉机微义》卷一补。

中风分在经在腑在脏

《病机机要》云：风本为热，热胜则风动，宜以静胜其燥，是养血也。治须少汗，亦宜少下。多汗则虚其卫，多下则损其荣，宜治在经。虽有汗下之戒，而有中脏中腑之分。中腑者多著四肢，有表证而脉浮，恶风寒，拘急不仁。中脏者多滞九窍，唇缓失音，耳聋鼻塞，目瞀，大便结秘。中腑者宜汗之，中脏者宜下之。表里已和，宜治之在经，当以大药养之。

《发明》云：中血脉则口眼㖞斜，中腑则肢节废，中脏则性命危，三治各不同。中血脉，外有六经之形证，则从小续命加减。中腑，内有便溺之阻隔，宜三化汤等通利之。外无六经之形证，内无便溺之阻隔，宜养血通气，大秦艽汤、羌活愈风汤主之。

用诚曰：按此分在表、在里、在经之三证，立汗、下、调养之三法，可谓开后世之盲聋。但所用诸方，学者宜详审之。

又曰：若病从外邪而得，元气壮实者，当从古方发散之例，但用药不宜小续命汤，须分所挟寒热温凉之异，受邪有脏腑经络之殊。若病因内热而生者，当从河间之论，但有用药不宜如子和专以汗吐下为法。盖病邪有虚有实，难一概论，又况痿病实与内热所生相同，医者须宜识此。

中风用汗吐下三法

子和云：诸风掉眩，皆属肝木。掉摇眩运，目㖞筋急，手搐瘛疭，皆属厥阴肝木之用也。经云：风淫所胜，平以辛凉。世何①以热药治风邪？予治惊风痫病，屡用汗吐下三法，随治而愈。木郁达之者，吐之令其条达也。汗者，风随汗出也。下者，推陈致新也。失音闷乱，口眼㖞斜，可用三圣散吐之，如牙关紧急，鼻内灌之，吐出涎，口自开也。次用通圣散、凉②膈散、大人参半夏丸、甘露饮，除热养液之寒药排③而用之。

用诚曰：此法的系邪气卒中，痰涎壅盛实热者可用，否则不敢轻易也。

中风先调气

严用和云：人之元气强壮，荣卫和平，腠理致密，外邪焉能为害。或因七情饮食劳役，致真气先虚，荣卫空疏，邪气乘虚而入，故致此疾。若内因七情而得者，法当调气，不当治风。外因六淫而得者，亦当先调气，后依所感六气治之，此良法也，宜八味顺气散。

用诚曰：按此说真气先虚，荣卫空疏，邪气乘虚而入，扩前人所未发。但既曰虚矣，邪又入矣，补虚散邪，理所当然。而止曰调者，意其谓因病而气壅不通，调其通畅条达，则真气自复，邪气自行之义，惜乎不能详也，况中风治法，岂止一端而已。

四肢不举有虚有实

《病机》云：四肢不举，俗曰瘫痪。经谓土大④过，则

---

① 何：原作"所"，据《玉机微义》卷一改。
② 凉：原作"冶"，据《玉机微义》卷一改。
③ 排：原作"推"，据《玉机微义》卷一改。
④ 大：《玉机微义》卷一作"太"。

令人四肢不举。此真膏粱之疾，非肝肾经虚。其治则[①]泻，令气弱阳虚，土平而愈，三化汤、调胃承气汤，选而用之。若脾虚亦令人四肢不举，其治可补，十全散、加减四物汤，去邪留正。

用诚曰：按四肢不举，世俗皆以为中风病，此云脾土太过不及，皆能致之，其可一概用药乎？

诸筋缓急为燥之微甚

河间曰：口噤筋急者，由风热太甚，以胜水湿，又津液滞于胸膈。以为痰涎，则筋太燥，然燥金主收敛劲切故也。或筋反缓者，乃燥之甚，血液衰少也。诸筋挛易愈，诸筋痿难复，以见燥之微甚也。

病禁

《发明》云：治风当通因通用，惟宜宣发以散之，不可便以苦寒之药妄下，龙、麝、朱砂、牛黄诸镇坠之药泻之。

用诚曰：按此言风本外邪，惟宜宣散，此风在表之时也。如伤寒中风，传入于胃，亦未尝不可下。论中便字、妄字，可见其意。便者，有早与急之义。妄者，谓有不当下之义。

如小便少，不可以药利之。既已自汗，则津液外亡，小便自少。若利之，使荣卫枯竭，无以制火，烦热愈甚。当俟热退汗止，小便自行也。兼此证乃阳明经，大忌利小便。

---

① 则：原脱，据《素问病机气宜保命集》卷中补。

中风不治证

发直吐沫，摇头，上窜直视，口开手撒，眼合遗尿，不知人，或面赤如妆，或头面青黑，汗缀如珠，声如鼾睡，皆不可治。

脉

《脉经》云：浮而大者，风。又浮而缓，皮肤不仁，风寒入肌肉。又滑而浮散者，瘫痪风。又诊人被风，不仁痿蹶，其脉虚者生，坚急疾者死。

发表之剂

《金匮》**续命汤** 《千金》名西州续命　治中风痱，身不收，口不能言，冒昧不知痛处，拘急不能转侧。

麻黄三两，去节　桂枝去皮　当归　人参　石膏碎，绵裹　干姜　炙甘草各二两　川芎一两　杏仁去皮尖，十四枚

每服一两，水煎服。

用诚曰：按心肺脾胃肝之药也，又太阳经血气药也。

《千金》**大续命汤**　比前方无人参，有黄芩、荆沥。《元戎》作竹沥。

《局方》**小续命汤** 出《千金》　治卒暴中风，不省人事，半身不遂，口眼㖞斜，手足战掉，语言謇涩，神愦气乱，及治诸风。云云。

防己　肉桂去粗皮　杏仁去皮尖，炒黄　黄芩　白芍药　甘草　川芎　麻黄去节　人参去芦，各一两　防风一两五钱　附子炮，去皮脐，五钱

每三钱，姜五片，枣一枚，煎。

用诚曰：按心肺脾胃肝三焦命门药也。

《古今录验》有白术，无杏仁。《救急》无川芎、杏仁，只十味。《延年》无防风。《机要》春夏加石膏、知母，秋冬加桂、附、芍药。

易老①六经加减法详见本方。

麻黄续命汤、桂枝续命汤、白虎续命汤、葛根续命汤、附子续命汤、羌活连翘续命汤。

用诚曰：按续命汤治太阳外感风邪之药，然外感挟寒者多，故用桂枝等辈。《千金》等方所收此类之药甚多，无分经络，不辨虚实寒热，所谓虽多，亦奚以为？易老分六经，庶乎活法也。

丹溪曰：《局方》比《要略》少当归、石膏，多防风、附子、防己，果与仲景意合否②也？仲景谓汗出则止药，《局方》则曰久服瘥。又曰：治诸风似皆非仲景意，然麻黄、防己，可久服乎？诸风可通治乎？

《局方》排风汤 治风虚冷湿，邪气入脏，狂言妄语，精神错乱，及五脏风发等证。详见本方。

白鲜皮　当归酒浸　肉桂　白芍药　杏仁　甘草炒

防风　芎䓖③　白术各二两　独活　麻黄去根节　茯苓各三两

每服三钱，姜四片，水煎。

丹溪曰：此云治邪气入脏，而又曰风发，又似有内出之意。夫病既在五脏，道远而所感深，用麻黄以发其表，

---

① 易老：即金代医家张元素，字洁古，易州（今河北省易县）人，易水学派创始人。

② 否：原作"乎"，据《玉机微义》卷一改。

③ 芎䓖：即川芎。

宁不犯诛伐无过之戒乎？

用诚曰：按此与小续命相类，而无所发明，因世俗用之，故收入。其余雷同发散风寒者，并略去。

《宝鉴》**秦艽升麻汤**　治风寒客手足阳明经，口眼㖞斜，恶风寒，四肢拘急，脉浮紧。

升麻　葛根①　甘草　芍药　人参各五钱　秦艽　白芷　防风　桂枝各三钱

每一两，连须葱白二根，同煎。

用诚曰：按此治风寒外入阳明经，即小续命之变法也。古人续命虽有加减之不同，大抵多因太阳一经之药。今特留此方，以见风邪所伤，有六经之异也。

《宝鉴》**不换金丹**　退风散热。

荆芥穗　僵蚕　天麻　炙甘草各一两　羌活　川芎　白附子　乌头　蝎梢　藿香叶各五钱　薄荷三两　防风一两

蜜丸弹子大，每一丸细嚼，茶、酒任下。涂㖞处②亦可。

用诚曰：按古方治风，解表多兼用热剂，至守真开发，凉剂始行。然此等方极多，姑存此以见意。若防风通圣散，治风热虽佳，则又表里之剂也。

攻里之剂

《机要》**三化汤**　中风外有六经之形证，先以加减续命汤治之。内有便溺之阻隔者，此方主之。

---

① 葛根：《玉机微义》卷一作"干葛"。
② 处：原脱，据《玉机微义》卷一补。

厚朴　大黄　枳实　羌活各八钱①

每一两，水煎服。

用诚曰：此治风邪入里之下药也。即伤寒用承气之意，非内实者不可用。

发表攻里之剂

《宣明》防风通圣散　治一切风热。

防风　川芎　当归　芍药　大黄　芒硝　连翘　薄荷麻黄各半两　石膏　桔梗　黄芩各一两　甘草二两　滑石三两白术　山厄②　荆芥穗各五钱

一方去芒硝，加牛膝、人参、半夏。每服一两，加生姜煎。

用诚曰：按此乃肺脾膀胱胃肝心经之药也，又表里血气之药也。海藏云：防风、麻黄汗剂也，大黄、芒硝下剂也，山厄、滑石利小便也。发表攻里，合而并进，故治杂病则佳，治伤寒、伤风有失。仲景云：发表攻里，本自不同。在大定间，此药③盛行于世而多效，何哉？当时虽市井之徒，口腹备，衣着全，但志乐而形不苦，然是凉药④亦多效而少失。变乱之际，齑⑤盐糟糠，有所不充，加以天地肃杀之运，敢用凉药如泰平之世耶？故多失而少效。有如仲景用桂枝，当汉之末也。韩祗和⑥戒桂枝，当宋之

---

① 钱：《玉机微义》卷一作"分"。
② 山厄：即山栀。《玉机微义》卷一作"山栀"。
③ 药：原作"寒"，据《玉机微义》卷一改。
④ 药：原脱，据《玉机微义》卷一补。
⑤ 齑（jī机）：细、碎之意。
⑥ 韩祗和：北宋医家，著有《伤寒微旨论》一书。

隆时。时世之异，不可不知。

调血养血之剂

《机要》**大秦艽汤**　治中风外无六经之形证，内无便溺之阻隔，知是血弱不能养于筋，手足不能运，口强不能语言，宜养血而筋自荣也。

秦艽　石膏各二两　甘草　川芎　当归　芍药　羌活　独活　防风　黄芩　白芷　生地黄　熟地黄　白术　白茯苓各一两　细辛五钱　春夏加知母一两

每服一两，水煎，天阴雨加生姜七片。

天麻丸　治风因热而生，热胜则动，宜以静胜其燥，是养血也。此药行荣卫，壮筋骨。

天麻　牛膝各六两，同酒浸三日，焙干　萆薢另研细　玄参各六两　杜仲七两　附子炮，一两　羌活十四两或十五两　当归十两　生地黄十六两

一方有独活五两，去肾间风。蜜丸桐子大。常服五七十丸，病大至百丸。空心，食前，温酒或白汤下，良久则食。服药半月后觉壅塞，以七宣丸疏之。

用诚曰：按已上方，东垣云调经养血安神之剂。然风而挟虚，理宜补养，仲景治风虚脚气用八味丸，略露端绪，而世人莫能扩充之也。《局方》骨碎补丸治肝肾风虚，换腿丸治足三阴经虚，专用疏通燥疾之药，既失之矣。此三方较之《局方》虽优，亦所得不偿所失也。何以为然？秦艽汤、愈风汤虽皆有补血之药，而行经散风之剂居其大半，将何以养血而益筋骨也？天麻丸养血壮筋骨，庶几近理。

理气之剂

《局方》乌药顺气散 　治风气攻注，四肢筋骨疼痛，遍身顽麻，及疗瘫痪，语言蹇涩，脚气，步履艰难，脚膝痿弱。

麻黄　陈皮　乌药去末①，各二两　白僵蚕去丝嘴，炒　干姜炮，五钱　川芎　枳壳麸炒　甘草炒　白芷　桔梗各一两

为末，每服三钱，水一盏，生姜三片，枣一枚，煎服。

用诚曰：按严氏调气之说或出于此也，太阴、阳明气药也。药性主治，恐未必然。

严氏八味顺气散

白术　白茯苓　青皮　白芷　陈皮　乌药　人参各一两　甘草炙，五钱

为末，每服三钱，水煎。

用诚曰：按严氏谓真气虚而得此疾，法当调气，故用此药补虚行气。虽此论迥出前人，其用药则未也。何者？四君子补脾胃中气药也，更用白芷去手阳明经风，乌药通肾胃间气，陈皮理肺气，青皮泻肝气。若风果在手阳明经，而肝肺肾胃之气实者可用。但人身经有十二，皆能中邪，五脏之气，互有胜负，此方安能尽其变乎？又况真气先虚之人，亦难用此也。

理血之剂

《良方》治风六合汤 　治风虚眩运。《机要》同。

---

① 末：原作"木"，据《玉机微义》卷一改。

四物四两　秦艽一作防风　羌活

水煎服。

愈风汤　疗产后中风口噤，手足瘛疭如角弓状。亦治血晕，四肢强直。

荆芥略炒，为末

每服三钱，豆淋酒调下，用童便亦可，其效如神。

治妇人产后中风，口吐涎，手足瘛疭。

当归　荆芥等分

为末，每服三钱①，水一盏，酒少许，煎七分，灌之下咽即醒。

用诚曰：按风本阳邪，故《内经》曰阳受风气。又曰贼风虚邪者，阳受之。所以诸方皆用气分之药多，血分之药少。惟此二②方以产后得疾，多因血虚，故专用行血之药。

通关透肌骨之剂

《局方》至宝丹　疗卒中急风不语，中恶气绝。又疗心肺积热，及小儿诸痫，急惊心热。详见本方。

安息香一两半。为末，以无灰酒搅澄飞过，滤去沙石，约取净数一两，慢火熬成膏子。

生乌犀角　生玳瑁屑　琥珀　朱砂　雄黄各一两　龙脑一分　麝一分　牛黄五钱　银箔　金箔各五十片，一半为衣

将生犀、玳瑁为细末，入余药研匀。将安息香膏重汤

---

① 三钱：《玉机微义》卷一作"二分"。

② 二：原作"一"，据《玉机微义》卷一改。

煮，凝成后入诸药，和搜成剂，入不津器①中盛，并旋丸如桐子大。

牛黄清心丸 治诸风瘾②疭不随，语言蹇涩，心怔健忘，恍惚去来，头目眩冒，胸中烦郁，痰涎壅塞，精神昏愦。云云。

《发明》云：凡用丹剂者，为风入骨髓，不能得出，故用龙、麝、牛、雄、犀、珀、珠、金，皆入骨髓透肌肤之剂，使风邪得以外出也。若中血脉、中腑之病，初不宜用龙麝、牛黄，恐引风入骨髓，如油入面，莫之能出。若中脏，痰涎昏冒、烦热者宜用之，下痰镇坠精神。

治痰通经诸方

《局方》青州白丸子 治半身不遂，口眼㖞斜③，痰涎壅塞，手足顽麻。

半夏七两，水浸过，生用　川乌头五钱，去皮脐，生用　南星三两，生用　白附子一④两，生用

制度丸法，见局方。

三生饮 治卒中昏不知人，半身不遂，口眼㖞斜，并痰厥气厥。

南星一两，生用　川乌去皮，生用　附子去皮，生用，各五钱　木香两钱五分

每服五钱，水二盏，姜十片，煎八分服。

---

① 不津器：指不渗漏的瓷器。
② 瘾：《玉机微义》卷一作"痪"。
③ 斜：原作"邪"，据《玉机微义》卷一改。
④ 一：《太平惠民和剂局方》卷一作"二"。

用诚曰：按中风之病，多因痰得。已上二方，乃行经治寒痰之药也。相类之方极多，兹不再录。

《局方》**省风汤**　治中风口噤，口眼㖞斜，筋脉挛急，抽掣疼痛，风盛痰实。

防风　南星各四两，生用　半夏水浸洗，生用　黄芩　甘草生用，各二两

每服一两，生姜十片，水煎温服。

用诚曰：按此治风痰挟热之药也。

《济生》**导痰汤**　治痰涎壅盛，或胸膈留饮痞塞。方见痰门。

用诚曰：按此治痰泄痞之药，世俗用之者众，姑存之。

《千金》**地黄煎**　治热风心烦闷，及脾胃间热，不下食。

生地黄汁　枸杞子汁各二升　生姜汁　酥油各三升①荆沥五升　天门冬　人参各八两　茯苓六两　大黄　栀子各四两　竹沥五升

十一味，以五物为细末，先煎地黄等汁成煎，内药末，调服方寸匕，日再，渐加至三，以利为度。

竹沥汤　治四肢不收，心神恍惚，不知人，不能言。

竹沥二升　生葛汁一升　生姜汁三合

三味相和，温暖，分三服。

荆沥汤　凡患风人多热，常宜服此。

---

①　生姜汁酥油各三升：《千金要方》卷八作"生姜汁一升，酥三升"。

荆沥　竹沥　生姜汁各五合

三味相和，温暖，为一服。

《三因》**小竹沥汤**　治中风涎潮，谵语昏塞，四肢纵缓。

秦艽去苗　防风去芦　附子炮，去皮脐　独活各一钱

水煎入生地黄汁、淡竹沥各半盏，再煎，去滓分四服，无时。

丹溪曰：竹沥，本草言大寒，其意以与石膏、芩、连同类。而诸方治产后胎前诸病，及金疮口噤，与血虚、自汗、消渴、尿多，皆是阴虚之病，无不用之。何世俗因其大寒二字，弃而不用。《内经》云阴虚则发热。夫寒而能补，正与病对，竹沥味甘性缓，能除阴虚之有大热者，大寒言其功也，非以气言也。又况假火而成，何寒之有。

用诚曰：按竹沥等方，兼大黄、附子者，分寒热之异用，兼荆沥者，视痰气之虚实。葛汁、秦艽、独活、地黄、门冬等，又随经而用也，不可不知。

杂方

《易简》**稀涎散**　治中风四肢不收，涎潮隔塞，气闭不通。

晋矾二两　猪牙皂角一两

为末，每服一钱至二钱，温水调下。

《千金》**菓耳散**　治中风。

以菓耳叶曝燥为末，酒调服方寸匕，日三。若吐逆者，蜜和为丸，服十丸，准前计一方寸匕数也。

《济生》**豨莶丸**　以豨莶草五月五日、六月六日采叶，九蒸九曝，凡蒸用酒、蜜洒，晒干为末，蜜丸桐子大。每

日空心，酒下百丸。

圣惠方　治中风口㖞。

巴豆七粒，去皮研烂，如左㖞涂右手心，右㖞涂左手心，仍以暖水一盏，安向手心，须臾便正，洗去药，频抽扯手中指。

《经验》如圣散　治中风身体麻木走痛，眩运头疼，牙关紧急，手足搐搦，涎潮闷乱，及破伤风一切证。

苍术一斤　川芎　防风　白芷各八两　细辛　草乌各四两　川乌五两　天麻二两

为末，每服五分或一钱，温酒调下，清茶亦得。如风狗①蛇蝎等所伤，先用浆水口含洗净，用此贴上，仍服之至效。金疮血出不止，贴上立定。

灸法

风中脉则口眼㖞斜，中腑则肢体废，中脏则性命危。

凡治莫如以上发表、调气血、治痰诸法。然此可扶持疾病，若要收全功，火艾为良也。

风中脉，口眼㖞斜②　听会二穴，在耳前陷者中，张口得之，有穴动脉应手。颊车二穴，在耳下二韭叶陷者宛宛中，开口得之。地仓二穴，在横口吻傍四分外，近下有脉微动者是。凡㖞向右者，为左边脉中风而缓也，宜灸左㖞陷中二七壮。㖞向左者，为右边脉中风而缓也，宜灸右㖞陷中二七壮。

---

① 风狗：即疯狗。
② 斜：原作"邪"，据《玉机微义》卷一改。

风中腑,手足不遂等疾 百会一穴,在顶中央旋毛中。肩髃二穴,在肩端两骨间陷者宛宛中,举臂取之。曲池二穴,在肘外辅骨屈肘曲骨中,以手拱胸取之,纹头陷中是。风市二穴,在膝外两筋间,平立舒下两手着腿,当中指头者宛宛中。足三里二穴,在膝下三寸,胫骨外大筋内,筋骨①之间陷者宛宛中,举足取之。绝骨二穴,在足外踝上三寸动脉中。

凡觉手足痹,或不仁,或痛良久乃已,此将中腑之候,宜灸此七穴,病在左则灸右,在右则灸左。

风中脏,气塞涎上,不语昏危者,下火立效 百会一穴,如前。风池二穴,在颞颥后发际陷中。大椎一穴,在项后第一椎上陷中。肩井二穴,在肩上陷罅②缺盆上,大骨前一寸半,以三指按之,当其中指下陷者中,举臂取之。曲池二穴,如前。间使二穴,在掌后三寸,两筋间陷中。足三里穴,如前。

凡觉心中愦乱,神思不怡,或手足麻痹,此将中脏之候。不问是风与气,可速灸此七穴,但依次第灸之,各五七壮,日别灸之,随年壮止。如素有风人③,尤须留意此灸法,可保无虞。此法能灸卒④死,经云凡人风发,强忍怕痛不肯灸,忽然卒死,谓是何病?风入脏故也。

---

① 筋骨:后原有"间"字,据《玉机微义》卷一删。
② 罅(xià下):缝隙。
③ 人:原作"入",据《玉机微义》卷一改。
④ 卒:同"猝"。《玉机微义》卷一作"猝"。

伤 风

病因

经曰风为百病之长。又曰风胜则动。又曰贼风虚邪者，阳受之。又曰伤于风者，上先受之。

用诚曰：风本阳邪，故善动善变，其伤于阳者，从其类也。

风邪传变同伤寒

陈无择曰：表中风邪，在经络中循经流注，以日传变，与伤寒无异。今别立伤风一门，且依先哲以太阳经为始，分注六经，学者当自知。

用诚曰：按此分伤风六经用药，可谓发诸家之未备。在足太阳膀胱经，用桂枝汤；足阳明胃经，用杏子汤；足少阳胆经，用柴胡加桂汤；足太阴脾经，用桂枝芍药汤；足少阴肾经，用桂附汤；足厥阴肝经，用八物汤。其方以桂枝汤三味，加以各经之药，皆是辛温解散之剂。然既云与伤寒传变相似，此六方亦何以尽其变也？学者当求仲景之法，以调治之可也。

风邪解表有辛温辛凉之剂

用诚曰：伤风诸方，俱是解表之剂，盖以风从外入之邪也。其所挟有寒热温凉之不同，故分辛温、辛平、辛凉之异。

表虚受风者解表固卫

用诚曰：风本外邪，例用解表，然受病之源不同，间有受伤者，不能法道清净，腠理不密，表上阳虚所致。经曰清净则肉腠闭拒，虽有大风苛毒，弗之能害是也。若表虚受风，专用发表之药，必致汗多亡阳之证。或曰此云表虚，与伤寒中风表虚同欤？予曰不同也。彼以太阳中风，而于有汗无汗分虚实，实者加麻黄，虚者加葛根，俱解表也。此云表虚者，当固守卫气而散风者也。

风邪挟痰热者内外交治

用诚曰：有内挟痰热，其气拂郁①，风邪易于外束者，若挟痰热而受风，宜内外交治，不可专于解表也。

风邪传变入里者下之

用诚曰：风虽外邪，传变入里，宜随证施治。钱仲阳论伤风当发散者，用大青膏解；不散有下证者，用大黄丸，可谓得仲景之奥矣。诸方于此，俱未曾论及也。

辛温解表之剂

仲景桂枝汤　治太阳经，伤风自汗。

桂枝　芍药各三两　甘草一两

生姜三片　枣一枚，煎。

用诚曰：按此发散足太阳经风邪之药也。

《局方》神术散　治伤风头痛，鼻塞声重。

苍术五两　藁本　白芷　细辛　羌活　川芎　炙甘草各一两

每三钱，水一盏，姜三片，葱②三寸，煎。伤风鼻塞，葱茶调下。

用诚曰：按此足太阳、少阴，手阳明经药也。

---

①　拂郁：愤闷。拂，通"怫"。《荀子·性恶》："若是则兄弟相拂夺义。"

②　葱：《太平惠民和剂局方》卷二作"葱白"。

辛平解表之剂

消风百解散　治头疼发热，咳嗽，鼻塞声重。

荆芥　白芷　陈皮　麻黄去节　苍术各四两　甘草炙，二两

姜三片，葱白三根，煎。每服五钱。

用诚曰：按此手太阴、阳明经药也。

川芎茶调散　治诸风上攻，头目昏疼，鼻塞声重。

薄荷八两　荆芥　川芎各四两　羌活　白芷　甘草各二两　细辛一两　防风一两五钱

为末，每服二钱，食后茶调下。

用诚曰：按此足太阳、少阴，手太阳、阳明、厥阴经药。

金沸草散　治肺经受风，头目昏疼，咳嗽声重，涕唾稠黏。

荆芥穗四两　前胡、麻黄、旋覆花各三两　炙甘草、赤芍、半夏各一两

以此方见痰饮门，第分两不同耳。

辛凉解表之剂

柴胡升麻汤　治头痛壮热，恶风体疼，鼻塞咽干，痰盛咳嗽，涕唾稠黏。

柴胡　前胡　黄芩各六两五钱　荆芥七两五钱　赤芍　石膏各十两　升麻五两　桑白皮　干葛各四两

姜三片，豉十粒，水煎。

用诚曰：按此足少阳、阳明经药也。

辛凉解表攻里之剂

钱氏大青膏[①]　发散风邪。

天麻一钱　白附子末生用，一钱半　蝎尾去毒，生，五分
麝香一字[②]匕　朱砂研，一字匕　青黛研，一钱　天竺黄一字匕
乌梢蛇肉五分

同再研细，生蜜和成膏，每服半皂子大至一皂子大。
月中儿[③]粳米大。大人弹子大。同牛黄膏[④]，温薄荷水化
下，一处服之。

《宣明》防风通圣散　方见中风门。

攻里之剂

钱氏大黄丸

大黄　黄芩等分

水丸服。

脉

《脉经》云：脉浮而大者，风。《伤寒论》云：脉浮而
缓者，名曰中风。

疠　风

风邪干卫则不仁

经曰：风气与太阳行诸脉俞[⑤]，散于分肉之间，与卫

---

① 钱氏大青膏：钱乙《小儿药证直诀》卷下此方组成中无"麝香"，余皆同。
② 字：称量单位名。《本草纲目·序例上》："四累曰字，二分半也。十累曰铢，四分也。四字曰钱，十分也。"
③ 月中儿：即新生儿。
④ 牛黄膏：原作"牛膏"，据《小儿药证直诀》卷下改。
⑤ 俞：原作"愈"，据《素问·风论》改。

气相干，其道不利，故使肌肉膹而有疡。卫气有所凝而不行，故其肉有不仁也。

荣卫热则疡溃

经曰：疠者，有荣卫热胕①，其气不清，故使鼻柱坏而色败，皮肤疡溃，风寒客于脉而不去，名曰疠风。

血热生虫

《病机》云：经云脉风成为疠，俗云癞病也。先桦皮散，从少至多，服五七日，灸承浆穴七壮，灸疮轻，再灸，疮愈，三灸，之后服二圣散泄热，祛血中之风邪，戒房室三年。病愈，药灸同止。述类象形，此治肺风之法也。然此疾非止肺脏有之，以其病发于鼻，俗呼为肺风②也。鼻肿准赤，胀大而为疮，乃血随气化也。气既不施，则血为之聚，血既聚，则使肉烂而生虫也。生虫者，厥阴主之，厥阴为风木，主生五虫。盖三焦相火热甚而制③金，金④衰故木来克侮。宜泻火热、利气之剂，虫自不生也。故此疾血热明矣，当以药缓疏泄之，煎《局方》升麻汤，下钱氏泻青丸。余病各随经治。

用诚曰：疠风，皮毛血脉先受病，二者属荣卫所生，故言肺风。至于肉坏生虫，又阳明厥阴所属，故其用药皆疏泄肺气，祛逐血分之邪热。其灸承浆一穴，乃阳明任脉

---

① 胕：原作"腑"，据《素问·风论》改。胕，同"腐"，腐烂。
② 风：原作"气"，据《玉机微义》卷四十改。
③ 制：原作"致"，据《玉机微义》卷四十改。
④ 金：原脱，据《玉机微义》卷四十补。

之会，所以宣通血脉，以散风也。

风邪合内积之毒

《三因》云：疠风，即《风论》所谓恶疾也，虽名曰风，未必皆因风。大率多嗜欲，劳动气血，热发汗泄，不避邪风冷湿，使淫气与卫气相干，致肌肉皮肤疡溃，鼻梁塌坏。然亦有传染者，治之须推其所因。凡因风寒湿热，兼劳役饮食，与夫传染颖然不同。若例以泻风药治之，则失矣。

用诚曰：按此云虽名曰风，未必皆因风，此论固善，盖此疾多由嗜欲，饮食积毒之所致。因其病证秽恶可畏，又不可不谓之风也。若夫传染之说，世或有之，虽因其一家，血脉饮食、居处气味之相传者，本无内热积毒，亦不能染也。

《内经》刺法

《内经》云：病大风骨节重，须眉堕，名曰大风。刺肌肉为故，汗出百日。王注：泄卫气之怫热。刺骨髓，汗出百日，泄荣气之怫热。凡二百日，须眉生而止针。怫热屏退，阴气内复，故多汗出，须眉生也。

《灵枢》云：疠风者，数刺其肿上，已刺，以锐针针其处，按出其恶风，肿尽乃止。常食方食，勿食他食，以犯其病。

子和汗下出血

子和云：《内经》论癞，针二百日，眉毛再生，针同发汗也。但无药者，用针一汗可抵千针。故高供奉尝采萍，治瘫痪风汗出①。张主簿②病癞十余年，戴人③曰：足有汗者，可治之，当发汗，其汗出当臭，其涎当腥。乃置燠④室中，以三圣散吐之⑤，汗出周身，如卧水中，其汗果臭，痰皆腥如鱼涎，足心微有汗。次以舟车丸、濬川散，下五七行，如此数次乃瘳。又一人病风，面黑，爬搔不已，眉毛脱落，刺其面，大出血如墨，刺三次，血变色。每刺自额至颐，排针上下俱刺，每隔日一刺，至二十余日方已。

用诚曰：按此论《内经》用针同发汗。至于出血，亦同汗也。但疠证在经在表，故宜针宜汗。有恶血留滞，故宜出血，或于肿上，或于委中皆可也。又肠胃有秽恶虫积，故宜下。大抵皆宜泄表里血气邪热之毒也。

丹溪分上下治法

丹溪云：大风病是受得天地间杀物之风，古人谓之疠风，以其酷烈暴悍可畏尔。人得之者，须分在上在下。夫在上者，以醉仙散取臭涎恶血于齿缝中出。在下者，以通天再造散取恶物陈虫于谷道中出。所出虽有上下道路之异，然皆不外乎阳明一经。治此病者，须知此意。看其疙瘩与疮，上先见者，上体多者，在上也。下先见者，下体

---

① 高供奉尝……风汗出：语本《儒门事亲》卷六，原文云："高供奉采萍歌曰：不居山兮不在岸，采我之时七月半；选甚瘫风与痪风，些小微风都不算；豆淋酒内下三丸，铁幞头上也出汗。"

② 主簿：官名。掌管官府簿册。

③ 戴人：张从正，字子和，号戴人。

④ 燠（yù玉）：暖、热之意。

⑤ 之：原作"下"，据《儒门事亲》卷六、《玉机微义》卷四十改。

多者，在下也。上下同得者，在上复在下也。阳明经，胃与大肠也，无物不受。此风之入人也，气受之则在上多，血受之则在下多，血气俱受者甚重，自非医者有神，病者有铁心，罕有免者。夫或从上，或从下，以渐而来者皆可治。病人见其病势之缓多忽之。虽按此法施治，病已全然脱体，若不能绝味绝色，皆不免再发，则终于不救矣。某曾治五人矣，中间惟一妇人得免，以其贫甚，无物可吃也。余四人三两年后皆再发。孙真人曰：吾尝治四五百人，终无一人免于死。非孙真人之不能治也，盖无一人能守禁忌耳。此一妇治本病外，又是千余帖加减四物汤，半年之上①，方得月经行而十分安全。

用诚证治总论

用诚曰：疠风，古方谓之大风恶疾，以其疮痍荼毒，脓②汁淋漓，眉鬓堕落，手足指脱，顽痹痛痒，鼻塌眼烂，齿豁唇揭，病势之可畏耳。若专以房劳嗜欲、饮食积毒之所致，何为遽至于是？故丹溪先生亦谓之受得杀毒之风也。盖其风毒之伤，与夫内毒所致，人皆安得而知之？及其病证显露，方始归咎于此，其于外受之风，内积之毒，岂可得而分治之也！故《内经》刺肌肉，刺骨髓，以泄荣卫之怫热。《灵枢》以锐针刺肿上，按出恶气恶血。子和用汗吐下出血之法，河间用疏风泄热之剂，俱不分病之所因，随其病之所在以调之也。至于丹溪分在上在下、气血

---

① 上：《玉机微义》卷四十作"后"。
② 脓：原作"脏"，据《玉机微义》卷四十改。

玉机辨症上

五九

受病多少，其用药取涎下毒，虽皆前人之法，亦可谓深得病情而善用其法者矣。学者宜细观之。若夫用药之外，守禁忌，谨调养，清心绝①欲，独淡内观，又在夫人而不在医也②。孙真人戒之深矣，其可忽乎。

驱风之剂

《局方》桦皮散 治肺脏风毒，遍身疮疥及瘾疹瘙痒，治之成疮。又治面上风刺及粉刺。

桦皮四两，烧灰　荆芥穗二两　甘草炙，五钱　杏仁二两，去皮尖，用水一碗于银铫子内热，候水减半，取出，放令干　枳壳四两，去瓤，用炭火烧存性，取出于湿纸上令冷

除杏仁外，余药为末，将杏仁另研令细，次入诸药细合匀，磁盒内放之。

用诚曰：按此太阴、阳明经药，出厥阴例。

《家珍》凌霄散 治疠风。

蝉退③　地龙炒　白僵蚕　全蝎各七个　凌霄花五钱

为细末，每服两钱，酒调下，于浴室内，常在汤中，住一时许，服药效。

《元戎》方 治风疾癞病，遍身生疮。

天麻七钱半　荆芥二钱④　薄荷二钱半　白花蛇四两，酒浸

为末，好酒二升，蜜四两，石器中熬成膏子。每服一

---

① 绝：《玉机微义》卷四十作"窠"。

② 又在……不在医也：《玉机微义》卷四十作"又在乎人而不在乎医也"。

③ 蝉退：即蝉蜕。

④ 二钱：《医垒元戎》卷十二作"二钱半"。

盏，温服，日三，煎饼压下，急于暖处令汗出，十日效。

用诚曰：按此已上二方，厥阴例药也。

子和方 治风疥癣及癞。

浮萍一两　荆芥　川芎　甘草　麻黄各五钱　或加芍药、当归

为末，每服一两，水一碗，入①葱白、豆豉同煎至一半，无时服，汗出为度。

《宝鉴》换肌散 治大风疾，年深久不愈，以至面毛脱落，鼻梁崩坏，不致②逾月，取效如神。

白花蛇　黑花蛇各三两，并酒浸一夕　地龙去土，三两　当归　细辛　白芷　天麻各一两　蔓荆子　威灵仙　荆芥穗　甘菊花　苦参　紫参　沙参　木贼　沙苑蒺藜　不灰木③　炙甘草　天门冬　赤芍药　九节菖蒲　定④风草　何首乌　胡麻子炒　草乌头去皮脐　川芎　苍术泔浸，去皮　木别子已上各二两

为末，每服五钱，温酒调下，食后，酒多为妙。

用诚曰：按此出少阴诸风例药也。

去风养血之剂

易老祛风丸 治疥癞。经曰脉风成病，即癞也。

黄芪　枳壳　防风　芍药　甘草　熟地黄　枸杞子

---

① 入：原作"又"，据《玉机微义》卷四十改。

② 致：原作"至"，据《玉机微义》卷四十改。

③ 不灰木：为硅酸盐类矿物角闪石石棉，甘寒，可清热、除烦、利尿、清肺止咳。

④ 定：原作"寒"，据《卫生宝鉴》卷九改。

地骨皮　生地黄各等分

木杵臼为细末，蜜丸桐子大。白汤下五十丸。

用诚曰：按此出少阴诸风例药也。

东坡四神丹　医未有专此四味者。久服可愈大风疾。

羌活　玄参　当归　熟地黄

用诚曰：按此出少阴肾气例药也。

破血泻热补气之剂

补气泻营汤　治段库使病疠风，满面连颈极痒，眉毛已脱，须用热水沃之稍缓，每昼夜须数次，或砭针亦缓。予记《内经》云：疠风，荣卫热胕，治者以锐针刺其肿处，按出其恶气，肿尽乃止。如以药治，当破恶血、去热、升阳去痒、泻营运，辛温散之，甘温补之，行阳明经，泻心火，补肺气，乃治之正也。

升麻　连翘各六钱　苏木　当归　黄芪　黄连　全蝎
地龙各三分　生地黄　黄芩生，各四分　人参二分　甘草一分
半　桔梗五分　桃仁三个　麝少许　梧桐泪①一分　蟅虫去翅
足，炒，三个　水蛭炒，令烟尽，三个　白豆蔻二分

除连翘另剉，梧桐泪研，白豆蔻为细末，二味另放。麝香、蟅虫、水蛭三味为细末，另放。都作一服，水二盏煎，入酒一盏，至一盏六分，入连翘煎，去渣，再入豆蔻二味，并麝香等三味，再熬至七分，稍热服，早饭后。忌酒、面及生冷硬物。

---

①　梧桐泪："胡桐泪"的俗名。胡桐泪，胡杨的树脂，取其胡桐树脂流出似"泪"之意。

取涩之剂

《宝鉴》**醉仙散** 治大风疾，遍身瘾疹，瘙痒麻木。

胡麻子　牛蒡子　枸杞子　蔓荆子各一两，同炒　白蒺
藜　苦参　瓜蒌根　防风各五钱

为细末，每十五钱末入轻粉一钱，拌匀，每服一钱，茶调下，晨午夕各一服。后五七日，先于牙缝内出臭黄涎，浑身疼痛，昏闷如醉，次后利下脓血恶臭气，病根乃去。

用诚曰：按丹溪方，轻粉二钱，药八味，各五钱，前四味为粗末，炒紫色为度，云须量人大小虚实与之。证候重而急者，须先以再造散下之，俟①补养得还，复与此药。服此药须断盐酱醋、诸般鱼肉、椒料果实、煨烧炙煿等，止可淡粥及煮熟时菜，亦须淡食，茄亦不可食。惟诸般蛇，以淡酒蒸熟食之，可以助药。

攻下之剂

《病机》**二圣散** 治大风疠疾。

大黄五钱　皂角刺三钱，烧灰

将皂角刺一二斤，烧灰研细，煎大黄半两，汤调下二钱。早服桦皮散，中煎升麻汤，下泻青丸，晚服二圣散。此数等药，皆为缓疏泄血中风热也。

《三因》**通天再造散** 治大风恶疾。

郁金五钱　大黄一两，炮　白牵牛六钱半，生，半炒　皂角刺一两，经年黑大者

为末，每服五钱，日未出，面东，以无灰酒调下。

---

① 俟：《玉机微义》卷四十作"候"。

用诚曰：按已上二方，并厥阴例药也。

杂方

《元戎》生眉散

桑寄生　南星　半夏　没药各一钱

为细末，生姜自然汁调成膏子，先用自然铜擦过，次以此涂之。

子和一方，半夏生用，羊粪烧焦，各等分，为末，生姜汁调涂。

渫洗药

何首乌　荆芥　防风　马鞭草　蔓荆子

为末，每二两，水一斗，煎数沸，得药力，无风处洗。

《本事方》蓖麻①法　治疬风手指挛曲，节间疼不可忍，渐至断落。

蓖麻去皮　黄连剉，各二两②

以小瓶，入水一升同浸，春夏三日，秋冬五日。后用蓖麻子一粒，擘破，面东③，以浸药水吞下，平旦服。渐加至四五粒，微利不妨。水少更添水。忌动风物，累用得效。

用诚曰：按《宝鉴》以此二味，用银石器着水大碗煮，水尽即添，熬三日二夜取出，则用蓖麻，阴干。切作四段，计五粒二十段，作一服，荆芥汤下，用治诸痫病。

---

① 蓖麻：即萆麻。

② 剉各二两：《普济本事方》卷三作"剉，如豆，各一两"。

③ 面东：原"东"作"赤"，据紫来堂本《玉机微义》卷四十一改。《普济本事方》卷三无"面赤"二字。

风 痫

叙证

用诚曰：《内经》言癫而不言痫，古方以癫痫或并言，或言风癫，或言风痫，或言癫狂，所指不一。盖痫病归于五脏，癫病属之于心，故今以风痫[①]另立一门，而癫狂合为一门也。又，痫与痉略相类而实不同，其病发身软，时醒者，谓之痫也。身强直，反张如弓，不时醒者，谓之痉也。痫病随其痰之潮作，故有时而醒。痉病比[②]痫为甚，而有挟虚者，故因其昏冒而遂致亡者多矣。

《千金》三痫

《千金方》云：小儿之痫有三：风痫、惊痫、食痫也。风痫缘衣暖汗出，风因入也，初时，先屈指如数乃作。惊痫起于惊怖，大啼乃作。食痫，其先不哺乳，吐而变热后发。然风痫、惊痫[③]时时有之，十儿之中未有一二是食痫[④]。凡是[⑤]先寒后热，热者皆食痫也。惊痫皆按图灸之。风痫当与猪心汤。食痫当下乃愈，紫霜丸佳。

钱氏五痫

钱氏云：凡治五痫，皆随脏治之。每脏各有一兽，犬痫，反折上窜，犬叫，肝也。羊痫，目瞪吐舌，羊叫，心

---

① 痫：原作"癫"，据目录及《玉机微义》卷四十一改。
② 比：原作"此"，据《玉机微义》卷四十一改。
③ 痫：原脱，据《玉机微义》卷四十一补。
④ 是食痫：原脱。据《千金翼方》卷十一补。
⑤ 是：原作"事"，据《千金要方》卷五上改。

也。牛痫，目直视，腹满，牛叫，脾也。鸡痫，惊跳反折，手纵，鸡叫，肺也。猪痫，如尸吐沫，猪叫，肾也。五痫重者死，病后甚者亦死。轻者，五色丸主之。

《三因》云：古方有三痫、五脏痫、六畜痫等，名证不同，难于备载。发则旋晕颠倒，口眼相引，目睛上摇，手足搐搦，腰脊强直，食顷乃醒。

用诚曰：《千金方》叙六畜痫，曰马、曰牛、曰羊、曰猪、曰犬、曰鸡，并不以六兽分属五脏，今《三因》所引五痫，无犬痫一症。钱氏叙五痫一症，无马痫一症。二书以五兽分配五脏，各各不同，俱不知所由然也。《三因》虽有马无犬痫，及五脏有胃无肾之说，亦难据凭，无所载焉。

《千金》阳痫、阴痫分属脏腑

《千金方》云：病先身热瘛纵，惊啼叫唤，而后发痫脉浮者，为阳痫，病在六腑，外在肌肤，犹易治也；病先身冷，不惊瘛，不啼呼，而病发时脉沉者，为阴痫，病在五脏，内在骨髓，难治也。

用诚曰：此论痫之阴阳，后世有认为寒热者，误也。盖此疾皆以痰热所作而得。其伤于阳分，在表而浅，则曰阳痫，故云易治。其伤于阴分，入里而深，则曰阴痫，故云难治。所论阴阳者，乃表里脏腑浅深之谓，非寒热之谓也。

海藏凭脉分药寒温

《难知》①云：治洪长伏三脉，风痫、惊痫发狂，恶人

---

① 难知：即《此事难知》，元代王好古著。

与火，灸第三、第九椎，服《局方》妙香丸，以针刺①眼子透，冷水内浸少时服之，如本方法。治弦细缓三脉，诸痫似狂，李和南五生丸。

用诚曰：此以脉之阴阳虚实分而用药，可谓善矣。但痫病出于风热痰之所致，而其药有寒热之异者，由其标本虚实传变之不同故也。

经用刺法

《灵枢》云：暴挛痫眩，足不任身，取天柱天柱穴，足太阳也。又云：癫痫瘛疭，不知所苦，两跷之下，男阳女阴。

用诚曰：按洁古云，昼发灸阳跷，夜发灸阴跷，各二七壮。阳跷起于跟中，循外踝上行入风池申脉穴也。阴跷亦起于跟中，循内踝上行至咽喉，交贯冲脉照海穴也。

子和用吐下法

子和云：痫病不至目瞪如愚者，用三圣散投之，更用火盆于暖室中，令汗吐下三法并行，次服通圣散，百余日则愈矣。至于目瞪愚者，不可治。《内经》曰神不②守，谓神乱也。大凡此疾，乃肝经有热，吐后可服泻青丸下之。

用诚曰：痫病多由风痰胶固胸膈上下，故大法先宜吐之。吐后可用清热之药，如东垣安神丸、守真③龙荟丸之类，皆可服，不独通圣散也。痰实在里不解，宜导痰清

① 刺：《此事难知》卷下作"投"。
② 不：此下原有"可"字，据《玉机微义》卷四十一删。
③ 守真：即刘完素，字守真，号通玄处士，河间刘守村人，又称刘河间。

热，亦不独泻青丸也。

证治总论

用诚曰：按痫病，古方或云风痫，或云惊痫，或云癫痫，由此疾与中风癫狂、急慢惊相类，故命名不同也。原其所由，或在母腹中受惊，或因闻大惊而得。盖小儿神气尚弱，惊则神不守舍，舍空则痰涎归之。或饮食失节，脾胃有伤，积为痰饮，以致痰迷心窍而作者，治法必当寻火寻痰而论。前人多用镇坠清心之药，固可以治热，可以清痰，若有顽痰胶固者，此药未易驱逐。在上者必先用吐，吐后方宜服此。更有痰实在里者，亦须下之，随病轻重而用也。或曰痫有阴阳，何也？予曰：此与急慢惊者可同论也。阳痫，不因吐下，由其有痰有热，客于心胃之间，因闻大惊而作。若热盛，虽不闻惊亦自作也，宜用寒药以攻治之。阴痫亦本于痰热所作，医以寒凉攻下太过，损伤脾胃，变而成阴，宜用温平补胃燥痰之药治之。若曰不因坏证而有阴阳之分，则是指痰热所客，表里脏腑浅深而言，痫病岂本自有阴寒者哉？

清心安神之剂

《宝鉴》龙脑安神丸　治男女五般癫痫，无问远近，发作无时。

茯神三两　人参　地骨皮　甘草　麦门冬　桑白皮各二两　马牙硝①二钱　龙脑　麝各三钱　牛黄五钱　朱砂二钱

---

①　马牙硝：矿物药名，为芒硝经煮炼、过滤、冷却后下层的结晶。

乌犀①一两　金箔三十五片

蜜丸弹子大，金箔为衣。如风痫病，冬月温水化下，夏月凉水化下，不以时。二三岁者，日进二服，小儿一丸分二服。虚劳发热咳嗽，新汲水化下。

用诚曰：按此手少阴、太阴经药也，出厥阴例。

神应丹　治诸痫。

辰砂不以多少，研极细，水飞过

以猪心血和之得所，以蒸饼裹剂，蒸熟取出，就丸如桐子大。每服一丸，食后临卧煎人参汤下。

用诚曰：按此手少阴经药也，出厥阴朱砂例。

坠痰清神之剂

钱氏五色丸

朱砂五钱，研　水银一钱二分半②　雄黄一两，熬　真珠末一两，研　铅三两，同水银熬

蜜丸如麻子大，每服三四丸，煎金银薄荷汤下。

《三因》六珍丹　治风痫失性，颠倒欲死，或作五畜等声，瘛纵吐沫，久而方苏。

雄黄　雌黄　未钻真珠各一两　铅二两，同水银③熬成屑　丹砂五钱　水银一两五钱

研令极匀，蜜丸桐子大。每服三丸至五丸，姜枣汤下。须捣三四④万杵乃可丸。

---

① 乌犀：皂荚的别名。
② 一钱二分半：《小儿药证直诀》卷下作"一分"。
③ 同水银：《三因极一病证方论》卷九无此三字。
④ 三四：《三因极一病证方论》卷九作"二三"。

矾丹　治五癫五痫，无问阴阳冷热。

虢丹①　晋矾②各一两

用砖凿一窠，可容二两许，先安丹在下，次安矾在上，以炭五斤，煅令炭尽，取出细研，以不经水猪心血为丸如绿豆大。每服十丸至二十丸，橘皮汤下。

《元戎》二白丸

白矾一块，约一两

用生蒸饼剂裹，蒸熟去皮，可丸，入轻粉一字或五分，量虚实加减，丸桐子大。每服二三十丸，生姜汤下，小儿丸小。

子和朱砂滚涎散　治五痫。

朱砂　白矾生用　硝石　赤石脂各等分

为细末，研蒜膏为丸如绿豆大。每服三十丸，食后，荆芥汤下。

《宝鉴》琥珀寿星丸

天南星一斤，掘坑，用火煅烧，坑红出炭净，入好酒一升，泼火穴中，放入南星，盖穴，勿令通气。过一宿取出，焙末

入珠子③四两，朱砂二④两，一半为衣。以猪心血打姜糊丸如桐子大。每服五十丸，煎人参汤送下，空心，日三服。

用诚曰：按已上六方，虽俱手少阴经药，并出厥

---

①　虢丹：即铅丹。

②　晋矾：即明矾。

③　珠子：指琥珀。《卫生宝鉴》卷九作"琥珀"。

④　二：《卫生宝鉴》卷九作"一"。

阴例。

治痰温热之剂

李和南五生丸　治痫有神，治阴脉弦细缓者。

南星　半夏　川乌　白附子各一两　大豆去皮，一两

滴水为丸，每服三丸至五丸，不过七丸，姜汤下。

《元戎》小灵宝丸

附子炮，一两　天麻　全蝎　白僵蚕炒　藿香叶　南星
白附子炮，各五钱

酒糊丸桐子大。温酒下十五丸。

用诚曰：按已上二方，并出厥阴风痫例药也。

吐剂

《局方》碧霞丹　治痰涎壅塞，牙关紧急，心神迷闷，
目睛上视，五种痫疾，时作搐搦。

石碌①研九度，飞，十两　附子尖　乌头尖　蝎梢各七
十个

为末，入石碌，令匀，面糊丸如鸡头实大。每服用薄
荷汁半盏化下一丸，更以酒半合温服之，须臾吐出痰涎，
然后随证治之，如口禁，斡开灌之。

子和三圣散　方见吐剂。

治痰攻下之剂

严氏控涎丸　治诸痫久不愈，顽痰散聚无时。

川乌生　半夏各五钱　铁粉三钱　全蝎去毒，七个　甘遂
二钱五分　僵蚕不炒，生姜汁浸一宿，五钱

---

①　石碌：即绿青。

生姜自然汁成薄糊，丸如绿豆大，朱砂为衣。每服十五丸，食后，姜汤下，忌甘草。

用诚曰：按此厥阴例药也。

《三因》控涎丹

钱氏白饼子　二方并见痰饮门。

《拔萃》妙香丸　治时疾伤寒，解五毒，潮热，积热，及小儿惊百病。

辰砂研，九两　腻粉①　麝香研，各七钱五分　牛黄五钱金箔九十片，研　龙脑研，七钱五分　巴豆三百一十五个，去皮心，研，去油

合研匀，炼蜜去蜡净，入沙蜜，白者七钱五分，同炼匀为丸，每两作三十丸，米饮调下。

用诚曰：按海藏云，此治脉洪长大有力，内热者。无力内寒，五生丸主之。治小儿，每一粒分十五丸，每服二丸，蜜水下。出厥阴风痫例药也。以上五方，有寒热温凉之异，用者随证择焉。

平肝泻火之剂

《宣明》当归龙胆丸　治肾水阴虚，风热蕴积，时发惊悸，筋脉搐搦，暗风痫病。方见诸火门。

《千金》龙胆汤　治婴儿出腹，血脉盛实，寒热温壮，四肢惊掣发热，并诸惊痫方。

龙胆草　钩藤皮　柴胡　黄芩　桂枝　芍药　茯神

---

① 腻粉：即轻粉。

甘草各二钱五分①　　大黄一两　　螳螂二枚

水一升，煮取五合为剂服之。

用诚曰：按此少阳、厥阴经药也。

钱氏泻青丸　方见小儿门。

通解风热之剂

《宣明》防风通圣散　亦治风痫。方见中风门。

救坏证之剂

《宝鉴》沉香天麻汤　治一小儿四岁，因长老摩顶受记，僧人念咒，恐惧发搐，痰涎有声，目多白睛，强项背，一时许方醒。后每见皂衣人即发。多服犀、朱②、脑、麝镇坠之药，已四年余③。此证尚在，又添行步动作神思如痴，诊其脉沉弦而急。《针经》云：心脉满大，痫瘛筋挛。病久气弱，多服镇坠寒凉之剂，复损正气，致添动作如痴。先灸两跷各二七壮，次服此药。

又肝脉小急，盖小儿神气尚弱，因而被惊，神思无依，又动于肝，肝主筋，故痫瘛筋挛。

沉香　益智仁　川乌各二钱　天麻　防风　半夏　附子炮，各三钱　羌活五钱　甘草　当归　僵蚕各一钱五分　独活四钱

经云：恐则气下，精怯而上焦闭，以羌活、独活苦温引气上行，又入太阳为引用，故以为君。天麻、防风辛温以散之，当归、甘草辛甘温，以补气血之不足，又养胃

---

① 各二钱五分：《玉机微义》卷四十一作"各六铢"。
② 朱：原作"珠"，据《卫生宝鉴》卷九改，即朱砂。
③ 已四年余：《卫生宝鉴》卷九作"四十余日"。

气，故以为臣。附子、川乌、益智，大辛温，行阳退阴，又治客寒伤胃。肾主五液，入脾为涎，以生姜、半夏燥湿化痰。沉香辛温，体重气清，去怯安神，故以为使。

每服五钱，水二盏，生姜三片，煎至一盏。去滓，温服，食前，三剂而愈。

用诚曰：按痫证本从热治，然亦有坏证而成阴者，如钱仲阳所治王氏子吐泻，诸医药下之至虚变慢惊，手足瘛疭而身冷，医复与八正散。钱曰：不①能食而胃中虚，若利大小便即死，久则脾肾俱虚，当身冷而闭目，必用益黄散、史君子②丸补脾，遂能饮食。后又不语，钱以地黄丸补肾，一月而安，皆此意也。此方用大热之药，乃从权以救前治之失，非常治之道也。

破伤风

三因

《病机》云：破伤风者，有因卒暴损伤，风袭之间，传播经络，至使寒热更作，身体反张，口噤③不开，甚者邪气入脏。有因诸疮不瘥，荣卫虚，肌肉不生，疮眼不合，风邪亦能外入于疮，为破伤风之候。有诸疮不瘥，举世皆言著灸为上，是谓热疮，而不知火热客毒，逐经诸变，不可胜数，微则发热，甚则生风而搐，或角弓反张，

---

① 不：原脱，据《玉机微义》卷四十一补。
② 史君子：即使君子。《玉机微义》卷四十一作"使君子"。
③ 噤：原作"禁"，据《玉机微义》卷四十二改。下同。

口噤目斜。亦有破伤不灸而病此者，因疮著白痂①，疮口闭塞，气难通泄，故阳热易为郁结，热甚则生风也。

用诚曰：按此论所因有三：一者因疮口入风，似属外因。一者因灸逐热，似属不内外因。一者因疮闭塞，内热生风，似属内因也。

汗下和解三法

《病机》云：破伤风者，同伤寒证治。通于表里，分别阴阳。有在表，有在里，有在半表半里者。在里宜下，在表宜汗，在表里之间宜和解，不可过其治也。故表脉浮而有力者太阳也，脉长而有力者阳明也，脉浮而弦小者少阳也。若明此三法而施治，不中病者鲜矣。

《原病式》云：夫破伤中风之由者，因疮热甚，郁结而荣卫不得宣通，怫热因之遍体，故多白痂。是时疮口闭塞，气难通泄，热甚则生风也。不已，则表传于里，亦犹触冒伤寒，怫热郁甚不解，则表传于里者也。但有风热微甚兼化，故殊异矣。大法，破伤中风，风热燥甚，怫郁在表，而里气尚平者，善伸数欠，筋脉拘急，或时恶寒，或筋惕而搐，脉浮数而弦也，宜以辛热治风之药，开冲结滞而愈。犹伤寒表热怫郁，而以麻黄汤辛热发散者也。凡用辛热开冲风热结滞，宜以寒药佐之则良，免致药中病而风热转甚也。如治伤寒发热，用麻黄、桂枝加黄芩、石膏、知母之类是也。若世以甘草、滑石、葱、豉寒药发散甚

---

① 痂：原作"茄"，据《素问病机气宜保命集》卷中改。下同。

妙。若表不已，渐伤入里，又未太甚，而脉在①肌肉者，宜以退风热、开结滞之寒药调之，或微加治风辛热亦得。犹伤寒在半表半里，而以小柴胡和解之也。若里势②已甚，而舌强口噤，项背反张，惊搐惕搦，涎唾稠黏，胸腹满塞，而或便溺闭结，或时汗出，脉洪数而弦也。然汗出者，由风热郁甚于里，而表热稍罢，则腠理疏泄而心火热甚，故汗出也。法宜除风散结，寒药下之，后以退风热、开结滞之寒药调之，而热退结散，则风自愈矣。凡治此，亦宜按摩导引及以药斡开牙关，勿令口噤，使粥药得下也。

用诚曰：按，此论表、里、中脉病证治，至为详尽，前人所未论也。

总论

用诚曰：破伤风证，古方药论甚少，岂非以此疾与中风同论，故不另立条目也。唯河间论③伤寒表里中三法同治，用药甚详。其言病因，有因外伤于风，有因灸及内热所作者，然与中风相似也。但中风之人，可淹延岁月，而破伤风者，犯之多致不救。盖中风有在经、在腑、在脏之异④，独入脏者最难治。破伤风，或始而出血过多，或疮早闭合，瘀血停滞，俱是血受病。血属阴，五脏之所主，故此风所伤，始虽在表，随即必传入脏，故多死也。又此病或疮口坦

---

① 在：原作"者"，据《玉机微义》卷四十二改。
② 势：《玉机微义》卷四十二作"热"。
③ 论："论"后原衍"与"，据《玉机微义》卷四十二删。
④ 在脏之异：原作"中在脏之意"，据《玉机微义》卷四十二改。

露，不避风寒而无所伤。或疮口闭合，密避风邪而反病此。或病已十分安全，而忽有此。大抵皆由内气虚，而有郁热者得之。若内气壮实，而无郁热者，虽伤而无所害也。

治表之剂

《病机》羌活防风汤　治邪初在表。

羌活　防风　甘草　川芎　藁本　当归　白芍药各四两　地榆　细辛各二两

每五钱，水煎，热服，无时。热则加大黄、黄芩各二两。

防风汤　治破伤风，同伤寒表证未传入里，急宜服之。

防风　羌活　独活　川芎各等分

每五钱，水煎服，宜调蜈蚣散，大效。

用诚曰：按已上二方，并三阳经药也。

蜈蚣散　蜈蚣一对　鳔①三钱

为细末，用防风汤调下，如表解不已，觉转入里，当服左龙丸即后江鳔丸四味是也。

蜈蚣散　治里②和，至愈可服。

蜈蚣一对　鳔五钱　左盘龙③五钱，炒烟尽。野鸽粪是也

为细末，每服一钱，清酒调下，治里和④至愈可服，但有里证不可服。次当下之，用蜈蚣散四钱，巴豆霜五

① 鳔：即鱼鳔。
② 里：原作"表"，据《玉机微义》卷四十二改。
③ 左盘龙：鸽粪之别名。
④ 和：原脱，据上文补。

分，烧饭为丸如绿豆大。每服一丸，加至六七丸，清酒调蜈蚣散少许送下，宣利为度。

发表雄黄散　里和至愈可服。

雄黄一钱　防风二钱　草乌一钱

为细末，每服一字匕，温酒调下。

天麻雄黄散　治表

天南星三钱　半夏　天麻各五钱　雄黄二钱五分

为细末，每服一钱，温酒调下，如有涎加大黄，为下药。

《三因》防风散　治风入疮口，项强，牙关紧急欲死。又名玉真散。

防风　天南星炮，各等分

为末，每服三钱，童子小便一大盏，煎七分，热服。

香胶散　治破伤风口噤直强。

鱼胶烧，七分存性

研细末，入麝少许，每服二钱，酒调下。不饮酒①，米汤下。一方以苏木煎汤下。

《元戎》方　治破伤风欲死者。

川乌　南星　半夏并生　天麻去芦，各等分

为末，每服一钱，豆淋酒调下，稍温服，次以酒一二盏投之。

治破伤风方

蝎梢七条，为细末，热酒调下。

---

① 酒：原脱，据《三因极一病证方论》卷七补。

用诚曰：按此以上八方，并厥阴例药也。

治半表里之剂

地榆防风散　治破伤风，半在表半在里，头微汗，身无汗，不可发汗，宜表里治之。

地榆　防风　地丁草　马齿苋各等分

为末，每服三钱，温米汤调服。

治里之剂

《病机》大芎黄汤　治破伤风，脏腑秘①，小便赤，自汗不止者。

川芎　羌活　黄芩　大黄各一两

五七钱，水煎，温服，脏腑和为度。

用诚曰：按此三阳经药也。此自汗非表证，乃里实也。如阳明病汗多，急下之。

江鳔丸　治破伤风，惊而发搐，脏腑秘涩，知病在里，可用此下之。

江鳔剉，烧，五钱　雄黄一钱　野鸽粪五钱，炒　白僵蚕五钱　蜈蚣一对，炙　天麻一两

只用前四味，名左龙丸。为末，分作三分，将二分烧饭为丸桐子大，朱砂为衣。将一分入巴豆霜一钱同和，亦以烧饭为丸如桐子大，不用朱砂为衣。每服朱砂为衣二十丸，入巴豆药一丸，第二服二丸，加至利为度，再服朱砂为衣药，病愈即止。

用诚曰：按此厥阴例药也。

---

① 秘：原脱，据《素问病机气宜保命集》卷中补。

玉机辨症　上

七九

治汗之剂

《病机》**白术防风汤**　治服发表药过，有自①汗者。

白术　黄芪各一两　防风二两

每服五七钱，水煎，温服，无时。脏腑和自汗者，可服此药。若脏腑秘，小便赤，自汗者，无寒也，宜速下之，用大芎黄汤。

用诚曰：按此手少阳，足阳明、太阴、太阳经药也。

理血之剂

养血当归地黄散　治病日久，气血渐虚，邪气入胃，养血为度。

当归　地黄　芍药　川芎　藁本　防风　白芷各一两
细辛五钱

水煎服。

用诚曰：按此厥阴四物例药也。

内　伤

辨脉

古人以人迎脉大于气口为外伤，气口脉大于人迎为内伤。此辨固是，但其说有未尽耳。外感风寒，皆有余之证，其病必见于左手，左手主表，乃行阳二十五度。内伤饮食及饮食不节，劳役所伤，皆不足之病也，必见于右手，右手主里，乃行阴二十五度。故外感寒邪，则独左寸

---

①　自：原脱，据《素问病机气宜保命集》卷中及《玉机微义》卷四十二补。

人迎脉浮紧，按之洪大。紧者急甚于弦，是足太阳寒水之脉。按之洪大而有力，中见手少阴心火之脉，丁与壬合①，内显洪大，乃伤寒脉也。若外感风邪，则人迎脉缓而大，或大于气口一倍，或两倍、三倍。内伤饮食，则右寸气口脉大于人迎一倍，伤之重者，过在少阴则两倍，太②阴则三倍，此内伤饮食之脉。若饮食不节，劳役过甚，则心脉变见于气口，是心火刑肺，其肝木挟心火之势亦来薄肺。经云侮所不胜，寡于畏者是也。故气口脉急大而数，时一代而涩也。涩者，肺之本脉。代者，元气不相接，脾胃不及之脉。洪大而数者，心脉刑肺也。急着，肝木挟心火而反克肺金也。若不甚劳役，惟右关脾脉大而数，谓独大于五脉，数中显缓时一代也。如饮食不节，寒暑失所，则先右关胃脉损弱，甚则隐而不见。惟内显脾脉之大数微缓，时一代也。宿食不消，则独右关脉沉而滑。经云：脉滑者，有宿食也。

辨寒热

天之邪气，感则害人五脏，是八益之邪③。风从上受之，风伤筋，寒伤骨，盖有形质之物受病。系在下焦，肝肾是也。肝主筋，肾主骨，故风邪感人，则筋骨疼痛，乃有余之证也。水谷之寒热，感则害人六腑，是七损之病④。饮食不节，劳役所伤，湿从下受之。脾胃之气不足而反下

---

① 丁与壬合：指手少阴心火与足太阳寒水之脉象并见。
② 太：原作"大"，据李东垣《内外伤辨惑论》卷上改。
③ 八益之邪：指外感有余之邪气。
④ 七损之病：指内伤不足之病。

行，极则冲脉之火逆而上，是无形质之元气受病。系在上焦，心肺是也。心主荣，肺主卫，荣卫失守，不任风寒。盖胃气不升，元气不生，无以滋养心肺，乃不足之病也。

外伤寒邪，发热恶寒。其热也，翕翕发热。皮肤毛腠，阳之分也。寒邪乘之，郁遏阳分，阳不得伸，故发热。其恶寒也，虽近烈火不能御，一时一日增加愈甚，必待入里作下证乃罢。其寒热齐作，无有间断也。饮食不节，劳役所伤，头痛、项强、腰痛，与太阳表证微有相似，余皆不同。

内伤之病，表上无阳，不能御风寒也，常常有之。其燥热发于肾间①者，间而有之，与外中寒邪略不相似。其恶风寒也，饮食入胃，其营气上行，舒于心肺，以滋养上焦之皮肤腠理之元气。脾胃不足，营气下流，心肺无所禀受，皮肤间无阳，失其营卫之外护，故见风见寒，或居阴寒处，无日阳处，便恶之也。此常常有之，无间断者也。但避风寒，及温暖处，或添衣盖，所恶风寒便不见矣。是热也，乃肾间受脾胃下流之湿气，闭塞其下，致阴火上冲，作蒸蒸而躁热，上彻头顶，旁彻皮毛，须袒衣露居，近寒凉处即已，或热极而汗出亦解。彼外伤恶寒，岂有汗出者乎？当内虚而伤之者，躁热也。或因口吸风寒之气，郁其阴火，使咽膈不通。其吸入之气欲入，为膈上冲脉之火所拒，使气不得入。其胸中之气，为外风寒所遏②而不

---

① 间：原作"闭"，据《内外伤辨惑论》卷上改。
② 遏：原作"遇"，据《玉机微义》卷十八改。

得伸，令人口开目瞪，极则声发于外，气不得上下，塞于咽中而气欲绝。又或因哕、因噎①、因吐，而躁②热发必有所因，方见此证。表虚之弱，为阴火所乘，躁发须臾已过，其表虚无阳，不任风寒复见矣。是表虚无阳，常常有之，其躁热则间而有之，此二者不齐作，躁作寒已，寒作躁已，非如外伤之寒热齐作，无有间断也。

脾胃气虚，则下流于肾肝，阴火得以乘其土位。故脾胃之证，始得之则气高而喘，身热而烦，其脉洪大而头痛，或渴不止，皮肤不任风寒而生寒热，当以甘温之剂补其中、升其阳，甘寒以泻其火则愈。《内经》曰：劳者温之，损者温之。盖温能除大热③，大忌苦寒泻胃土耳。今立补中益气汤主之。

王安道曰：经云：有所劳倦，形气衰少，谷气不盛，上焦不行，下脘不通，胃气热，热气熏胸中，故内热。此内伤之说原乎？请释其义。盖劳动之过，则阳和之气皆亢极，极而化为火矣。况水谷之味又少入，是故阳愈盛阴愈衰也。此阴虚之阴，盖指身中之阴气与水谷之味耳。或以下焦阴分为言，或以肾水真阴为言，皆非也。夫有所劳倦者，过动属火也。形气衰少者，壮火食气也。谷气不盛者，劳伤元气，则少食而气衰也。上焦不行者，清阳不升也。下脘不通者，浊阴不降也。夫胃受水谷，故清阳升而浊阴降，以传化出入，

---

① 噎：《内外伤辨惑论》卷上作"呕"。
② 躁：原作"燥"，据《内外伤辨惑论》卷上改。
③ 盖温能除大热：原作"甘温能除火甘"，据《内外伤辨惑论》卷中改。

滋荣一身也。今胃不能纳，而谷气衰少，则清无升浊无降矣。故曰上焦不行，下脘不通。然非谓绝不行不通也，但比之平常无病时，则谓之不行不通耳。上不行下不通则郁矣，郁则少火皆成壮火。而胃居上焦下脘两者之间，故胃气热，热则上炎，故熏胸中而为内热也。斯东垣所谓劳伤形体，所谓饮食失节而致热者，正与经论相合。

辨中热颇相似

东垣曰：有一等天气大热之时，在于路途劳役，或在田野间劳形得之。又有修善常斋之人，胃气久虚而因劳役得之者，皆与阳明中热白虎汤证相似。必肌体扪摸之壮热，必躁①热闷乱，大恶热，渴而饮水，以劳役过甚之故，亦身疼痛。始受病之时，特与中热外得有余之病相似。若误与白虎汤，旬日必死。此证脾胃大虚，元气不足，口鼻中气皆短促而上喘，至日转以后，是阳明得时之际，病必少减。若是外中热之病，必到日晡之际大作谵语，其热增加，大渴饮水，烦闷不止。其劳役不足者，皆无此证，尤易为分辨。若有难决疑似之证，必当待一二日而求医治疗，必不致错误也。

辨头痛

内伤头痛，有时而作，有时而止。外感头痛，常常有之，直须传里实方罢。

辨口鼻

内伤证显在口，脾气通于口。饮食劳役所伤，口不知

---

① 躁：原作"燥"，据《玉机微义》卷十八改。

谷味，亦不知五味。必不欲言，纵勉强对答，声必怯弱，口沃沫多唾，鼻中清涕或有或无。外感证显在鼻，鼻气不利，语言重浊，其言壅盛有力，而口中必和。伤寒则鼻壅而干，伤风则鼻流清涕。

辨恶食不恶食

劳役所伤及饮食失节、寒温不适，三者俱恶食，口不知五味，亦不知五谷之味。中风能食，伤寒不能食，而不恶食，口中和，知五味亦知谷味，盖无内证，则心气和，脾气通，知五谷之味矣。

辨渴与不渴

外感证，邪气传里始渴。内伤饮食失节，劳役久病者，必不渴，是邪气在血脉中，有湿故不渴。初劳役饮食失节，伤之重者必渴，以其心火炽，上克于肺金，故渴也。

辨大小便

外感证，腹中和，大小便如常。内伤证，腹中不和，或腹中急而不能伸，小便频数而不渴。初劳役得病，食少，小便赤黄，大便常难，或秘或结，或虚坐①只见些小白脓，时有下气，或泄黄如糜，或溏泄色白，或结而不通。若心下痞，或胸中闭塞如刀劙之痛，二者亦互作不并出也。有时胃脘当心而痛，上支两胁痛，必脐下相火之势，如巨川之水不可遏而上行，使阳明之经逆行，乱于胸中，其气无止息，甚则高喘。其外感风寒俱无此证，故易

---

① 虚坐：如厕而解不出大便。

分别耳。

辨手背手心

内伤，手心热，手背不热；外伤，手背热，手心不热。

辨筋骨四肢

内伤病，是心肺之气已绝于外，必怠惰嗜卧，四肢不收，此乃热伤元气。脾主四肢，既为热所乘，无气以动，经云热则骨消、筋缓是也。外伤风寒，是肾肝之气已绝于内。肾主骨，为寒；肝主筋，为风。得病之日，便着床枕，非扶不起，筋骨疼痛，不能动摇，乃形质之伤，经云寒则筋挛骨痛是也。

辨气少气盛

外伤风寒，心肺元气初无减损，鼻气壅塞不利，鼻中气不能出，并从口出，发言必前轻而后重，声壮厉而有力。内伤饮食劳役，心肺之气为热所伤，热既伤气，四肢无力以动，倦怠嗜卧，口鼻中皆气短少气，上喘懒语，纵勉强答，气怯声低。

论伤食

经云：阴气者，静则神藏，躁则消亡。饮食自倍，肠胃乃伤。此混言之也。饮者，无形之气，伤之则宜发汗利小便，使上下分消其湿，解酲①汤、五苓散之类主之。食者，有形之物，伤之则宜损其谷，其次莫若消导，丁香烂饭丸、枳术丸之类主之；稍重则攻化，三棱消积丸、木香见睨丸之类主之；尤重则或吐或下，瓜蒂散、备急丸之类

---

① 酲（chéng 成）：酒醉神志不清。

主之，以平为期。盖脾已伤，又以药伤，使营运之气减削，食愈难消。故《五常政大论》①云：大毒治病，十去其六；常②毒治病，十去其七；小③毒治病，十去其八；无④毒治病，十去其九。谷肉果菜，食⑤养尽之，无使过之，伤其正也。不尽，行复如法。

王安道曰：饮食伤与劳倦伤不同。劳倦伤诚不足矣，饮食伤尤当于不足之中分其有余不足，何也？盖饥饿不饮食与饮食太过，虽皆失节，然饥饿不饮食者，胃气空虚，此为不足，固失节也。饮食自倍而停滞者，胃气受伤，此不足之中兼有余，亦失节也。以受伤言则不足，以停滞言则有余矣。惟其不足故补益，惟其有余故消导。亦有物滞气伤，必补益消导兼行者。亦有物暂滞而气不甚伤，宜消导独行，不须补益者。亦有既停滞而复自化，不须消导，但当补益或亦不须补益者。洁古、东垣枳术丸之类，虽曰消导，固有补益之意存乎其间。其他如木香分气丸⑥，导气枳实丸，大枳壳丸之类，虽无补益，然施之于物暂滞气不甚伤者，岂不可哉？但不宜视为通行之药尔。且所滞之物，非枳术丸之力所能去者，亦安可泥于消导而弗知变乎？故备急丸、煮黄丸、瓜蒂散等之推逐者，洁古、东垣亦未尝委之而勿用也。

---

① 五常政大论：原作"至真要大论"，据《素问》改。
② 常：原作"小"，据《素问·五常政大论》改。
③ 小：原作"无"，据《素问·五常政大论》改。
④ 无：原作"常"，据《素问·五常政大论》改。
⑤ 食：原脱，据《素问·五常政大论》补。
⑥ 木香分气丸：原作"木香分清丸"，据《玉机微义》卷十八改。

论酒饮伤

酒者，大热有毒，气味俱阳，乃无形之物也。若伤之，止当发散，汗出则愈矣，此最妙法，其次莫如利小便。二者乃上下分消其湿，何酒病之有。今之酒病者，往往服酒癥丸大热之药下之，又有用牵牛、大黄下之者，是无形元气受病，反下有形阴血，乖误甚矣。酒性大热，已伤元气，而复重泻之，况亦损肾水真阴及有形阴血，俱为不足，如此则阴血已虚，肾水愈弱，阳毒之热大旺，反增其阴火，是以元气消亡，七神何依，折人长命，不然则虚损之病成矣。《金匮要略》云：酒疸下之，久久为黑疸。慎不可犯此，不若令上下分消其湿，解醒汤①主之。

宗厚曰：酒者，是有形之物，即水饮同体也。今言无形元气受病，不得伤于有形阴血者，盖谓酒者湿热之物，入胃则脏气俱热，逐气升降之际而半有消耗之矣。至伤于肠胃，则升之不散，降之不下，郁于气分无形之地位，故言无形之物。非若水饮然，体全降于肠胃中也。若今人之饮醇酒则便少，此其可验。是以伤则宜汗之泄之，不得用重峻下剂。盖此等药不能入气分，反伤有形阴血尔。但斯意隐然，使人不能无疑，故或有辨之者，兹不复具。然昔人有用下剂者，盖或有酒饮伤积日久，而汗之泄之不能愈，则重峻下剂而或可哉。故用者自宜对证详审，勿以辞害意可也。

---

① 解醒汤：《内外伤辨惑论》卷下作"葛花解醒汤"。

论内伤饮食用药所宜所禁

内伤饮食，易水张先生尝时用枳术丸，消化胃中所伤，下胃不能即去，须待一两时辰许，食则消化，是先补而后化其所伤，则不峻利矣。因用荷叶烧饭为丸，荷叶一物，中央空虚，象震卦之体。震者动也，人感之生足少阳甲胆也。甲胆者风也，生化万物之根蒂也。人之饮食入胃，营气上①行，即少阳甲胆之气也。若内伤辛热之物，酒肉之类，以集香丸、巴豆大热药之类下之，则物去，遗留食之热性、药之热性，重伤元气。经云热伤气，正谓此也。其人必无气以动，而热困四肢不举，传变诸疾，不可胜数，使人真气自此衰矣。若伤生冷硬物，或用大黄、牵牛大寒药投之，物随药下，所伤去矣。遗留食之寒性、药之寒性，重泻其阳，阳去则皮肤筋肉血脉无所依倚，便为虚损之证。论言及此，令人寒心。

经云：内伤者，其气口脉反大于人迎一倍、二倍、三倍，分经用药。又曰：上部有脉，下部无脉，其人当吐，不吐者死。如但食不纳，恶心欲吐者，不问一倍二倍，不当以瓜蒂散吐之，但以指或以物探去之。若去不尽者，更诊其脉，问其所伤，以食药去之，泄而下降，乃应太阴之用，其中更加升发之药，令其元气上升，塞因塞用，因曲而为之直。何为曲？内伤胃气是也。何为直？升发胃气是也。因治其饮食之内伤，而使生气增益，胃气完复，此乃因曲而为之直也。

---

① 上：原作"不"，据《内外伤辨惑论》卷下改。

又当问病人从来禀气盛衰，所伤寒物热物，是善食而食之耶，不可服破气药。若乘饥困而食之耶，当益胃气。或为人所勉劝强食之，宜损血益气也。诊其脉候，伤在何脏，方可与对病之药，且如先食热而不伤，继之以寒物，后食致前食亦不消化而伤者，当问热食寒食孰多孰少，斟酌与药，无不当矣。喻如伤热物二分，寒物一分，则当用寒药二分，热药一分，相合而与之，则营卫之气必得周流。更有或先饮酒，而后伤寒冷之食，及伤热食、冷水与冰，如此不等，皆当验其节次所伤之物，约量寒热之剂分数，各各对证而与之，无不取验。

消导之剂

洁古枳术丸　治痞，消食强胃。

枳实麸炒，一两　白术二两

荷叶裹，饭烧为丸桐子大。每五十丸，多用白汤下。

用诚曰：按论云用术者，本意不取其食速化，但久令人胃气强，食不复伤也。

东垣木香化滞汤　治因忧气食湿面，结于中脘，腹皮底微①痛，心下痞满，不思饮食，食之不散，常常痞气。

木香　红花②各三钱　橘皮　归梢各二钱　柴胡四钱　草豆蔻　甘草炙，各五钱　半夏一两　枳实炒，二钱

---

① 微：原作"彻"，据《内外伤辨惑论》卷下改。
② 红花：《内外伤辨惑论》卷下用量作"五分"。

每服三五①钱，入姜煎，食远②服。

草豆蔻丸 治秋冬伤寒冷物，胃脘当心而痛，上支两胁，膈咽不通。

草豆蔻面裹煨，一两 神曲炒，五钱 白术一两 橘皮 干生姜 青皮各一③钱 黄芩 麦蘖 半夏 炒盐④各五钱 枳实炒，一两

为末，汤浸蒸饼丸绿豆大。每服五十丸，白汤下，量所伤多少，加减服之。

用诚曰：按论云如冬月用，别作一药，不用黄芩。岁火不及，又伤冷物，加以温剂，是其治也。然有热物伤者，从权以寒药治之。随时之宜，不可不知也。

二黄丸 治伤热食痞闷，兀兀欲吐，烦乱不安。

黄芩二两 黄连酒浸，一两 升麻 柴胡各三钱 甘草二钱 枳实炒，五钱

为末，汤浸蒸饼丸绿豆大。每五七十丸，白汤下。

白术丸 治伤豆粉湿面油腻之物。

白术 半夏汤洗 神曲炒 枳实炒，各一两 橘皮七钱 黄芩五钱 枯矾三钱⑤

为末，汤浸蒸饼丸绿豆大。每服五十丸，白汤下，量所伤加减服。

---

① 三五钱：《内外伤辨惑论》卷下作"五钱"
② 食远：指进食后间隔时间较长。
③ 一：《内外伤辨惑论》卷下此三药用量作"二"。
④ 炒盐：《内外伤辨惑论》卷下此用量作"五分"。
⑤ 枯矾三钱：《内外伤辨惑论》卷下作"白矾枯三分"。

用诚曰：论云素食者多用干姜，故加黄芩以泻之。按已上诸方，并宜随寒热所用。出太阴例。

葛花解醒汤

白豆蔻　砂仁　葛花各五钱　木香五分　青皮三钱　陈皮　白茯苓　猪苓　人参各一钱半　白术　神曲炒　泽泻　干生姜各二钱

为末，每三钱白汤调下，但得微汗，酒病去矣。

用诚曰：论云此盖不得已用之，岂可恃赖日日饮食？是方气味辛辣，偶因酒病服之，则不损元气。何者？敌酒病故也。若频服之，损人天年也。

除湿散　治伤马乳并牛羊酪水，一切冷病。

车前子炒　泽泻各五钱　神曲炒，一两　半夏汤泡七次　干生姜各三钱　红花　甘草炙，各二钱　茯苓七钱

为末，每三钱匕，白汤调，食前服。

推逐之剂

枳实导滞丸　治伤湿热之物，不得施化而作痞满，闷乱①不安。

茯苓　黄芩　白术　黄连各三钱　泽泻二钱　大黄一两　枳实　神曲各五钱

为末，汤浸蒸饼丸如梧桐子大②。服五七十丸，白汤下。

木香见睨丸　治伤生冷硬物，心腹满闷疼痛。

---

① 乱：原脱，据《内外伤辨惑论》卷下补。
② 梧桐子大：原作"绿豆大一倍"，据《内外伤辨惑论》卷下改。

巴豆霜五分　荆三棱一两，煨　神曲一两，炒　木香二钱　香附五钱，炒　石三棱五钱，煨　升麻三钱　柴胡二钱　草豆蔻面裹煨，五钱

为末，汤浸蒸饼丸如绿豆大一倍。服二①十丸，白汤下，量所伤多少服。

备急大黄丸　疗心腹诸卒暴百病。

大黄　干姜　巴豆去皮，各一两

上须精择好药，捣、罗、蜜和，更捣千杵，丸如小豆大。每服②三丸，大小量之。

若中恶客忤，心腹胀满卒痛，如锥刀刺痛，气急口噤，尸厥卒死者，以暖水若酒服之。或不下，捧头起下咽，须臾瘥③。未瘥，更与三丸，以腹中鸣转，即吐下便愈。若口已噤，亦须折齿灌之，令入尤妙。忌芦笋、猪肉、冷水、肥腻。易水张先生又名④独行丸，乃急剂也。

海藏神应丸　治因一切冷物冷水及湩乳⑤酪水，腹痛肠鸣，米谷不化。

巴豆　杏仁　百草霜　干姜各五钱　丁香　木香各二钱　黄蜡一两

先将黄蜡用好醋煮去渣，将巴豆、杏仁同炒黑烟尽，研如泥，将蜡再上火，入麻油五钱溶开，入在杏仁等泥子

---

① 二：《内外伤辨惑论》卷下作"三"。
② 服：原脱，据《内外伤辨惑论》卷下补。
③ 瘥：原脱，据《内外伤辨惑论》卷下补。
④ 名：原脱，据《内外伤辨惑论》卷下补。
⑤ 湩（dòng 冻）乳：乳汁。湩，原作"醴"，与文义不协，故改。

内同搅，旋下丁香、木香等药末，研匀搓作挺子，油纸裹了，旋丸。每用三五十丸，温米饮下，食前服。

吐剂

瓜蒂散

用诚曰：按论云若不两尺脉绝无，不宜便用此药，恐损元气，令人胃气不复。若止是胸中窒塞闷乱不通，以指探去之。如不得吐者，以物探去之，得吐则已。如食不去，用此药去之。

补益之剂

补中益气汤　　方见热门。

用诚曰：按立方本指云，夫脾胃虚者，因饮食劳倦，心火亢甚而乘其土位。其次肺气受邪，须用黄芪最多，人参、甘草次之。脾胃一虚，肺气先绝，故用黄芪以益皮毛而闭腠理，不令自汗、上喘、气短。损其元气，人参以补之。心火乘脾，炙甘草之甘温以泻火热而补脾胃中元气。若脾胃急痛，腹中急缩者，宜多用之。经云急者缓之。白术苦甘温，除胃中热，利腰脐间血。胃中清气在下，升麻、柴胡以引之，黄芪、甘草甘温之气味上升，能补卫气之散而实其表也，又缓带脉之缩急。二味苦平，味之薄者，阴中之阳，引清气上升也。气乱于胸中，有清浊相干，用陈皮以理之，又能助阳气上升，以散滞气，助诸甘辛①为用也。脾胃气虚不能升浮，为阴火伤其生发之气，营血大亏，营气不荣，阴火炽盛，是血中伏火日渐煎熬，

---

① 甘辛：原作"甘草"，据《内外伤辨惑论》卷中改。

血气日减。心主血，血减则心无所养，致使心乱而烦，病名曰悗。悗者，心惑而烦闷不安也。故加辛甘微温之剂生阳气，阳旺则能生阴血。更以当归和之，少加黄柏以救肾水，能泻阴中之伏火。如烦不止，少加生地黄补肾水，水旺则心火自降。如气浮心乱，以朱砂安神丸镇固之则愈。安神丸方见热门。

头痛加蔓荆子三分，痛甚加川芎五分，顶痛、脑痛加藁本五分、细辛三分，诸头痛并用此四味。头痛有痰、沉重懒倦者，乃太阴厥头痛，加半夏五分、姜三分。

耳鸣目黄，颊颔肿，颈肩臑肘臂外后廉[①]痛，面赤脉洪大者，以羌活一钱、防风七分、甘草五分、藁本七分，通其经血。加黄芩三分、黄连三分消其肿。人参五分、黄芪七分益元气而泻火邪。

嗌痛颔肿，脉洪大面赤，加黄芩三分、桔梗七分、甘草三分；口干、嗌干者，加葛根五分，升引胃气上行以润之。

心下痞夯闷者，加芍药、黄连各一钱。如痞、腹胀，加枳实三分、厚朴七分、木香三分、砂仁三分。如天寒少加干姜或中桂桂心也。

心下痞，觉中寒加附子炮、黄连各一钱。不能食而心下痞，加生姜、陈皮各一钱。能食而心下痞，加黄连五分、枳实三分。脉缓有痰而痞，加黄连、半夏各一钱。

腹中痛，加白芍药五分、甘草三分。如恶寒觉冷痛，

---

① 廉：原作"簾"，据《玉机微义》卷十八改。

加中桂五分。夏月腹中痛，不恶寒不恶热者，加黄芩五分、芍药一钱、甘草五分，以治时热也。

腹痛在寒凉时，加半夏、益智、豆蔻之类。

胁下痛或缩急，俱用柴胡。

脐下痛，加真熟地黄五分，有寒者加肉桂五分。

升阳补气汤　治饮食不时，饥饱劳役，胃气不足，脾气下溜，气短无力，不能寒热，早饭罢后转增昏闷，须要眠睡，怠惰，四肢不收，懒倦动作，及五心烦热。能，音耐，古能、耐通用。

升麻　羌活　独活　防风　白芷①　泽泻　甘草炙，各一钱　厚朴姜制，五分　柴胡二钱五分　生地黄一钱五分

每服五钱，水煎入姜三片，枣二枚。如腹胀及窄狭，加厚朴；腹中似硬，加砂仁三分。

用诚曰：按此用升浮扶持胃气，抑肝清脾药也。

参术调中汤②　泻热补气，止嗽定喘，和脾胃，进饮食。

黄芪四分　桑皮五分　人参　甘草炙　白茯苓各三分　五味子二十个　白术　地骨皮　麦门冬　陈皮各二分　青皮一分

水煎，大温服，早饭后。忌多言语、劳役。

用诚曰：按论云《内经》曰：火位之主，其泻以甘。以黄芪甘温泻热补气，桑白皮苦微寒，泻肺火定喘，故以

---

①　白芷：《内外伤辨惑论》卷中作"白芍药"。

②　参术调中汤：方药组成和《内外伤辨惑论》卷中同，药物用量有差异。

为君。肺欲收，急食酸以收之，以五味子之酸收耗散之气，止咳嗽。脾胃不足以甘补之，白术、人参、炙甘草苦甘温，补脾缓中为臣。地骨皮苦微寒，善解肌热，茯苓甘平降肺火，麦门冬甘微寒，保肺气为佐。青、陈皮苦辛温，散胸中滞气为使也。

双和散　补血益气，治虚劳少力。

黄芪　川芎　当归　熟地黄各一两　官桂　甘草炙，各七钱五分　白芍药二两五钱

每四钱，入姜、枣，水二盏煎，温服。

用诚曰：论云治大疾之后虚劳气乏者，以此调治，不热不冷，温而有补。

白术和胃丸　治久病不能食，而脏腑或结或溏，此胃气虚弱也。常服则和中理气，消痰去湿，和脾胃，进饮食。

厚朴制　半夏各一两　白术一两二钱　陈皮八钱　槟榔枳实各二钱五分　木香一钱　人参七钱　甘草炙，三钱

为末，生姜汁浸，蒸饼为丸如桐子大。每三十丸，温水送下，食远服之。

宽中进食丸　滋形气，美饮食。

神曲五钱，炒　甘草一钱，炙　木香五分　草豆蔻仁五钱枳实四钱，炒　半夏七钱　人参一钱　干生姜二①钱　青皮一钱　陈皮　白术　白茯苓　泽泻各二钱　猪苓七钱　砂仁一钱五分　大麦芽一两

---

①　二：《内外伤辨惑论》卷中作“一”。

为末，汤浸蒸饼丸如桐子大。每三四十丸，温米饮下，食远服之。

厚朴温中汤　治脾胃虚寒，心腹胀满，及秋冬客寒犯胃，时作疼痛。

厚朴制　陈皮各一两　茯苓　草豆蔻　甘草炙　木香各五钱　干姜一钱①

每五钱，入姜煎，食前服。

用诚曰：论云戊火已衰，不能运化，又加客寒，聚为满痛。散以辛热，佐以苦甘，以淡泄之，气温胃和，痛自止矣。按此三方，又消导之剂也。

益胃散　治服寒药过多，或脾胃虚弱，胃脘痛。又名温胃汤。

白豆蔻　姜黄　干生姜各三钱　泽泻　砂仁　甘草　人参　厚朴各二钱　陈皮　黄芪各七钱　益智仁六钱

为末，每服三钱，水煎温服。如脉弦，恶寒腹痛，乃中气弱也，以仲景小建中加黄芪，钱氏异功散加芍药，选而用之。如渴甚，白术散倍葛根。

沉香温胃丸　治中焦气弱，脾胃受寒，饮食不美，气不调和，脏腑积冷，心腹疼痛，大便滑泄，腹中雷鸣，霍乱吐泻，手足厥逆，大便利无度。又治下焦阳虚，脐腹冷痛，及疗伤寒阴湿，形气沉困，自汗。

沉香　甘草炙　当归　良姜　吴茱萸　人参　木香　茯苓　白术　白芍药各五钱　附子炮　巴戟酒浸　干姜炮

---

① 一钱：《内外伤辨惑论》卷中作"七分"。

茴香各一两　官桂七钱　丁香三钱

为末，米醋打面糊丸桐子大。每五七十丸，热米饮空心下，日二服，忌一切生冷物。

用诚曰：按此治肾之脾胃虚寒药也。论云：凡脾胃之证，调治差误，或妄下之，末传寒中，复遇时寒，则四肢厥逆而心胃绞痛，冷汗出。《举痛论》云：寒气客于五脏，厥逆上泄，阴气竭，阳气未入，故卒然痛死不知人，气复则生矣。夫六气之胜，皆能为病，惟寒毒最重，阴主杀故也。圣人以辛热散之，复其阳气，故曰寒邪客之，得炅①则痛立止，此之谓也。

神圣复气汤　治气乘冬足太阳寒水、足少阴肾水②，子能令母实，手太阴肺实，反来侮土，火木受邪，腰背胸膈闭塞疼痛，善嚏，口中涎，目中泣，鼻流浊涕不止，或息肉不闻香臭，咳嗽痰沫。上热如火，下寒如冰，头作阵痛③，目中流火，视物晄晄，耳鸣耳聋，头并口鼻或恶风寒，喜日阳，夜卧不安，常觉痰塞，膈咽不通，口失味，两胁缩急而痛，牙齿动摇不能嚼物，阴汗出，前阴冷，行步欹侧，起居艰难，掌中热④，风痹麻木，小便数而昼多，夜频而欠，气短喘渴，少气不足以息，卒遗失无度。妇人白带，阴户中大痛，牵心而痛，面如赭色，食少，大便不

---

① 炅：热。
② 肾水：《内外伤辨惑论》卷中作"肾水之旺"。
③ 痛：原脱，据《内外伤辨惑论》卷中补。
④ 热：原脱，据《内外伤辨惑论》卷中补。

调，心烦，霍乱，逆气里急而腹痛①，皮色白，后出余气，复不能努，或肠鸣，膝下筋急，肩胛大痛。此皆寒水来复火土之仇也。

干姜炮，一钱三分　半夏汤洗，七分　柴胡一钱　藁本八分　防风　人参　郁李仁研，各五分　升麻七分　附子炮，二分　当归身六分　羌活一钱　甘草八分　白葵花五朵，去心

水五盏，煎至二盏，入黄芪一钱、陈皮五分、草豆蔻面裹煨，一钱。煎至一盏，再入下项药：黄柏酒浸、黄连酒洗各三分，枳壳五分，生地黄二分。已上四味，预一日别用新水浸。又以：华阴细辛二分，川芎、蔓荆子各三分，预一日，用新水半大盏，分作二处浸此三味，并黄柏等煎正药，作一大盏，不去渣，入此浸者药，再上火煎至一大盏，去渣，空心，稍热服。

又能治咬颊、咬唇、咬舌，舌根强硬等证如神。宜食肉汤，不宜食肉，不助经络中火邪也。大抵肾与膀胱经中有寒，元气不足者，皆宜服之，神验。于月生月满时，隔三五日一服，如病急，不拘时分服②。

益胃汤　治头闷，劳动则微痛，不喜饮食，四肢怠惰，躁热气短，口不知味，肠鸣，大便微溏黄色，身体昏闷，口干，不喜冷食。

黄芪五分　甘草二分　黄芩三分　当归五分　苍术一钱五分　陈皮　升麻各五分　柴胡　人参　白术　益智仁各三分

① 痛：原脱，据《内外伤辨惑论》卷中补。
② 服：原脱，据《内外伤辨惑论》卷中补。

半夏二分

水煎，食前稍热服。忌生冷硬物、酒、湿面。

痰　饮

病因

陈无择云：人之有痰饮者，由荣卫不清，气血浊败，凝结而成也。内则七情汩①乱，脏气不行，郁而生涎，涎结为饮，为内所因。外则六淫侵冒，玄府不通，当汗不泄，蓄而为饮，为外所因。或饮食过伤，色欲无度，运动失宜，津液不行，聚为痰饮，属不内外因。其为病也，为喘为咳，为呕为泄子和云：入大肠则为泻，为眩晕嘈烦，怂悸愪愯②，寒热疼痛，肿满挛癖，癃闭痞膈，如风如癫，未有不由痰饮所致。

用诚曰：痰乃积饮所化，故《原病式》列于太阴湿土之条。又子和有风痰、热痰、湿痰、酒痰、食痰之说。盖一出于湿，而所挟所因有五者之异，王隐君③云：论痰有五，曰风痰、寒痰、热痰、气痰、味痰。味痰者，因饮食酒醪厚味而然也。气痰者，因事逆意而然也。热痰者，因饮食辛辣炙爆④，重裀⑤厚服而然也。寒痰者，因冒寒凉而然也。风痰者，因感风而发，或风热怫郁而然也。此皆素

① 汩（gǔ 古）：扰乱。
② 愪愯（yúnhuò 云或）：心动。
③ 王隐君：即元代医家王珪，因隐居吴之虞山，后人不直呼其名，皆誉称为王隐君。著有《泰定养生主论》。
④ 爆（bó 博）：烤炙。
⑤ 裀（yīn 因）：褥垫。

玉机辨症上

一〇一

抱痰气，因风、寒、气、热、味而作，非别有此五种之痰也。愚谓治法当以痰为本，以所挟之气为标也。

又曰：痰病之原，有因热而生痰者，亦有因痰而生热者，有因风寒暑湿而得者，有因惊而得者，有因气而得者，有因酒饮而得者，有因食积而得者，有脾虚不能运化而生者。

痰饮见证

《要略》云：四饮者，悬饮、留饮、支饮、痰饮是也。其人素盛今瘦，水走肠间，沥沥有声，谓之痰饮。饮后水流在胁下，咳唾引痛，谓之悬饮。饮水留于四肢，当汗出而不汗，身体重痛，谓之溢饮。咳逆倚息，短气不得卧，形如肿，谓之支饮。又有留饮者，背寒如手大，或短气而渴，四肢历节疼，胁下痛引缺盆，咳嗽则转甚。又有伏饮者，膈满呕吐、喘咳，发则寒热，腰背痛，目泪出，其人振振恶寒，身瞤惕。

王隐君云：痰证古今未详，或头风眩目运耳鸣。或口眼蠕动，眉棱耳轮俱痒或痛。或四肢游风肿硬，而似疼非疼。或为齿颊痒痛，牙齿浮而痛痒不一。或噫气吞酸，心下嘈杂。或痛或哕，或咽嗌不利，咯之不出，咽之不下，其痰似墨，有如破絮桃胶蚬肉之状。或心下如停冰铁，心气冷痛。或梦寐奇怪之状。或足腕酸软，腰肾骨节卒痛。或四肢筋骨疼痛，似难名状，并无常处，以致于手麻臂疼，状若风湿一云挫闪。或脊上每日一条如线之寒起者。或浑身习习如卧芒刺者一云如虫行。或眼黏湿痒，口糜舌烂，喉痹等证。或绕项结核，状若瘰疬。或胸腹间如有二气交纽，噎塞烦闷，有如烟火上冲，头面烘热。或为失忘颠狂，或中风瘫痪，或劳瘵荏苒之疾，或风毒脚气，或心下怔忡，如畏人捕。或喘嗽呕吐，或呕冷涎绿水黑汁，甚为肺痈、肠毒、便脓、挛跛。盖内外为病百般皆痰所致，其状不同，难以尽述。盖津液既凝为痰，不复周润三焦，故口燥咽干，大便秘结，面如枯骨，毛发焦槁。妇人则因此月水不通。若能逐去败痰，然后看虚实调理，自然服饵有效。

又云：痰清白者为寒，黄而浊者为热，殊不知始则清白，久则黄浊。清白稀薄积于上，黄浊稠黏凝于下。嗽而易出者，清而白也；咳而不能出，则黄浊结滞者也。若咳唾日久，湿热所郁，上下凝结，皆无清白者也。甚至带血，血败则黑痰，为关格异病，人所不识。又清白者气味淡，日久者渐成恶味，酸辣腥臊焦苦不一。

《脉经》云：病人一臂不遂，时复移在一臂，其脉沉细，非风也，必有痰①在上焦。

《活人书》② 云：中脘有痰，亦令人憎寒发热，恶风自汗，胸膈痞满，有类伤寒。但头不痛，项不强为异。

误治变证

子和曰：今之用方者，例以饮为寒积，皆用温热之剂，以补之燥之，水湿未除，反增心火。况留饮无补法，气方补则转增，岂知《内经》所谓留者攻之也。

---

① 痰：《玉机微义》卷四作"饮"。
② 活人书：又名《南阳活人书》，即北宋朱肱《无求子伤寒百问》。

丹溪曰：夫气之初病也，其端甚微。或因饮食不谨，或外触风雨寒暑，或内感七情，或食味过厚，偏助阳气，蕴为膈热。或资禀充实，表密无汗，津液不行，清浊相干。气为之病，或痞或痛，或不思食，或噫腐气，或吞酸，或嘈杂，或膨满，不求病原，便认为寒，遂以辛香燥热之剂，投之数帖，时暂得快，以为神方。厚味仍前不节，七情又复相仍，旧病被劫暂开，浊液易于攒聚，或半月，或一月，前证复作。如此延蔓，自气成积，自积成痰，此为痰为饮为吞酸之由也。良工未遇，谬药又行，痰挟瘀血，遂成窠囊，此为痞为痛为呕，以为噎膈反胃之次第也。饮食汤液滞泥不行，渗道塞涩，大便或秘或溏，下失传化，中焦愈停。医者不察，犹执为冷，燥热久服，可以温脾壮胃，消积行气，以冀一旦豁然之效。不思胃为水谷之海，多血多气。脾为消化之器，气清和则健而运行不息。今久得香热之味偏助，气血沸腾，其始也胃液凝聚，其久也脾气耗散，传化渐迟。医者又曰：虚而积寒，非寻常草木可疗，径以乌、附助佐丹剂，专意服之，积而久也，血液俱耗，胃脘干槁，遂成膈噎，亦曰反胃。

用诚曰：按此论呕吐痞满，噫腐吞酸，噎膈反胃，致病之由，皆以气之初病，误服燥热，结为痰饮所致。故列于痰饮门中，而于彼诸证内不详载，宜于此通考焉。

痰饮治法

丹溪曰：仲景论饮有六，分别五脏诸证。在表者汗之，在里者下之，滞者导之，郁者扬之，热者清之，寒者温之，偏热偏寒者，反佐而行之，挟湿者淡以渗之，挟虚者补而养之，治法至矣。

徐用诚曰：王隐君论人之诸疾，悉出于痰，此发前人所未论。制滚痰丸一方，总治斯疾，固为简便，较之仲景三因，有表里内外，而分汗下温利之法，则疏阔矣。热痰则多烦热，风痰多成瘫痪奇证，冷痰多成骨痹，湿痰多倦怠软弱，惊痰多成心痛癫疾，饮痰多成胁痛臂痛，食积痰多成癖块痞满，其为病状种种难名。王隐君论中颇为详尽，学者当察其病形脉证，则知所挟之邪，随其表里上下虚实以治也。若夫子和谓饮无补法，必当去水，故用吐汗下之三法治人常愈。又论热药治痰之误，固为精切，亦有挟寒挟虚之证，不可不论。夫久痰凝结，胶固不通，状若寒凝，不用温药引导，必有拒格之患。况有风寒外束，痰气内郁者，不用温散，亦何以开郁行滞也。又有血气亏乏之人，痰客中焦，闭塞清道，以致四肢百骸发为诸病，理宜导去痰滞，必当补接兼行，又难拘于子和之三法也。大凡病久淹延，卒不便死者，多因食积痰饮所致，何以然？盖胃气亦赖痰积所养，饮食虽少，胃气卒不便虚故也。亦有治痰用峻利过多，则脾气愈虚，津液不运，痰反生而愈盛，法当补脾胃、清中气，则痰自然运下，此乃治本之法，世谓医中之王道者，正此类也。

严氏云：人之气道贵乎顺，顺则津液流通，决无痰饮之患。古方治饮，用汗下温利之法，愚见不若以顺气为先，分导次之，气顺则津液流通，痰饮运下，自小便中出矣。

用诚曰：按严氏以人之七情郁结，气滞生涎，聚为痰饮。治者能使气道通利，则痰自降下也。然有病人元①有痰积，其气因痰而结滞者，岂但理气而痰能自行耶？必先逐去痰结，则滞气自行，岂可专主一说？

脉

《要略》云：脉双弦者，寒也。皆大下后善虚；脉偏弦者，饮也。

又云：脉浮而细滑者，伤饮。脉沉而弦者，悬饮内痛，其人短气，四肢历节痛。脉沉者，有留饮。

陈无择云：饮脉，皆弦微沉滑。或云：左右关脉大者，膈上有痰也，可吐之。

病人百药不效，关上脉伏而大者，痰也。眼皮及眼下如灰烟黑者，痰也。

解表之剂

仲景大青龙汤

小青龙汤 并治溢饮者，当发其汗。二方并见伤寒门。

用诚曰：按二方太阳经发散风寒之药，辛温之剂也。小青龙用干姜、细辛、半夏以治水气。盖伤寒表未解，心下有水饮，水寒相搏，乃为喘咳诸证，故用此发汗散水。《金匮要略》借为治饮之方也。

《三因》**参苏饮** 治痰饮②停积胸膈，中脘闭，呕逆痰涎，眩晕嘈烦，或头痛发热，状如伤寒。方见《局方》。

用诚曰：按此出少阳柴胡例药，治感冒异气挟痰饮之

① 元：本，原来。后作"原"。
② 饮：原作"积"，据《三因极一病证方论》卷十三改。

病。本方云：前胡、葛根但能解肌，枳壳、橘红辈自能宽中快膈，毋以性凉为疑。愚观药性非凉，亦是辛平之剂。

《局方》**金沸草散**　治风化痰，除头项强，寒热咳嗽。

旋复花[①]　荆芥　前胡　麻黄去节，各一两　甘草炙

赤芍药　半夏制，各三钱

《活人》金沸草散去麻黄、赤芍，加茯苓、细辛。姜、枣煎。

用诚曰：按此出阳明旋复花代赭石例，解利治痰之药也。《局方》气味辛平，《活人》则辛温。

攻下之剂

《金匮》**十枣汤**　治悬饮内痛。

芫花熬　甘遂　大戟各等分

捣筛，以水一升半，煮大枣十枚，至八合，去渣，内药末[②]。强人一钱，羸人半钱，平旦服之。不下，更加半钱，快下后，以糜粥自养。

用诚曰：按此出少阴水气例药，芫花之辛以散饮，二物之苦以泄水，甘遂直达水气所结之处，乃泄水之圣药。性有毒，不可轻用，下同。

《三因》**控涎丹**　凡人忽患胸背、手足、颈项、腰胯隐痛不可[③]忍，筋骨牵引钓痛，时时走易不定，乃是痰涎在心膈上下，变为此疾。或手足冷痹，气脉不通，误认瘫痪，非也。

---

① 旋复花：即旋覆花。

② 末：原作"味"，据《玉机微义》卷四改。

③ 可：原脱，据《三因极一病证方论》卷十三补。

甘遂去心　　紫大戟去皮　　真白芥子各等分

为末，糊丸桐子大，晒干，食后临卧，淡姜汤或熟水①下五七丸至十丸，痰猛加丸数。

一方妙应丸，亦只上三味，惊痰加朱砂，痛者加全蝎，酒痰加雄黄、全蝎，惊气成块者加穿山甲、鳖甲、玄胡索、蓬术，臂痹加木鳖子去油②、桂枝，热痰加盆硝③，寒痰加丁香、胡椒、官桂。

《宣明》 三花神佑丸　　十枣汤加牵牛、大黄、轻粉。详见下剂。

用诚曰：按以上二方，仍十枣汤加减法也，并出少阴水气例。前方去芫花加白芥子，本草主上气发汗，胸膈痰冷，盖胸有痰，非此不达。此方加牵牛、大黄，大泻血气之湿热，而轻粉又去涎积也，虚家不可轻用。

子和云：神佑丸，新得之痰服之，气流饮去而愈。

《金匮》 厚朴大黄汤　　治支饮胁满者。

厚朴一尺　　大黄六两　　枳实四枚

水煮，温服。

用诚曰：按此即小承气汤，阳明可下例药也。

王隐君滚痰丸

括曰：甑里翻身甲挂金④，于今头戴草⑤堂深。相逢二

---

① 熟水：开水。

② 去油：《玉机微义》卷四作"去油壳"。

③ 盆硝：即芒硝。

④ 甑（zèng 憎）里翻身甲挂金：意指蒸制大黄。甑，古代蒸饭的一种瓦器。

⑤ 于今头戴草：指"芩"字，即黄芩。

八求斤正，硝煅青礞倍若沉①。十七两中零半两，水丸桐子意常斟。千般怪证如神效，水泻双身却不任。

用诚曰：按此以大黄、黄芩为君，大②泻阳明湿热之药，礞石以坠痰，沉香则引诸气上而至天，下而及泉为使也。已上二方，有实热者可用。

《脾胃论》蠲饮枳实丸 逐饮消痰，导滞清膈。

枳实 半夏 陈皮去白，各二两 黑牵牛八两，取末三③两

水煮面糊丸桐子大。每五十丸，姜汤下。

《瑞竹堂》④ 神仙坠痰丸

皂角不蛀者，去皮弦，酥炙黄色，去子净，一两六钱 生白矾一两二钱 黑牵牛一斤，取头末四两

清水丸桐子大。每五十丸，空心温酒下。

《宝鉴》大利膈丸 风痰实满，喘嗽，风气上攻。

牵牛四两，生用 半夏 皂角 青皮各二两 槐角一两，炒 木香五钱

加槟榔、大黄各五钱⑤，姜汁糊丸桐子大。食后，姜汤下五十丸。

用诚曰：按已上所用牵牛、皂角、木香、槟榔者，并出厥阴例药也。牵牛以大黄引之则入血，以诸气药引之则入气，本泻气中湿热之药，大能脱人元气，用者戒之。

---

① 青礞倍若沉：指礞石量倍于沉香。
② 大：原作"火"，据《玉机微义》卷四改。
③ 三：《脾胃论》卷下作"二"。
④ 瑞竹堂：即元代医家萨迁著《瑞竹堂经验方》。
⑤ 加槟榔大黄各五钱：《卫生宝鉴》卷十二无此八字。

《三因》**破饮丸**　治五饮停蓄，结为癖癖，支满胸胁，抢心疼痛。

荜拨　丁香　胡椒　砂仁　青皮　乌梅肉　巴豆_{去皮}木香　蝎梢_{各等分}

以青皮同巴豆，浆水浸一宿，次日漉出，同炒橘皮焦，去巴豆，将所浸水淹乌梅肉，炊一熟饭，细研为膏，如绿豆大，每服五七丸，临卧姜汤下，津咽亦得。

用诚曰：按此破坚积寒癖，大热之药也。

《局方》**妙香丸**①　治一切久远沉积。

巴豆_{净肉三百五十粒，炒}　腻粉_{七钱五分}　硇砂_{三钱}　朱砂_{九两}　牛黄　脑　麝_{各七钱五分}　水银_{五钱}

炼蜡六两，入蜜七钱五分，同炼匀，每两作三十丸。每服一丸，小儿绿豆大二丸，食前姜汤下。

用诚曰：按此用巴豆、硇硝削坚破癖，加以脑、麝等辛香飞窜，通达五脏，入骨透肌之药也。

钱氏白饼子

巴豆_{二十四个，去皮膜，水一斗，煮水尽为度}　半夏_{汤浸七次，焙为末}　滑石　轻粉　天南星_{各一钱}

研匀巴豆后入众药，以糯米饭为丸小豆大，捻作饼子，煎葱白汤下。

用诚曰：按此钱氏用治小儿风痰惊涎，癫痫惊搐，下痰之药也。已上所用巴豆等方，盖以痰饮癖积，结聚坚

---

① 《局方》妙香丸：和《太平惠民和剂局方》卷六组成、用量均有差异。《局方》无硇砂、水银，有金箔。

固，非此不能除，故易老号斩关夺门之将，然大宜详审，不可轻用。

吐剂

仲景瓜蒂散

稀涎散

猪牙皂角　绿矾　晋矾　藜芦

用诚曰：已上用瓜蒂散并出三阳①可吐药例。古今吐法，以病在头或在胸中，但在上焦者，皆可用也，在经络者，亦可用。吐法中就有发散之义焉，诸亡血虚家，不可用此。

分利之剂

仲景五苓散　治瘦人脐下悸，吐涎沫而癫眩者，水也。方见湿门。

治湿和中之剂

《金匮》茯苓汤　治胸中有痰饮，自吐出水后，心胸间虚，气满不能食，消痰气，令能食。

茯苓　人参　白术各三两　枳实二两　橘皮二两五钱
生姜四两

水六升，煮取一升八合，分温三服。

用诚曰：按此足太阴、阳明经药也。

枳术汤　治心中坚大②如盘，水饮所作。方见水气门。

用诚曰：按此足太阴、阳明经药也。

---

① 三阳：原作"二阳"，据《玉机微义》卷四改。三阳，指太阳。
② 大：原作"火"，据《玉机微义》卷四改。

泽泻汤　治心下有支饮，其人若眩冒。

泽泻五两　白术二两

水煮，分温再服。

用诚曰：按此足太阴、阳明、太阳、少阴经药也。

小半夏汤　治心下水支饮，呕吐不渴。

半夏一升　生姜八两

水煮，分温再服。

用诚曰：按此足太阴、阳明经药也。

小半夏加茯苓汤　治卒呕吐，心下痞，膈间有水，眩悸者。《三因》名大半夏汤。

半夏一升　生姜八两　茯苓三两

煎服，同前。

用诚曰：按此足太阴、阳明、太阳，手太阴经药也。

又曰：按已上诸方，并出太阴痰饮例药也。白术除湿益燥，和中益气；半夏治寒痰，和胃胜湿；茯苓、泽泻，逐水利小便，上下分消其湿也。

《局方》二陈汤　治痰饮为患，呕吐恶心，头眩心悸等证。方见本方。

桔梗半夏汤　治胸痞痰涎不利，气逆呕哕。

桔梗　半夏　陈皮等分

生姜水煎，姜糊丸亦可。加枳实减半夏①，名桔梗汤。

严氏导痰汤　治一切痰饮，头目眩运，或痰饮留积不散。方见本方。

---

①　夏：原脱，据《太平惠民和剂局方》桔梗汤组成补。

用诚曰：按已上所用橘、半等，乃足太阴、阳明经药也，出太阴呕哕例。

许学士神术丸　治痰饮。

茅山苍术一斤，米泔浸一宿，去皮，切片，焙干为末　生油麻五钱，水二盏，研细取浆　大枣十五个，煮取肉，研，旋入麻浆，拌和药

丸桐子大，日晒①干。每服五七十丸，温酒空心下。

用诚曰：按此足阳明、太阴经药，治湿发散之药也。

《仁斋》加味二陈汤　治痰攻眼肿痛，并酒家手臂痛重或②麻痹。

二陈汤中加苍术、片子姜黄、制枳壳各少许。

芎夏汤　逐水利饮。

二陈汤加川芎、白术、青皮、枳壳、姜五片，煎。

盖川芎、半夏能逐水也。

用诚曰：按此二方，乃二陈汤加苍术、川芎等药，是亦治湿解表之药也。

风痰之剂

《局方》青州白丸子　方见小儿门。

用诚曰：按此足太阴经药，出厥阴例。治风痰，行经通痹之热药也。

辰砂化痰丸

南星四两　半夏四两　辰砂一两，另研为衣　白矾二两

---

① 晒：原脱，据《玉机微义》卷四补。
② 或：《玉机微义》卷四作"成"。

姜汁糊丸桐子大。每三十丸，白汤下。已上丸数，量人虚实以意斟酌。

易老水煮金花丸　治风痰脉弦，咳嗽。

南星　半夏生用　寒水石各一两，烧存性　天麻五钱　白面二两　雄黄一钱

滴水丸小豆大。每五十丸至百丸，煎浆水沸，下药煮①浮为度，漉出，淡浆水浸，另用生姜汤下。

用诚曰：按上二方，并出太阴呕哕例，治痰挟风之凉药也。

热痰之剂

仲景小陷胸汤

半夏　黄连　栝蒌实

先以水二盏，煎栝蒌实至一盏半，下诸药，煎八分，温服，未利再服。

严氏半夏丸　治肺热痰嗽。

瓜蒌仁另研　半夏汤洗，焙，各一两

和匀，姜汁糊丸

用诚曰：按此小陷胸加减法也。

《机要》小黄丸　治热痰。

人参　黄芩　南星　半夏　生姜

一方南星、半夏、黄芩，只三味。姜汁糊丸。

寒痰之剂

---

① 煮：原作"著"，据《玉机微义》卷四改。

深师①消饮丸　治停饮胸满呕逆，腹中水声，不思饮食。

白术二两　茯苓五钱　枳实炒　干姜各七钱

蜜丸桐子大，温水下三十丸。

《宝鉴》温胃化痰丸　治膈内有寒，脾胃伤饮，胸膈不快，痰涎不已。

半夏三两　陈皮　干姜　白术各一两

姜汁糊丸桐子大，姜汤下二十丸。

用诚曰：按已上方乃温胃燥湿，治寒痰温里之药也。

《发明》②半夏温肺汤　治中脘痰水冷气，心下汪洋嘈杂，多唾清水，胁胀不食，此胃虚冷所致，其脉沉弦细迟。

旋复花　细辛　桂心　人参　甘草　陈皮　桔梗　芍药　半夏各五钱　赤茯苓三钱

每四钱，姜煎。

丁香半夏丸　治心下停饮冷痰。

槟榔三钱　丁香　半夏各一两　细辛　干姜　人参各五钱

姜汁糊丸，每服三十丸，姜汤下。

《机要》姜桂丸　治寒痰。

南星　半夏　官桂各一两

丸桐子大，每五七十丸，姜汤下。

---

① 深师：南北朝宋、齐间医家。僧人，又作僧深、释僧深。著有《僧深药方》（或《深师方》）三十卷，已佚。

② 发明：即《医学发明》，李杲著。

用诚曰：按已上三方，治寒燥痰，温中散表寒之药也。

理气之剂

《局方》**四七汤**　治七情气郁，结聚痰涎，状如破絮，或如梅核，在咽喉之间，咯不出，咽不下。并治中脘痞满，痰涎壅盛，上气喘急。

紫苏叶二两　厚朴三两　茯苓四两　半夏五两

姜、枣煎服。

《百一选方》**三仙丸**　治中脘气滞，痰涎不利。

南星　半夏各五两，用姜汁作曲　香附五两

丸桐子大，每四十丸，姜汤下。《机要》去香附加橘皮，名玉粉丸，治气痰。

《指迷》[①]　**茯苓丸**　治中脘留伏痰饮，臂痛难举。

半夏二两　茯苓一两　枳壳五钱，炒　风化硝[②]二钱五分

姜汁糊丸，姜汤下三十丸。

用诚曰：按已上三方，用南星、半夏，所以胜痰，而兼用诸气药，即严氏顺气则痰自下之意。然紫苏、枳壳，肺气药也；厚朴，脾胃气药也；香附，肝气药也。随脏气而用，不可不分。

降气坠痰温补之剂

《局方》**苏子降气汤**　治虚阳上攻，气不升降，上盛

---

① 指迷：《济世全生指迷方》的简称，又称《全生指迷方》。宋代王贶撰。

② 风化硝：即玄明粉，为芒硝经风化干燥失去结晶水后形成的白色粉末。

下虚，痰涎壅盛。

黑锡丹 治痰气壅盛，上盛下虚，心火炎炽，肾水枯竭。

灵砂丹 治上盛下虚，痰涎壅盛，此药最能镇坠，升降阴阳。并见本方。

用诚曰：已上方，并系类聚温热之药，而出证皆云治上盛下虚，气不升降。夫所谓盛者，即心火之炎；虚者，即肾水之弱。火炎水弱，则有升无降，故津液涌而为痰涎于上。今以金石丹药、温热香燥之药，而欲补下焦之虚，如抱薪救火尔。若以为下焦阳虚而议治者，亦非也。夫阳火之虚，则阴水必盛，痰涎津液自然随气而降，又何必用此药也。

《金匮》肾气丸 治短气有微饮，当从小便去之。方见补虚门。

用诚曰：按仲景以肾虚有饮，故用此补肾逐水，以其中有泽泻、茯苓故也。严氏以此治肾虚寒不能摄养肾水，使邪水溢上，多吐痰唾。夫肾既虚寒则阳火必盛，未审所录摄养肾水者何物耶？夫肾水乃天一所生，人之根蒂，痰涎乃津液败浊而成，岂可直指肾水不摄，而邪水溢上耶？若云肾水虚弱，阴亏难降，使津液败浊而为痰水，故用此药，义则明矣。

又曰：痰病多生于湿，故古方多用南星、半夏之类，然亦有所挟之邪，故药有风寒暑湿之异，又人身体段有上下表里，故在表者汗之，在里者下之，在上者涌之，在下者分利之，治饮之法，可谓尽矣。

头　眩

头眩属虚

经云：徇蒙招尤①，目瞑耳聋，下实上虚，过在足少阳、厥阴，甚则入肝。

用诚曰：许学士云：上虚者，肝虚也，故肝虚则头晕；徇蒙者，如以物蒙其首，招摇不定；目瞑耳聋，皆晕之状也。故肝厥头晕，治宜钩藤散。

成氏②云：伤寒头眩，责其虚也。起则头眩与眩冒者，皆发汗吐下后所致，是知阳虚也。故《针经》曰：上虚则眩。严用和云：疲劳过度，下虚上实，金疮、吐衄、便利及妇人崩伤、产后去血过多，皆令人眩晕。

头眩属风火痰饮

《原病式》曰：诸风掉眩，皆属于肝木，风主动故也。所谓风气甚而头目眩运者，由风木旺，必是金衰不能制木，而木复生火。风火皆属阳，阳主乎动，两动相搏，则为之旋转，故火本动也，焰得风则自然旋转也。

严用和云：体虚之人，外感六淫，内伤七情，皆能眩晕，当以脉证别之。风则脉浮有汗，项强不仁；寒则脉紧无汗，筋挛掣痛；暑则脉虚烦闷；湿则脉细沉重吐逆。及

---

① 徇蒙招尤：目眩头晕，肢体颤动。徇，原作"狥"，据《素问·五脏生成》改。

② 成氏：即成无己，宋金时期山东聊摄（今山东省聊城市茌平县）人，撰《注解伤寒论》《伤寒明理论》。

其七情所感①，遂使脏气不平，郁而生涎，结而为饮，随气上逆，令人眩晕，眉棱骨痛，眼不可开，寸脉多沉，此为异耳。

不足证治

用诚曰：眩晕一证，人皆称为上盛下虚所致，而不明言其所以然之故。盖所谓虚者，血与气也；所谓实者，痰涎风火也。原病之由，有气虚者，乃清气不能上升，或汗多亡阳而致，当升阳补气。有血虚者，乃因亡血过多，阳无所附而然，当益阴补血。世有所谓气不归元，而用丹药镇坠、沉香降气之法。盖香窜散气，丹药助火，其不归元之气岂能因此而复耶？《内经》所谓治病必求其本，气之不归，求其本而用药则善矣。

又曰：气虚者宜补气，如东垣之法；血虚者宜补血，如四物增损之类；若肾虚而气不降者，又当益阴而补肾。

有余证治

用诚曰：子和云，头风眩晕，上有痰饮，独圣散吐之。吐讫，后服清上辛凉之药。

按②：此法施于胸膈痰涎闭塞多年，眩晕不已，血气充实之人，其效甚捷。

又曰：有因痰涎郁遏者，宜开痰导郁，重则吐下。有因风火所动者，宜清上降火。若因外感而得者，严氏虽分四气之异，皆当散邪为主。

---

① 感：原作"惑"，据《严氏济生方》卷二改。
② 按：原缺。据《玉机微义》卷三十五补。

治风之剂

《本事》川芎散　治风眩头运。

山茱萸一两　山药　甘菊花　茯神　小川芎　人参各五钱

每服两钱，酒调下。

用诚曰：按此名风眩，而药带补肝之意。若因风而头眩者，分其所挟寒热，而用辛温、辛凉之剂可也。若因肝虚而病者，此药虽近理，亦难执此而用。

治湿之剂

严氏芎术汤　治冒雨中湿，眩运呕逆，头重不食。

川芎　半夏　白术各一两　甘草炙，五钱

每服四钱，姜七片，煎。

用诚曰：按此和中散湿之药也，亦可治痰。

治热之剂

子和芎黄汤　治头目眩运。

大黄　荆芥　贯芎①　防风各等分

为粗末，大作剂料，水煎，去滓服，以利为度。

用诚曰：按此泻上焦风热之药也。若果有风热头眩，如防风通圣之类，皆可选拣而用。

治痰之剂

严氏玉液汤　治七情感动，气郁生涎，随气上逆，头目眩晕，心嘈怔悸，眉棱骨痛。

大半夏汤洗七次

---

① 贯芎：即川芎。

每服四钱，水煎，生姜十片煎，入沉香水一呷，温服。风痰眩晕者，宜青州白丸子选用。

用诚曰：按此方，去痰和中之平剂，足太阴、阳明经药也。若痰气甚者，如吐下之法皆可施，自宜随证而用。去痰和中，《瑞竹堂》化痰丸亦妙。

治血虚头眩之剂

严氏芎劳汤　治一切失血过多，眩晕不苏。

芎劳　当归酒浸，各等分

每服四钱，水煎。

《良方》治风六合汤　治风虚眩运。

四物汤加秦艽、羌活。详见中风门。

用诚曰：按已上二方，皆补血和血之药，并出厥阴例。然芎、归补血之阳，而四物则阴阳俱补。秦艽、羌活可宜佐使，不宜等分而用。

治气虚头眩之剂

《直指》[①]　**香橘饮**　治气虚眩运。

木香　白术　半夏曲　橘皮　白茯苓　砂仁各五钱
丁香　甘草炙，各一钱

每服三钱，姜五片，煎，吞苏合香丸。本方加芎、归各三分，官桂半两，治血虚眩运。

用诚曰：按《直指方》云：淫欲过度，肾家不能纳气归元，使诸气逆奔而上，此眩运出于气虚也。吐衄崩漏，肝家不能收摄荣气，使诸血失道妄行，此眩运生于血虚

---

① 直指：即《仁斋直指方论》。

也。夫既曰肾家不能纳气，使气奔上，而用此香散辛热之药，此药果能降气乎？又曰：气虚，此药果能补气乎？又曰：血虚加芎、归、官桂。夫血虚用芎、归，则可矣，所加官桂与丁香、木香等药，纵使血有虚寒，亦难例用。若血虚有热者，其害将何如哉？

用诚又曰：头晕诸方俱未切当，《直指》香橘饮之说尤为背理。

治下虚头眩之剂

《局方》黑锡丹　治阴阳不升降，上盛下虚，头目眩晕。

养正丹　治虚风头旋，吐涎不已。此药升降阴阳。

上二方并见《局方》，以乳香泡汤送下。

严氏沉香磁石丸　治上盛下虚，头目眩晕，耳鸣耳聋。

沉香五钱，别研　磁石火煅，醋淬七次，研　葫芦巴炒　川巴戟去心　阳起石煅　附子炮　椒红炒　山茱萸肉　山药炒，各一两　青盐别研　甘菊花　蔓荆子各五钱

酒煮米糊丸梧子大。每七十丸，空心盐汤下。

用诚曰：按以上诸方，皆是温热金石镇坠之药，虽能补下焦之阳虚，然金石体质虽重，必候火煅而成，佐以燥热之药，多致飞越之亢，况眩晕多有属风属火之证，用者宜致思焉。

杂方

《本事》钩藤散　治肝厥头晕，清头目。

钩藤　陈皮　半夏　麦门冬　茯苓　茯神　人参　甘菊花　防风各五钱　甘草一钱二分半　石膏一两

每四钱，姜七片，煎。

用诚曰：按前许学士所论近是，此方用药，其义未详。

吐酸（吞酸附）

《内经》吐酸属热

经云：诸呕吐酸，皆属于热。又云：少阳之胜，呕酸。

《原病式》云：酸者，肝木之味也。由火胜制金，不能平木，则肝木自甚，故为酸也。如饮食，热则易于酸矣，是以肝热则口酸也。或言为寒者，但谓生硬冷物，而喜噫醋吞酸，故俗医主于温和脾胃。岂知人之伤于寒也，则为病热。盖寒伤皮毛，则腠理闭密，阳气怫郁而为热。故伤寒热在表，以麻黄汤热药发散，使腠理开通，汗泄热退而愈也。凡内伤冷物者，或即阴胜阳而为病寒，或寒热相搏，而致肠胃阳气怫郁而为热。亦有内伤冷物而反病热，得汗泄身冷而愈也。或微而止为中酸，俗谓之醋心，法宜温药散之，亦犹解表之义。若久喜酸不已，则不宜温之，宜以寒药下之，后以凉药调之，结散热去，则气和也。所以中酸不宜食黏滑油腻者，谓能令气郁不通畅也。宜食粝食①菜蔬，能令气通利也。

东垣主未传寒中

《发明》云：病机诸呕吐酸，皆属于热，此上焦受外来客邪也。胃气不受外邪，故呕，仲景以生姜、半夏治之。以杂病论之，呕吐酸水者，甚则酸水浸其心，不任其苦。其

---

① 粝食：粗恶的饭食。

次，则吐出酸水，令上下牙酸涩不能相对，以大辛热药疗之必减。吐酸水，呕出也。酸味者，收气也，西方肺金旺也。寒水乃金之子，子能令母实，故用大咸热之剂泻其子，以辛热为之佐，而泻肺①之实，病机作热攻之误矣。盖杂病酸②心，浊气不降，欲为中满，寒药岂能治之乎？

用诚曰：吐酸，《原病》为热，而此作寒论治者，盖东垣以内伤不足之病未传寒中，浊气不降，不宜用寒药治疗。乃指为寒，却以《素问》病机之说，作外感客邪论，与诸腹胀大论分寒热胀义相同。以下文丹溪之论观之，其说方备。

证治总论

丹溪曰：或吐酸，《素问》明以为热，东垣又言为寒，何也？予曰：吐酸与吞酸不同。吐酸是吐出酸水如醋，平时津液随上升之气郁积而成。郁积之久，湿中生热，故从火化，遂作酸味，非热而何？其有郁积之久，不能自涌而出，伏于肺胃之间，咯不得上，咽不得下，肌表得风寒，则内热愈郁，而酸味刺心。肌表温暖，腠理开发，或得香热汤丸，津液得行，亦可暂解，非寒而何？《素问》言热者，言其本也；东垣言寒者，言其标也。但东垣不言外得风寒，而作收气立说，欲泻肺金之实。又谓寒药不可治酸，而用安胃汤、加减二陈汤，俱犯丁香，且无治湿热郁结之法，为未合经意。予尝治吞酸用黄连、茱萸各炒，随

① 肺：原作"肝"，据《玉机微义》卷三十八改。
② 酸：《玉机微义》卷三十八作"醋"。

时令选其佐使，苍术、茯苓为辅佐，汤浸炊饼，为小丸吞之。仍教以粝食蔬菜自养，则病易安。

用诚曰：吐酸一证，以病机言之，则属于热。以脏腑论之，则脾胃受病。以内邪言之，则痰饮宿食之所为。故治法热者寒之。脾恶湿，以苦燥之。有痰饮者，清之散之，分利之。有宿食者，消之导之，驱逐之。《局方》不察斯故，以噫醋吞酸醋心、吐酸水之证，并入于诸气门中，率用温热之药，岂吐酸专主于寒而无他证也？故此一门，以叙河间、东垣、丹溪之论，其病源治法，无余蕴矣。

治寒温胃之剂

《发明》藿香温胃散　治脾胃虚弱，不进饮食，呕吐，不待腐熟。

藿香　丁香　人参各二钱半　陈皮五钱

为细末，每服二钱，水煎，入生姜。

用诚曰：按此手太阴，足阳明、太阴经药也。

加减二陈汤　治痰饮为患，呕吐，头眩心悸。或因食生冷，脾胃不和。

丁香一两　半夏　陈皮各五两　茯苓三两　甘草一两半

每服四钱，水煎，入生姜三片，煎服。

用诚曰：按此出太阴①呕哕例药也。

《三因》曲术丸　治中脘宿食留饮，酸蜇心痛，口吐清水。

---

①　太阴：原作"太阳"，据《玉机微义》卷三十八改。

神曲炒，三两　　苍术泔浸三宿，洗净，日干，炒，一两半

陈皮一两

为末，生姜汁别煮神曲，糊为丸。姜汤送下。

用诚曰：按此足阳明、手足太阴经药也。

又曰：谨按吐酸诸方，前人作寒药治之①甚多，兹不详载。至于治热之药，前人既以斯证为寒，所以绝无其方也。若夫消痰去食、解外寒、治郁热之法，又当随证用焉。

痞　满

太阴湿土为痞

经云：备化之纪，其病痞。又云：太阴所至，为积饮痞②膈。

用诚曰：按《原病式》云：痞与否同，不通泰也。谓精神荣卫、血气津液出入流行之纹理闭密为痞也。

又曰：痞之为病，由阴伏阳蓄，气与血不运而成。处心下，位中央，满否塞，皆土之病也。与胀满有轻重之分，痞则内觉痞闷，而外无胀急之形，胀满则外亦有形也。

痞主于热

《保命集》云：三阴三阳之标本，治各不同。有用寒药而为热痞，大黄、黄连之类也。有用寒热药者，阴与阳不和而痞，大黄、黄连加附子之类也。有用辛热药多而寒

---

① 寒药治之：原作"寒治之药"，据《玉机微义》卷三十八改。

② 痞：此下原衍一"痞"，据《玉机微义》卷三十七删。

药少者，阴盛阳虚而痞，半夏、生姜、甘草泻心三方之类。泻心汤者，非泻心火之热，泻心下之痞也。通而论之，其药阳多而阴少，盖病发于阴而得之。有大黄黄连泻心汤，独为阴。心下痞而脉疾一证，桂枝后用，从太阳浮弱所变，余皆阴阳杂用。

《直格》① 云：伤寒里之阴分已受热邪，是病发于阴也。或热微，下证未全，误下之早，则里热除去，表热乘虚入里而作痞也。故仲景攻痞多用大黄、黄连、黄芩寒药，尔后或加附子、干姜之类者，是以辛热佐其寒药，欲令开发痞之怫热结滞也，非攻寒耳。

用诚曰：《保命》论泻心汤，分阴阳寒热多少而用药，可谓详切矣。而此论则专主于热，二者似乎不同。要之，各有所当。盖《直格》是言其受病之本，《保命》是论其用药之标。若以为痞有阴寒之证耶，则仲景泻心五方，何皆用黄芩、黄连之药？若以为痞无阴阳之异耶，何泻心汤又有兼用干姜、附子、半夏、生姜之类者也？一言其本，一论其标而已。

下后血虚气陷，补脾理血

《秘藏》云：太阴湿土主壅塞，乃土来心下，为痞满也。伤寒下之太早，亦为痞，乃因寒伤荣血，心主血，邪入于本，故为心下痞。仲景泻心汤数方，皆用黄连以泻心下之土邪。至于酒积杂病，下之太过，亦作痞满，皆血证也。盖

① 直格：即金代刘完素撰、葛雍编《伤寒直格》，又名《刘河间伤寒直格方论》。

下多则亡阴，亡阴者，即损脾胃，谓脾胃水谷之阴亡也。故胸中之气，以其血虚而下陷于心之分，故致心下痞。止宜理脾胃，以血药治之。若全用气药导之，则其痞益甚，而复下之，气愈下降，必变其为中满鼓胀，非其治也。

用诚曰：痞之凝滞闭塞，人皆知气之不运也，独东垣指以血病言之，谓下多则亡阴而损血，此前人之未论也。世有用气药治痞而不效者，盖不知此理故也。

不因误下者分消其气

用诚曰：亦有不因误下而得之，如中气虚弱，不能运化精微为痞者。有饮食痰积，不能施化为痞者。有湿热太甚，土乘心下为痞者。故古方治痞，用黄芩、黄连、枳实之苦以泄之，厚朴、生姜、半夏之辛以散之，人参、白术之甘苦温以补之，茯苓、泽泻之淡以渗之，随其病之所在以调之也。既痞同湿治，惟宜上下分消其气。

有内实证者疏下之

用诚曰：如果有内实之证，庶可略与疏导。世人苦于痞塞，喜行利药以求速效，暂时通快，痞若再作，益以滋甚。是皆不察夫所谓下多亡阴之意也。《秘藏》云：痞有虚实之殊，实痞大便秘，厚朴、陈皮主之。虚痞大便利，芍药、陈皮主之。

饮食伤者消导之

《秘藏》云：饮食所伤而为痞满者，当用药消导其胸中窒塞，欲吐者则宜吐之。

治热之剂

大黄黄连泻心汤　治心下痞，按之濡，其脉关上浮者，或寸沉关浮而有热者。

用诚曰：按此手少阴经药也，出阳明例。成无己云：大黄、黄连以导泻心下之虚热。以麻沸汤渍服者，取其气薄而泄虚热也。

又按：《活人书》云：《伊尹汤液》论大黄黄连黄芩汤共三味，今监本无黄芩，脱落之也。又，《保命集》无黄芩，却加甘草一两。

散寒泄热之剂

附子泻心汤　治心下痞，而复恶寒汗出，脉沉迟也。

半夏泻心汤　治汗下后，身寒，痞满而呕，食饮不下，脉微，按之不痛，非柴胡证。

生姜泻心汤　治汗下后，胃中不利，干噫食臭，自利肠鸣，胁下有水气，而心下痞满。

甘草泻心汤　治下之后，腹中雷鸣，心下痞硬，再下之痞益甚。此非结热，以胃中虚，客气上逆也。

用诚曰：按已上诸泻心汤，《元戎》云手少阴药也。以其心下痞，故入阳明例。况服栀子、黄芩、黄连、黄柏、大黄，为上下通经之剂，安得不例阳明乎？

《秘藏》大消痞丸　治一切心下痞闷，及积年久不愈者。

黄连炒　黄芩各六钱　姜黄　白术各一钱　炙甘草　砂仁　干生姜　神曲炒，各一钱　人参二钱　枳实炒，五钱　橘皮二钱　泽泻三钱　厚朴炒，三钱　猪苓一钱半　半夏四钱

为细末，水浸蒸饼，丸桐子大。每五十丸至百丸，白汤下。

枳实消痞丸　治右关脉浮弦，心下虚痞，恶食懒倦，开胃进食。

枳实　黄连各五钱　干生姜二钱　半夏曲三钱　厚朴炙，四钱　人参三钱　炙甘草二钱　白术三钱　茯苓　大麦面各三①钱

为细末，水浸蒸饼为丸。每三五十丸，温水下。

用诚曰：按已上二方，并半夏泻心汤加减法也。内有枳术汤、四君子、五苓、平胃等利湿、消痞、补虚之药也。

温②中散饮之剂

《宝鉴》枳实理中丸　治中脘痞滞，气不宣通，积寒停饮，食不化。

人参　干姜炮　白术　枳实　甘草炙，各一两

蜜丸如鸡子黄大。每服一丸，细嚼，白滚汤下，或沸汤化服。《活人》有茯苓。

《深师》消饮丸　治停饮，心下痞。方见痰饮门。

用诚曰：按已上二方，并出阳明饮痞例。

理气之剂

《活人》桔梗枳壳汤　治伤寒痞气，胸满欲绝。

桔梗　枳壳去瓤，炒，各三两

水煎，分二服。

用诚曰：按此手太阴经药也，出少阴枳壳例。《活人》

---

① 　三：《玉机微义》卷三十七作"二"。
② 　温：原作"湿"，据《玉机微义》卷三十七改。

云：审知是痞，先用汤尤妙。缘枳、桔行气下膈，先用之无不验也。海藏云：《活人》用此，非治痞也。审知错下必成痞，是气将陷于胸中，故先用此，使不至于痞也。若已成痞而用，则失之晚，胸中之气反[①]痞矣。"先"之一字，预早之意也。先用此若不应，后当以仲景痞药治之。若执此治痞，其害深矣。

《秘藏》木香消痞丸　治因忧气结中脘，腹皮厚微痛，心下痞满，不思饮食。

木香五钱　柴胡四钱　橘皮三钱　甘草炙　半夏各一两干姜五钱　归尾二钱　红花五分

为细末，水浸，蒸饼丸，服之。

补虚之剂

加味补中益气汤　治内伤心下痞。方见寒门。

脉缓，有痰而痞，加半夏、黄连。

脉弦，四肢满闷，便难而心下痞，加柴胡、黄连、甘草。大便秘燥，加黄连、桃仁，少加大黄、归身。

心下痞，夯闷者，加白芍、黄连。

心下痞，腹胀，加五味子、白芍、砂仁。如天寒，少加干姜或中桂。

心下痞，中寒者，加附子、黄连。

心下痞，呕逆者，加黄连、生姜、陈皮。如冬月加黄连，少入丁香、藿香。

能食而心下痞，加黄连半钱，枳实三钱。如不能食，

① 反：原作"及"，据《玉机微义》卷三十七改。

心下痞者勿加，止依方服之。

食已心下痞，别服橘皮枳术丸。

用诚曰：按《难知》云：中满者勿食甘，不满者当食之。如自觉满，而外无胀急之形，乃痞也，是不满也，当以甘而撑住之。又太阳病下之，腹满时痛为脾，桂枝加芍药汤。满，木也，为甘所主，故用芍药之酸克其满。酸凉除满，急收能除甘所主，甘温生满，缓散能除酸所主也。

又曰：谨按痞证有气不运化及阴虚损血者，前论已详，故收入此补虚之剂。但世俗不明此理，往往例用峻快药下之，复①痞，或致危笃者多矣。

咳　逆

咳逆辨

经②云：岁金太过，咳逆。金郁之发，咳逆。少阴二之气咳逆。

用诚曰：《内经》所言咳逆者止此，他书唯《伤寒》论咳逆脉散着死。又，《金匮》治咳逆上气诸方而已，似皆指肺金及火为病也。《活人书》谓咳逆证为极恶，仲景所不载。孙真人云遍寻方论无此名，遂断咳逆为哕证。

《难知》云：咳逆证，《活人》断为哕逆，其说似是而非。盖哕者，干呕也。若有物直出则为吐也，呕物旋出则为呕也，呕无物出则为哕也。咳逆者，或水渍于肺而心

---

① 复：原作“后”，据《玉机微义》卷三十七改。
② 经：《玉机微义》卷三十六作“内经”。

痞，或连续不已而气逆，或喜笑过多而气噎，或咽饮错喉而气抢，或急食干物而气塞，皆能作咳逆之声，连续不绝，俗谓之吃忒是也。大抵咳逆者，不顺之义。吃忒者，差错之义。二者皆气不得下，为火热托之，而使上至咽喉中噎而止也。人或以纸撚①鼻嚏而止。或诈冤盗贼，因恐而止。或鼻热闻食香，调气而止。皆抑之骇之，而使气下也。《千金》以咳逆上气为病肺，脉散者死，是心火刑于肺金也。是以李氏称易老云：咳逆者，火热奔急上行，而肺金不内，何其当哉。故便秘者，大承气汤下之。便软者，泻心汤主之。朱氏断为胃寒并阳证二法，用药治哕虽胜，大抵其哕之意，止是气逆上行，似咳逆耳，即非仲景所谓咳逆之本证也。盖哕者，出声也，哕出其气，哕声尽，然后吸。咳逆者，入声也，抑气不出，逆声尽，然后呼也。出入呼吸，其大不同。兼呕哕者，本于胃。咳逆者，本于肺。何其难辨哉！

又云：《活人》以咳②逆为哕，谓若可下之，宜调胃承气汤。是邪气在胃，故断之为哕，是则然矣。抑不思咳逆者，是足阳明失下，传手太阴。《活人》但言其火之本，不言其火之标，炎上至极高之分而咳逆也。合而观之，哕与咳逆，同一热也。分而言之，哕为本，为胆为胃为中，咳逆为标，为心为肺为上。若标病应见，止当治标，不必名哕。若言作哕，使后人只见胆胃本，而不见心肺标也。

---

① 撚（niǎn 捻）：以手指持物。
② 以咳：原作"拟嗽"，据《玉机微义》卷三十六改。

此一说，又足经甲戊①而传手②经丁辛③也。

用诚曰：海藏谓咳逆与哕二者不同，谓其声有出入之异，脏腑有肺胃标本之殊，其说尤长。但咳逆与哕，其气皆自下而上。呕哕则直出于口，咳逆则至咽膈，吃忔而中止，然后出也。实非有出入之异。

又曰：《活人》以咳逆为哕，故今从。而以仲景言哕者，入咳逆门。纵使仲景言哕非此证，而《活人》论证用药则是咳逆，而非呕哕也。

咳逆虚证，有温补、平补、凉补三法

《活人》云：咳逆者，仲景所谓哕是也，胃寒所生。伤寒本虚，攻其热必哕。又云：伤寒大吐下之，极虚后极汗出者，因得哕。所以然者，胃中寒冷故也，橘皮干姜汤、羌活附子散、半夏生姜汤、退阴散主之。不差者，灸乳下必愈。

《略例》④云：阴证者，内已伏阴，阴气太甚，肾水擅权，肝气不生，胃火已病，丁火⑤又消，所有游行相火，寒邪迫而萃集于胸中，亦欲尽也，故令人发热⑥，火渴引饮，并去盖覆，病人独觉热也。他人按之，身体肌肉骨髓血脉皆寒。此火即无根之火也，故用丁香、干姜之类热药温胃，其火自下，咳逆乃止。

---

① 甲戊：指代胆、胃。
② 手：原作"乎"，据《玉机微义》卷三十六改。
③ 丁辛：指代心、肺。
④ 略例：即元代王好古《阴证略例》。
⑤ 丁火：即心火。
⑥ 热：《阴证略例·论阴证咳》作"躁"。

用诚曰：阴证咳逆者，盖以阴气先消，阳火亦竭，浮于胸中，亦欲散也。故不宜用寒，而反以温药养胃，留其阳气，胃气一和，阳生阴长之说也。而此《略例》以阴证为阴气太甚，肾水擅权，寒邪迫火而上。愚谓肾阴若盛，则火自不妄动矣。其所谓寒邪者，未审其指受外寒耶、内寒耶？还只是虚耶？姑俟明哲。

又曰：大抵咳逆者，多由汗下后胃虚而作，《活人》以虚作寒治，故用诸温热之药。

《三因》云：咳逆之病，古人以为哕耳。多因吐利之后，胃中虚寒，遂成此疾。亦有胃中虚，膈上热，哕至八九声相连，收气不回者。

丹溪治赵立道，年近五十，质弱而多怒。七月炎暑，大饥①索饭，其家不能急具，因大怒。两日后得滞下病，口渴，自以冷水调生蜜饮之甚快，滞下亦渐缓和。如此者五七日，召予视，脉稍大不数，遂令止蜜水。渴时且令以人参、白术煎汤，调益元散与之，滞下亦渐收。七八日后，觉倦甚发呃②，予知其因下久而阴虚也，令其守前药。然滞下尚未止，又以炼蜜饮之，如此者三日，呃犹未止，众皆尤药之未当，将以姜附饮之。予曰：补药无速效，附子非补阴者，服之必死。众曰：冷水饮多，得无寒乎？予曰：炎暑如此，饮③凉非寒，勿多疑，待以日数，力到当自止。又四日而呃止，滞下亦安。又，陈泽仁年近七十，

---

① 饥：原作"肌"，据《格致余论·呃逆论》改。
② 呃：原作"吃"，据《格致余论·呃逆论》改。
③ 饮：原作"阴"，据《格致余论·呃逆论》改。

厚味之人也，有久喘病，而作止不常。新秋患滞下，食大减，至五七日后呃作。召予视，脉皆大豁，众以为难。予曰：形瘦者，尚可为。以人参白术汤下大补丸以补血，至七日而安。此二人者，虚之为也。

咳逆实热，或吐或下或清

丹溪治一女子，年逾笄，性燥味厚，暑月因大怒而呃作，每作则举身跳动，神昏不知，问之乃知暴病。视其形气俱实，遂以人参芦煎①汤饮一碗，大吐顽痰数碗，大汗，昏睡一日而安。人参入手太阴，补阳中之阴者也。芦则反耳，大泻手太阴之阳。女子暴怒气上，肝主怒，肺主气。经曰怒则气逆，气因怒逆，肝脉乘火侮肺，故呃大作而神昏。参芦善②吐，痰尽③气降而火衰，金气复位，胃气得和而解矣。

《略例》云：阳证咳逆者，胃热失下也。阴气先绝，阳气后亦将竭，火独炎上，逆出阴气而为咳逆。少阴渴逆者，失下也，阴消将尽，阳逆上行，使阴不内也，为之恶候。或兼以舌挛，语言不正，而反昏冒与咽痛者，少阴也，速下之，宜大承气汤。若阳极脉微将尽者，不宜下，宜泻心汤，养阴退阳而已，凉膈芒硝清肺亦可。又云：以凉膈、泻心汤，以治阳证，自上而下，泻退心火，阴气乃生。

---

① 煎：原脱，据《格致余论·呃逆论》补。
② 善：《玉机微义》卷三十六作"喜"。
③ 尽：原作"盖"，据《格致余论·呃逆论》改。

《活人书》云：阳证咳逆者，有潮热，时时哕①，小柴胡汤、橘皮竹茹汤。又云：伤寒哕而腹满，视其前后，何部不利，利之愈。

用诚曰：咳逆本由阴气已虚，阳火暴甚，直冲而上，出于胃，入于肺而作声。东垣用凉药者，所以泻热降火也。《略例》以阳证为失下，用承气、泻心二药，分便秘便软用之。

又曰：伤寒失下，地道不通，因而咳逆，当以寒下之。如痰饮停蓄心下，或暴怒气逆痰厥，此等必形气俱实，别无恶候，皆当随其邪之所在而涌之泄之、清之利之也。

咳逆总论

丹溪云：吃病者，气逆也。气自脐下直冲，上出于口而作声之名也。《书》曰：火炎上。《内经》曰：诸逆冲上，皆属于火。古方悉以胃弱言之，而不及火，且以丁香柿蒂、竹茹陈皮等剂治之，未审孰为降火、孰为补虚。人之阴气依胃为养，胃土伤损，则木气侮之矣，此土败木贼也。阴为火所乘，不得内守，木挟相火乘之，故直冲清道而上。言胃弱者，阴弱也，虚之甚也。病人见此，似为危证，然亦有实者，不可不知。

用诚曰：按咳逆一证，古方悉作胃寒所致，俱用丁香、柿蒂、姜、附等药。然此证有虚有实有火，不可专作寒论。盖伤寒发汗吐下之后，与滞下日久，及妇人产后而

---

① 有潮热时时哕：《类证活人书》卷十一无此六字。

有此者，皆阴大虚之为也。若平人食入太①速而气噎，或饮水喜笑错喉而气抢，或因痰水停膈心下，或因暴怒气逆痰厥，或伤寒热病失下而有此者，则皆属实也。夫水性润下，火气炎上，令其气自下冲上而作声，非火而何？

咳逆证有轻重

《三因》云：大抵伤寒、久病后，老人、虚人及妇人产后多有此证者，皆病深之候也。亦有哕而心下痞悸者，是痰水所为，别无恶候者也。

治热之剂

《活人》橘皮竹茹汤　治哕逆。严氏治吐利后，胃虚膈热而咳逆。

橘皮一升　竹茹一升　甘草一两，炙　人参五钱　枣子三十个　生姜五钱

水一斗，煮服，取三升，去滓，温服一升，日二服。

用诚曰：按此出太阴呕哕例药也。姜、枣、参、橘亦是温药，故《三因》云此治胃中虚冷。但以此药比之姜、桂、丁香则性平，故从严氏入治热之剂。

又曰：咳逆有虚而有热者，有实而有热者，所引橘皮竹茹汤，未能详尽也。

小柴胡汤　治阳证咳逆。方见寒门。

《难知》大承气汤　治咳逆②，大便秘者。

泻心汤　治咳逆，大便软利者。方见心下痞门。

---

①　太：原作“大”，据《玉机微义》卷三十六改。
②　逆：原脱，据《玉机微义》卷三十六补。

治寒之剂①

半夏生姜汤　治哕欲死。

半夏洗，一两一钱　生姜二两，切

水煎分服。

橘皮干姜汤　治哕。

橘皮　通草　干姜　桂心　甘草炙，各二两　人参一两

每服四钱，水煎，温服，日三次。

用诚曰：按以上二方，并太阴呕哕例药也。

《三因》丁香散　治咳逆。

丁香　柿蒂各一钱　甘草炙　良姜各五分

为末，热汤，点二钱，乘热服，不拘时。

严氏柿蒂汤　治胸满，咳逆不止。

柿蒂　丁香各一两

每四钱，姜五片，煎。《家珍》②有人参一味。《宝鉴》有青皮、陈皮二味，并各等分为末，水煎服。

用诚曰：按以上二方，并太阴、阳明经药也。

又曰：世医凡遇此疾，首以丁香柿蒂为言，殊不知此药不能补虚，不能降火，不能清气利痰，惟有温暖助火而已，岂宜总治斯疾。

《活人》羌活附子散　治咳逆。严氏治吐利后，胃寒咳逆。

羌活　附子炮　茴香微炒，各五钱　木香　干姜各一枣许大

---

① 治寒之剂：此四字原为小字，误抄于上段之后，据《玉机微义》卷三十六并循上"治热之剂"作为小标题单列。

② 家珍：即张元素《洁古家珍》。

细末，每服一钱，水一盏，盐一捻，同煎热服。《三因方》木香作丁香。

用诚曰：按此太阳、少阴、太阴经药也。

《本事方》治阴毒咳逆

川乌头　干姜炮　附子炮　肉桂　芍药　甘草炙　半夏　吴茱萸　陈皮　大黄等分

为细末。每服一钱，姜五片，煎，去浊渣，取清热服。

用诚曰：按此①三阴经药也。

补虚之剂

《宝鉴》炙甘草汤

治许伯威中气本弱，偶病伤寒八九日，医见其热甚②，以凉药下之，又食梨三枚，痛伤脾胃，四肢冷，时发昏愦，其脉动而中止，有时自还，乃结脉也，心亦悸动，吃逆不绝，色变青黄，精神减少，目不欲开，蜷卧，恶人语，以此药治之。

甘草炙　生姜　桂枝　人参　生地黄　阿胶　麦门冬　麻子仁　大枣

成无己云：补可以去弱，人参、大枣之甘，以补不足之气。桂枝、生姜之辛，以益正气。五脏痿弱，荣卫涸流，湿剂所以润之。麻仁、阿胶、麦门冬、地黄之甘，润经益血，复脉通心也。加以人参、桂枝，急扶正气，生地黄减半，恐伤阳气。剉一两服之，其证减半，再服而安。

用诚曰：按此心肺药也。

---

① 按此：原作"此按"，据《玉机微义》卷三十六乙转。

② 甚：原作"其"，据《卫生宝鉴》卷二十一改。

又曰，谨按咳逆诸方，古方唯有治寒之剂，至于补虚降火养阴之药，及治痰气厥逆之法，皆未详也，学者自宜随证用之。

灸法

严氏云：咳逆治法，妇人屈乳头向下尽处骨间是穴，丈夫及乳小者，以一指为率正，男左女右，与乳相直间陷中动脉处是穴。艾柱如小豆许①，灸三壮。

痉

外因风寒湿

经曰：诸痉②项强，皆属于湿。王注：太阳伤湿。又云：诸暴强直，皆属于风。王注：阳内郁，而阴行于外。

用诚曰：《内经》言痉，肺肾太阳督脉与夫六气皆为之，大抵专主于湿。故《原病式》云：诸痉强直，筋劲强直而不柔和也，土主安静故也。湿过极反兼风化制之，然兼化者虚象，实非风也。又云：诸暴强直，皆属于风，谓筋劲强有力不柔和也。风木为病，反见燥金之化，由亢则害，承乃制也。愚谓土性安静，木性动摇，痉病强直而安静，故主于湿。风病强直而搐搦，故属于风。况土气之下，木气乘之，故痉之强直，有似于风。又木气之下，金气乘之，金之紧敛劲切，与土相近，故风之强直有似于湿，二者有本化，有虚象，不可不察也。

---

① 许：原作"计"，据《玉机微义》卷三十六改。
② 痉：原作"痓"，据《素问·至真要大论》改。

仲景云：太阳病，发热无汗而反恶寒，名曰刚痉。太阳病，发热汗出而不恶寒，名曰柔痉。病身热足寒，头项强急，恶寒，时头热，面赤，独头动摇，卒口噤，背反张者，痉病也。若发其汗，寒湿相得①，其表益虚，即恶寒甚。

用诚曰：按《活人》云：太阳经先因伤风，又感寒湿而致然也，古人谓之痉，又作痓。痓者，强直也。

内因风火

子和云：吕君玉妻，年三十，病风搐目眩，角弓反张，数日不食。诸医皆作惊风、暗风、风痫治之，以南星、雄黄、乌、附用之不效。戴人曰：诸风掉眩，皆属肝木。阳主动，阴主静，由火盛制金，不能平木，肝木茂而自病。先涌风痰二三升，次以寒剂下之，又以铍针②刺百会穴，出血二杯，立愈。

用诚曰：风搐本与痉证不同，而痉证属湿，土极必兼风木动摇之化。风搐属木，木极必见金燥紧敛之形。要之亦可同论，故取此条，以证痉病不专于风寒湿之外至，亦有风火热之内作者也。

汗下误治致痉

仲景云：太阳病，发汗太多，因致痉。风病下之则痉，复发汗必拘急。疮家虽身疼痛，不可发汗，汗出

---

① 得：原作"搏"，据《金匮要略·痉湿暍病脉证第二》改。

② 铍（pī丕）针：中医九针之一，即铍针。《灵枢·九针十二原》："铍针者，末为剑峰，以取大脓。"其针形如宝剑，针尖如剑锋，两面有刃，长四寸，宽二分半。主治痈疽脓疡，可以切开排脓放血。

则痉。

用诚曰：按此谓发汗、下之而致痉，则不专于风寒湿之外传矣，是又因坏证而成也。发汗、下之太过，皆亡津液损血之所由也。

血气内虚发痉

《三因》云：夫人之筋，各随经络结束于身。血气内虚，外为风寒湿热之所中则痉。以风散①气，故有汗而不恶寒，曰柔痉。寒泣血，故无汗而恶寒，曰刚痉。原其所因，多由亡血，筋无所营，故邪得以袭之。所以伤寒汗下过多，与夫病疮人及产后致斯疾者，概可见矣。诊其脉，皆沉伏弦紧。但阳缓阴急则久久拘挛，阴缓阳急则反张强直。二证各异，不可不别。

用诚曰：按伤寒言痉，专指外邪为病。陈无择发明血气内虚一节，实与仲景所言汗下过多者相合，可谓善矣。惜乎用药未能详明也。又言阴缓阳极急②，则太阳痉也，阳缓阴急则阳明痉也。

郭稽中③云：产后汗出多而变痉者，由产后血虚，肉理不密，故多汗，因遇风邪搏之，则变痉，宜灌小续命汤。

用诚曰：产后汗多，纵有风邪乘之，小续命其可服乎？况有虚象，而实非风者哉。无择虽尝论其失，所用大

---

① 散：此下原有"痉"字，据《三因极一病证方论》卷七删。

② 阳极急：《玉机微义》卷三十九作"阳急"。

③ 郭稽中：宋代医学家，曾任医学教授，尤精产科，著有《妇人产育保庆集》。

豆紫汤、大圣散，亦未尽善也。

证治总论

用诚曰：伤寒痉病，《活人》以太阳中风，又感寒湿而致，则专于外邪所伤。然仲景亦有汗下过多之戒，则又出于坏证所成矣。盖外邪所伤者，通宜解散。仲景言刚柔，《活人》分阴阳，《难知》论经络等诸方详矣。至于治坏证，补虚救失之法，诸方则亡也。又，《千金》谓温病热入肾中亦为痉，小儿病痫热盛亦为痉。若此治法，俱未见之也。况此二者之外，又有血气本虚之人，如产后汗出多而变痉者，或因七情怒气而发者，或因湿热内盛，痰涎壅遏经络而作痉者，治各不同也。大抵伤寒有外邪之可解，宜用风药发散风寒。又风药亦能胜湿耳。至于邪热入肾，亦非风药之所能疗也。其内证作痉，本无外邪，前人岂可仍用风药处治？惟宜补虚降火，敦土平木，清痰去湿，随证而用，不可不察也。

风湿治内因外因

用诚曰：按《病机》云，诸痉项强，皆属于湿。寒湿同性，水火同居。故足太阳属水而位下，所以湿可伤也。其脉下项，故主项强。太阳表中风，加以湿客于经中，内挟寒湿，则筋脉抽急，故痉①项强而不柔和。当详有汗无汗，治②以流湿祛风，缓发表而愈也。强直属风，乃厥阴风木势甚而成。《千金》以强直为风，治以泻火补金，木

---

① 痉：原作"症"，据《玉机微义》卷三十九改。
② 治：原作"次"，据《玉机微义》卷三十九改。

能自平矣。愚谓此言痉病项强，以外感风寒湿气者言之也。风病强直，以风木自病者言也。

伤寒二痉治分三阳

用诚曰：古人以强直为痉，外证与伤寒相似，但其脉沉迟弦细，而项背反张强硬，如发痫状为异耳。察其有汗无汗，以分刚柔二痉。无汗葛根汤主之，有汗桂枝加瓜蒌汤主之。刚痉，胸满口噤，脚挛急，咬齿，当行大承气汤。愚谓刚痉、柔痉并属太阳，至于项强口噤一证，例太阳兼阳明也。因有阳明，故不宜发汗，而有用大承气汤法者。《难知》云：伤寒痉证五种，皆属太阳，余经不言，圣人之大意也。若头低视下，手足牵引，肘膝相拘，阳明痉也。若一目，或左或右斜视，并一手一足搐搦者，少阳痉也。汗之止之，和之下之，各随其经，可使必已，盖谓此也。

又曰：仲景论刚柔二痉，并属太阳。《活人》论阴阳二痉，既以阳痉属刚痉，阴痉属柔痉，而乃以术、附、姜、桂诸热药治阴痉，则是以阴专为寒治矣，恐非至当之论，姑俟明哲，其方兹不载，详见本论。

脉

《脉经》云：太阳病发热，脉沉而细者，名曰痉，为难治。夫痉脉，按之紧如弦，直上下行。

痉家其脉伏，坚直上下。

痉病其发汗已，其脉浛浛①如蛇。

用诚曰：按痉证属风寒湿所伤。有汗者脉必浮缓，无

---

① 浛浛：同"涵涵"，水波晃动貌。

汗者脉必浮紧。若其脉沉细者，湿所伤也。坚直上下行，皆紧之象也。发汗已如蛇，亡津液而无胃①气之象也。

解散之剂

《金匮》栝楼桂枝汤 治太阳病，其证备，身体强几几，然脉反沉迟，此为痉。

栝楼根 甘草炙，各二两 桂枝 芍药 生姜各三两 大枣十二枚

水煎，分温三服，取微汗。汗不出，食顷，啜热粥发之。

用诚曰：按此出太阳例药也。

葛根汤 治太阳病，无汗而小便反少，气上冲胸，口噤不得语，欲作刚痉。方见伤寒门。

海藏神术汤 治刚痉。

加羌活 独活 麻黄

白术汤 治柔痉。

加桂心 黄芪 白术

《活人》举卿举败散 治新产血虚痉者，汗后中风发搐亦然。

荆芥穗不以多少，微炒为末，大豆黄卷熟，以酒沃之，去黄卷取汁，调细末三五钱，和渣饮之，其效如神。一方则以好酒调服。

用诚曰：按此太阳、厥阴经药也。按本草荆芥能发汗，破结气，下瘀血，除风湿痹，亦是攻邪之药。若血气果虚之人，亦非所宜也。

---

① 胃：原作"习"，据《玉机微义》卷三十九改。

攻下之剂

《金匮》大承气汤 治痉为心腹满，口噤，卧不着席，脚挛急，必龂[1]齿，可与。方见本方。

用诚曰：按此阳明经药也。阳明总宗筋，以风寒湿热之邪入于胃，津液不行，宗筋无所养，故急直。用此汤下湿热，行津液。《宣明》云：痉病，目直口噤，背强如弓，卧摇动，手足搐搦，通宜三一承气汤下之，亦此意也。然非察证之明的，有内实热者，不可轻用。

去风养血之剂

《难知》防风当归散，治发汗过多，发热，头面摇，卒口噤，背反张者，宜去风养血。

防风　当归　川芎　地黄各一两

每一两，水煎服

用诚曰：谨按痉证发汗过多，与夫血气内虚之人，自当随证用药。古方于此等处多缺略，姑叙此方以见意尔。至于发散风寒、行经之药甚多，及《活人》治阴痉诸温[2]药，《难知》分经络用药，兹并不载，用究本书。

泄　泻

泻分寒热

《原病式》曰：大抵泻利，小便清白不涩为寒，赤涩者为热。又完谷不化而色不变，吐利腥秽，澄澈清冷，小

---

① 龂（xiè 泻）：牙齿相摩切。
② 温：原作"湿"，据《玉机微义》卷三十九改。

便清白不涩，身凉不渴，脉迟细而微者，寒也。谷虽不化，而色变非白，烦渴，小便赤涩者，热证也。凡谷消化，无问色及他证，便为热也。寒泄而谷消化者，未之有也。或火性急速，传化失常，谷虽不化而飧泄者，亦有之矣。仲景云：邪热不杀谷。然热得湿则飧泄也。

《机要》云：泻利，大抵从风湿热论，是知寒少热多，寒则不能久也。故曰：暴泻非阳，久泻非阴。大便完谷不化，有寒有热。热者，脉疾身多动，音声响亮，暴注下迫，此阳也。寒者，脉沉而细，身不动作，目睛不了了，饮食不下，鼻准气息者，姜附汤主之。若身重，四肢不举，术附汤主之。

用诚曰：按此以泻之久暴分阴阳，正如伤寒之病，始为寒而终则传变而为热也。然亦必以脉证参订焉。

湿

《机要》云：太阴经受湿，而为水泄虚滑，身重微满，不知谷味，久则防变而为脓血。

风

《机要》云：有厥阴经下利，其脉沉而迟，手足厥逆，涕唾脓血，此难治，宜麻黄汤、小续命汗之。此有表邪缩于内，当泻表邪而愈。

《良方》云：经云春伤于风，夏必飧泄。盖风喜伤肝，春时木旺不受邪，反移气克于脾土，脾既受克，不能运化，因成积滞。夏秋之间，再感暑湿风冷之气发动而成利也。

子和云：飧泄不止，完谷不化，发汗可也，桂枝麻黄汤主之。此证以风为根，盖风随汗出也。

用诚曰：子和谓风随汗解，此论固是，然亦须随其传变而治，不可执此一法也。

寒

《机要》云：暴下无声，身冷自汗，小便自利，大便不禁，气难布息，脉微呕吐，急以重药温之，浆水散是也。

火

子和云：夫暴注泻水不已，《内经》曰注下也。暴速甚者，属火，宜桂苓甘露饮、五苓、益元散。

胃气下降

《机要》云：饮食一伤，起居不时，损其胃气，则上升精华之气反下降，是为飧泄。久则太阴传少阴，而为肠澼。

停滞

《三因》云：饮食不节，过食生冷而成泄泻者，乃脾胃有伤也。但停滞泄泻一证，直须积滞已消，然后用断下药。今人往往便固止之，多成痢疾者矣。

脏气不平

《三因》云：七情感动，脏气不和，亦致溏泄。

泄泻治法总论

用诚曰：泄泻一证，古方率以为肠胃虚寒，与风冷乘之为论，故多行涩热之剂。彼泻利者，岂无积滞？岂无热证乎？今观《机要》所论，有属风、湿，属寒、属火之证，此因于外而伤者也。又云：厥阴经动，并胃气下降为泻利。《三因》所言七情感动，脏气不平，亦致溏泄，此则因于内而伤者也。外则当调六气，内则当平五脏。况又有饮食所伤，肠胃停滞所致者，治法各不同也。然更有因胃气下流而泄者，在法则当升举。因风而成飧泄者，则当解散。因痰积于上焦，以致大肠之不固而泄者，又当去上焦之痰，而不治其泄。因脾胃气虚而泄者，又当补中益气，使胃气升腾而泄自止。盖各求其本而治可也。

五虚

经曰：脉细，皮寒，少气，泄利前后，饮食不入，是谓五虚，死。其浆粥入胃，泄注止，则虚者活。

治湿之剂

《机要》①　白术芍药汤　治太阴②脾经受湿，水泄注下，体重微满，困弱无力，不欲饮食，暴泄③无数，水谷不化，宜此汤和之。身重暴下，是大势来，亦宜和也。

白术　芍药各一两　甘草五钱

每服一两，水煎。

治湿泻茯苓汤　又治食泻，湿热。

白术　茯苓各七钱五分

每服一两，水煎，食前服。一方有芍药，三味等分，名白术散。

用诚曰：按以上二方，和中除湿，足太阴、阳明经药也。白术之甘，入胃而除脾胃之湿。芍药之酸涩，除胃中之湿热，四肢困。茯苓利水道而除湿。此三味，泄利须用之药也。

苍术芍药汤　治证如前。

苍术二两　芍药一两　黄芩五钱

---

① 机要：此下原有一"云"字，据《玉机微义》卷六删。
② 阴：原作"阳"，据《玉机微义》卷六改。
③ 泄：原作"注"，据《玉机微义》卷六改。

每服一两，加淡味桂五分，煎服清①。

用诚曰：此解散湿热，上中二焦之剂，太阴经②药也。

《良方》**胃苓汤**　治夏秋之间，脾胃伤冷，水谷不分，泄泻不止。

用诚曰：按此乃表里除湿之剂，东垣所谓上下分消其湿是也。太阳、太阴经药也，出阳明饮癖例。

治风之剂

《机要》**防风芍药汤**　治泄利飧泄，身热脉弦，腹痛而渴，及头痛微汗。

防风　芍药　黄芩各一两

每服五钱，水煎。

用诚曰：按此治风辛凉之剂，太阴、太阳经药也。

苍术防风汤　治泄利，脉弦，头微痛。

苍术二两　防风一两　一方苍术四两　麻黄一两　防风五钱　姜七片

煎。

用诚曰：按此足太阴、阳明经药也。

《良方》**神术散**　治春伤于风，夏必飧泄。

苍术一斤　藁本　川芎各六两　羌活四两　粉草③　细辛各一两六钱

每服三钱，姜三片，煎。要出汗，加葱白。

用诚曰：按以上三方，治风胜湿，辛温之剂，此则太

---

① 清：原脱，据《玉机微义》卷六补。
② 经：此下原有一"的"字，据《玉机微义》卷六删。
③ 粉草：即甘草。

阳经药也。

治热之剂

《局方》戊己丸　治脾胃湿热，泄利不止。方见滞下门。

用诚曰：按泄泻，《局方》多以为寒，至刘、张始言有属热、属火之证，故诸方中治热泻之方甚少。然仲景治伤寒挟热下痢，用葛根黄芩黄连汤，但人未之思耳。

治暑之剂

《局方》来复丹　治伏暑泄泻如水。方见暑门。

《易简》云：硝石性寒，佐以陈皮，其性疏快，硫黄且能利人，若作暖药以止泻误矣。盖由啖食生冷，或冒暑热之气，中脘闭结，挥霍变乱。此药通利三焦，分理阴阳，服之甚验。

用诚曰：按此出厥阴硫黄例药也。

香薷饮，治伏暑吐泻。方见暑门。

用诚曰：按此治暑之表药也，脾肺经药也，出太阴厚朴例。

治寒之剂

《机要》浆水散　治暴泻如水，周身汗出，一身尽冷，脉微而弱，气少不能语，甚者加吐，此为急病。

半夏一两，汤洗　附子五钱，炮　干姜　桂　甘草炙，各五钱　良姜二钱五分

每服三五钱，浆水二盏，煎至半盏，和滓热服。

白术汤

白术　芍药　甘草炙，各三钱　干姜五钱，炮

如前服，甚者去干姜，加附子三钱，谓辛能发散也。

《局方》理中汤　治脏腑停寒，泄泻不已。方见寒门。

用诚曰：按此出太阴已寒例药也。以上用姜、附之药，皆为暴泻气脱，如五虚等证救急之剂，所谓暴泻非阳者也。然有属火者，亦当求责。

去积之剂

《本事》温脾汤　治痼冷在肠胃间，泄泻腹痛，宜先攻去，然后调治，不可畏虚以养病也[①]。

厚朴　干姜　甘草　桂心各二两　大黄生，四钱，碎，切，汤一盏，渍半日，搦去滓，煎汤时和滓下　附子生，二两

水二升半，煎八合，后下大黄汁，再煎六合，去滓服。

用诚曰：按泄利腹痛，其证多种，有积滞者，固宜攻去，岂但痼冷一端而已，须详证虚实寒热，随其所宜以调之。

升发之剂

东垣升阳除湿汤　自下而上者，引而竭之。

升麻　柴胡　防风　神曲　泽泻　猪苓各五钱　苍术一两　陈皮　甘草炙　大麦蘖面各三钱

如胃寒肠鸣，加益智仁、半夏各五分，姜、枣煎，非肠鸣不得用之。

水煎，早饭后热服。

升阳除湿防风汤　如大便闭塞，或里急后重，数至圊[②]而不能便，或有白脓或血，慎勿利之。利之则必致重

---

① 也：原作"丸"，据《玉机微义》卷六改。
② 圊（qīng青）：茅厕，厕所。

病，及郁结而不通也。以此汤举其阳，则阴气自降矣。

苍术泔浸，去皮干净，四两　防风二钱　白术　白茯苓
白芍药各一钱

除苍术另作片子，水一碗半，煎至二盏，内诸药同煎，至一大盏，食前热服。

用诚曰：按饮食入胃，气上升输精心肺，然后下降。脾胃有伤，不能上升，反下流肾肝而成泄利者，法宜填补中气，升之举之，不可疏下。此东垣发前人之所未论也。

调补脾胃之剂

钱氏白术散　治小儿泄泻，胃热烦渴，不问阴阳，并宜服之。

人参　白茯苓　白术　木香　甘草　藿香各一两　葛根①二两

每服五钱，水煎

用诚曰：按此太阴经四君子例药也，治小儿阳明本虚，阴阳不和，吐泻亡津液，烦热口干，以参、术、甘草甘温补胃和中；木香、藿香辛温芳香可以助脾；茯苓甘平，分阴阳，导水湿；葛根甘平，倍于众药，其气轻浮，鼓舞胃气，上行津液，又解风肌热，治脾胃虚弱泄泻之胜药也。

《易简》白术汤　治证如前。

前方藿香改黄芪是也。

《秘藏》黄芪补胃汤　治一日大便三四行，溏而不多，有时泄，腹中鸣。

---

① 葛根：《玉机微义》卷六作"干姜"，小字注曰"按中论即是葛根"。

黄芪　当归　柴胡　益智　陈皮各三钱　甘草炙，三钱

升麻六钱　红花少许

水煎，食前服。

补肾之剂

《机要》**肉豆蔻丸**　治肾泄久不愈，脉沉细无力者效。

补骨脂炒　肉豆蔻面裹煨，各等分

枣肉丸桐子大，饮汤下，空心。《本事方》补骨脂四两，肉豆蔻二两，名二神丸，治脾肾虚弱。

《本事》**五味子散**　治肾泄。

五味子二两　吴茱萸五钱，细粒绿色者

二味炒香熟为度，细末，每服二钱，陈米饮下。有一亲戚，五更初晓时必溏泄一次，此名肾泄，服此而愈。

《局方》**金锁正元丹**　治肾虚泄泻，小便频数，虚冷之证。

五倍子　茯苓各五两　龙骨煅　朱砂另研，各三两　紫巴戟去心，一斤　补骨脂酒浸，炒，十两　肉苁蓉洗，焙　葫芦巴焙，各一斤

为末，入研药令匀，酒糊①丸桐子大，每服三十丸，空心，温酒、盐汤任下。

损　伤

坠堕恶血从厥阴肝木论治

《灵枢》云：有所坠堕，恶血留于内，若有所大怒，

---

①　糊：原脱，据《玉机微义》卷六补。

气上而不下，积于胁下，则伤肝。

用诚曰：从高坠下，恶血留于内，不分十二经络，圣人俱作风中肝经，留于胁下，以中风疗之。血者，皆肝之所主，恶血必归于肝，不问何经之伤，必留于胁下，盖肝主血故也。痛甚则必有自汗，但人汗出皆为风证，诸痛皆属于肝木，况败血凝涩，从其所属，入于肝也。从高坠下，逆其所行之血气非肝而何？以破血行经药治之。

恶血胀满下之

《内经》云：人有所坠堕，恶血留内，腹中胀满，不得前后，先饮利药。此上伤厥阴之脉，下伤少阴之络，刺足内踝下，然骨之前出血，刺足跗①上动脉不已，刺三毛各一痏②，见血立已，左刺右，右刺左。

子和云：诸落马坠井，打扑伤损，闪朒③损折，杖疮肿发，焮痛不止者，可峻下二三十行，痛止肿消，宜以通经散、导水丸等药，或加汤剂泻之，后服和血消肿散毒之药。

惊涎堵塞吐之

用诚曰：子和于堕车落马、杖疮闪朒者，俱用峻下。其有心恙，牙关紧急者，云是惊涎堵塞于上，俱用三圣散先吐后下。其法虽峻，然果有惊涎瘀血停留于内，焮痛肿胀发于外者，亦奏捷功。但于血出过多、老弱之人、脉虚大者，亦当求责。

瘀血停积与亡血过多异治

---

① 跗：原作"肘"，据《素问·缪刺论》改。

② 痏（wěi 委）：针刺的次数。

③ 闪朒（nà 那）：扭伤筋络或肌肉。

用诚曰：打扑金刃损伤，是不因气动而病生于外，外受有形之物所伤，乃血肉筋骨受病，非如六淫七情为病，有在气在血之分也。所以损伤一证，专从血论，但须分①其有瘀血停积，而亡血过多之证。盖打扑坠堕，皮不破而内损者，必有瘀血。若金刃伤皮出血，或致亡血过多，二者不可同法而治。有瘀血者，宜攻利之。若亡血者，兼补而行之。又察其所伤，有上下轻重浅深之异，经络气血多少之殊。唯宜先逐瘀血，通经络，和血止痛，然后调气养血，补益胃气，无不效也。顷见围城中军士被伤，不问头面手足，胸背轻重，医者例以大黄等药利之。后大黄缺少，甚者，遂以巴豆代之，以为不于初时泻去毒气，后则多致危殆。至于略伤手指，亦悉以药利之。殊不知大黄之药，惟与有瘀血者相宜，其有亡血过多，元气胃气虚弱之人，不可服也。其巴豆大热有毒，止能破坚逐积，用于此疾尤非切当。所以，有服下药过后，其脉愈见坚大，医者不察，又以为瘀血未尽，而复下之，因而夭折人命，可不慎欤？

脉

《内经》云：肝脉搏坚而长，色不青，当病堕若搏，因血在胁下，令人呕逆。

《金匮》云：寸口脉浮微而涩，然当亡血，若汗出。设不出汗者，当身有疮，被刀斧所伤，亡血故也。

《脉经》云：金疮血出太多，其脉虚细者生，数大②者

---

① 分：原脱，据《玉机微义》卷四十三补。
② 数大：《玉机微义》卷四十三作"数实大"。

死。金疮出血，脉沉小者生，浮大者死。

用诚曰：按破伤有瘀血在内，脉坚强实则生，虚小弱者死。若亡血过多，脉虚细小者生，浮大数实者死，皆为脉病不相应故也。

攻下瘀血之剂

《金匮》治马坠及一切筋骨损方

大黄一两，切，浸或汤下　绯帛如手大，烧灰　乱发如鸡子大，烧灰　炊单布一尺，烧灰　败蒲一把三寸　桃仁四十九个，去皮尖，熬　甘草如中指节，炙，剉

以童便，量多少煎汤成，内酒一大盏，次下大黄，去滓，分温三服，先剉败蒲席半领煎汤，浴衣被处，斯须，通利数行，痛楚立瘥。

《发明》复元活血汤　治从高堕下，恶血留于胁下，瘀痛不可忍。

柴胡五钱　当归六钱　甘草二钱　川山甲炮，二钱　大黄酒浸，一两　桃仁去皮尖，五十个　红花　瓜蒌根各二钱

桃仁研烂，余药剉如麻豆大。每服一两，水二盏半，酒半盏，煎至七分，去滓，食前，大温服，以利为度。得利后，痛或不尽，服乳香神应散。《灵枢》云：坠堕，恶血留于胁下，则伤肝。肝胆之经行于胁下，属厥阴、少阳，宜以柴胡为引，用为君。以当归活血脉。又急者痛也，以甘草缓其急，亦能生新血，阳生阴长故也，为臣。川山甲、瓜蒌根、桃仁、红花，破血润血，为佐。大黄酒制，以荡涤败血，为之使。

当归导气散　治损伤瘀血，大便不通，红肿暗青，疼

痛昏闷，蓄血内壅欲死。

大黄一两　当归三钱　麝少许

除麝另研外，为极细末，入麝合匀。每服三钱，热酒一盏调下，食前，内瘀血去。或骨节伤折疼痛，接骨紫金丹治之。

《三因》鸡鸣散　治从高坠下，及木石所压，凡是损伤瘀血凝滞，疼痛欲死，兼以此药推陈致新，神效。

大黄一两，浸酒　杏仁三七粒，去皮尖

研细，酒一碗，煎至六分，去滓。鸡鸣时服至晚，取下瘀血即愈。若便觉气绝，取药不及，急擘开口，以热小便灌之。

用诚曰：按已上四方，虽皆荡逐瘀血之药，前三方，所以治血在肝经血分者也。后一方，所以治血在肺经气分者也。当以脉之浮沉表里别之。又海藏云：若登高坠下撞打，及伤心腹，胸中积血不散，以上中下三焦部分分之，以易老犀角地黄汤、桃仁承气、抵当汤丸之类下之。亦有以小便同煎治之者，更有内加生地黄、当归煎服者，亦有加大黄者，惟智者能择之。

破血止痛行经之剂

《秘藏》破血散　治乘马损伤，跌其脊骨，恶血流于胁下，其痛苦楚，不能转侧。

羌活　防风　桂各一钱　柴胡　连翘　归梢　水蛭炒烟尽，研，各二钱　麝少许，另研　一方有苏木一钱五分

作二服，每服二大盏，酒水一盏，除水蛭、麝外，另研如泥，煎余药一大盏，去滓，上火合，稍热，调二味，

饥服之。

用诚曰：按此太阳、阳明、少阳经药也。

地龙散 治腰脊痛，或打扑损伤，从高堕下，恶血留在太阳经中，令人腰脊或胫腨臂腰中痛不可忍。

中桂 地黄各四分 黄柏 甘草各一钱 羌活二钱 苏木六分 麻黄五分 桃仁六个 归梢五分

每服五钱，水煎，温服。

用诚曰：按此足太阳经药也。

《发明》**乳香神应散** 治从高坠下，疼痛不可忍，及腹中疼痛。

乳香 没药 雄黑豆 桑白皮 独科栗子各一两 破故纸炒，二两

为末，每服五钱，醋一盏，砂石器内煎至六分，入麝少许，温服。《宝鉴》有当归一两，水蛭炒，五钱。

圣灵丹 治一切打扑折伤，疼痛不可忍者。

乳香五钱 乌梅去核，五个 白米一捻，《秘藏》作粟 莨菪子一盏，炒黄，二两八钱

蜜丸弹子大。每服一丸，细嚼，热酒送下，一伏时①，痛不止，再服。

用诚曰：按此二方，少阴经药也。

《三因》**加味芎劳汤** 治打伤，败血入胃，呕吐黑血。

川芎 当归 白芍药 百合浸半日 荆芥穗各等分

每服四钱，水酒各半煎。

---

① 一伏时：一昼夜。

《元戎》**加味四物汤**　治虚人损伤，不禁下之者。

四物汤加川山甲，煎服。

用诚曰：按以上二方，厥阴例药。通前六方，皆温平之剂。

《局方》**花蕊石散**　治金刃伤，及打扑损伤，猫狗咬伤，或至死者，急于伤处擦药，其血化为黄水。如内损，血入脏腑，煎童便，入酒少许，调一钱服之，立效。并治妇人产后，恶血奔心，胎衣不下，以小便调一钱，取下恶物，效。

硫黄明净者，四两　花蕊石一斤

为粗末，拌令匀，用纸筋和胶泥固济，瓦罐子一个，入药在内，密泥封口了，焙干，安在四方砖上，上书八卦五行字，用炭一秤围烧，自己午时从下生火，直至经宿火尽，又经宿，已冷，取研极细，磁器内盛。

用诚曰：按此厥阴硫黄例药也。海藏云：有用此药以童便煎服，或酒调服之者，与寒药正分阴阳，不可不辨也。

补损当归散　疗坠马落车，伤腕折臂疼痛，服此药疼痛即止，筋骨即当相连。

泽兰炒　附子炮，各二钱　当归炒　蜀椒炒　甘草炙桂心各三分　芎䓖炒，六分

为末，每服二钱，温酒调服，日三。忌生葱、猪肉、冷水、生菜。

用诚曰：按此少阴、厥阴经药也。以上二方，皆温热之剂。

接骨之剂

《发明》 **紫金丹** 定痛接骨。

川乌泡　草乌泡，各一两　灵脂去土，五分　木鳖去壳　黑牵牛生　骨碎补　威灵仙　金毛狗脊　防风　自然铜火煅，醋淬，七次　地龙去土　乌药　青皮　陈皮　茴香各五分　禹余粮火煅，醋淬，四两　没药　红药子　麝各二钱五分

醋糊为丸梧子大。每服十丸至二十丸，温酒送下。病上，食后。病下，食前。

《元戎》 **接骨丹**

没药　乳香　当归　川椒　自然铜醋淬　赤芍药　骨碎补炙　败龟炙　虎骨炙　白芷各等分　千金藤郁李仁是也，亦等分

又方加龙骨、川芎。

化蜡五钱，丸如弹子大。每服一丸，好酒半升化开煎，用东南柳枝搅散，热服。

经验方 治打扑折骨损断，服此药自顶心寻病至下，遇受病处则飒飒有声，觉药力习习往来则愈。

没药　苏木　川乌去皮尖　松明节　乳香　血竭各三钱　龙骨五钱，生　地龙五钱，去土，炒　水蛭炒，五钱　降真香五钱　土狗①十个，油浸，焙干　自然铜煅，醋淬，七次，一两

为末，每服五钱，无灰酒调下。病在上，食后。病在下，食前服。

用诚曰：按以上三方，并出少阴折伤例药也。其用毒

---

① 土狗：蝼蛄的别称。

药以行诸经，亦是瘀血已去者方可用。

丹溪曰：世以自然铜为接骨药，然此等方尽多，大抵在补气补血补土。俗工惟在速效以罔利，迎合病人之意。而铜非煅不可服，若新出火者，其火毒金毒相扇，挟香挟药毒，虽有接伤之功，而燥散之祸甚于刀剑，戒之。

杂方

《机要》刀箭散 止血定痛没药散。

定粉① 风化灰②各一两 乳香五分，另研 枯矾三钱，另研 没药一字，另研

各研为细末，同和匀，再研，掺用之。

经验方 治打扑损筋伤骨折。吕显谟传。

黄柏一两 半夏五钱

为细末，每用五钱，生姜自然汁调如稀粥，敷用纸花贴，如干再敷。骨折先以绢帛封缚，次用沙木扎定，良久痛止。即痒觉热，乃是血活，筋骨复旧。轻者三五日，重者不过旬月矣。

又方 治打扑损，肿痛不止。

生姜自然汁、米醋、牛皮胶同熬，溶入马屁勃末，不以多少，调和膏，以纸摊敷肿处。

治刀伤斧䂎

五倍子一味为末，干贴，神效。

桑叶，阴干为末，干贴。如无，旋熨干末贴之，妙。

---

① 定粉：即铅粉，又名粉锡。气味辛、寒，无毒。主治劳复与食复、小儿脾泄不止、赤白痢、小儿疳痢。

② 风化灰：即风化的石灰。

玉机辨症下

寒

《内经》叙寒气为痛为积为呕为泄

《举痛论》[1] 云：寒气入经而稽迟，泣而不行，客于脉外则血少，客于脉中则气不通，故卒然而痛。重中于寒，则痛久矣。寒气客于小肠募原之间，络血之中，血泣不得注于大经，血气稽留不得行，故宿昔而成积。寒气客于肠胃，厥逆上出，故痛而呕也。寒气客于小肠，小肠不得成聚，故腹痛后泄矣。

河间论寒为癥瘕坚痞厥逆诸证

《原病式》云：诸病上下所出水液，澄澈清冷，下痢清白，吐痢腥秽，食已不饥，坚痞腹满急痛，癥瘕癫疝，屈伸不便，厥逆禁固，皆属于寒。

宗厚曰：已上诸论，病机多属内中于寒，口食生冷所致，皆非外感证也。

中寒

丹溪曰：仲景论伤寒矣，而未及乎中寒。先哲治胃大寒而昏，用附子理中而安，其议药则得之矣。曰伤，曰中，未闻其议其异同者。因思伤寒有即病，有不即病，必大发热，邪循经而入，以渐而深。中寒则仓卒感受，其病

---

① 举痛论：即《素问·举痛论》

即发而暴。伤寒之人，因其旧有郁热，风寒外来，肌^①腠自密，郁发为热。其初也，用麻黄、桂枝辈发表而安，以病体不甚虚也。中寒之人，乘其肤腠疏豁，一身受邪，难分经络，无热可发，温补自解，此胃气之大虚也。伤寒热虽甚不死，中寒若不急治，去生甚远，其虚实，盖可见矣。

宗厚曰：仲景论伤寒，至三阴病例可汗，外感也。韩祗和例温中，即中寒也。张洁古三阴可下，王海藏例可补，皆言内伤也。但韩氏不直指中寒，而就于阴证立便例，例^②可温中之法，与仲景三阴病论证不同，乃别立方，意指中寒而未甚莹，故丹溪先生重明此意。然皆宜详玩，临证合宜处治也。

论阴阳虚盛恶寒

《内经》曰：阳虚则外寒者，阳受气于上焦，以温皮肤分肉之间，今^③寒气在外，则上焦不通。上焦不通，则寒气独留于外，故寒慄。阴盛则内寒者，因厥气上逆，寒气积于胸中而不泻，不泻则温气去，寒独留则血凝泣，凝则脉不通，其脉盛大以涩，故中寒。

宗厚曰：按此言阴阳虚盛为寒。本七情所动之致，义见《调经论》篇，皆与伤寒、中寒受病不同者也。

东垣曰：夜则恶寒，昼则安静，是阴血自旺于阴分也。夜则恶寒，昼则恶寒，是重阴无阳也，当亟泻其阴，

---

① 肌：原作“饥”，据《玉机微义》卷十四改。
② 例：原脱，据《玉机微义》卷十四补。
③ 今：原作“令”，据《素问·调经论》改。

峻补其阳。夜则安静，昼则恶寒，是阴气上溢于阳中也。

宗厚曰：按此亦阴盛所致之，本病非感寒①外因也。

阴毒

王海藏云：阴毒本因肾气虚寒，因欲事、或食生冷物而后伤风，内既伏阴，外又伤寒，或先感外寒而后伏阴，内外皆阴，则阳气不守，遂发阴毒。身重，眼睛疼，身体倦怠而甚热，四肢厥逆冷，额上及手背冷汗不止，或多烦渴，精神恍惚，如有所失，三二日间或可起行，不甚觉重。诊之则六脉沉细而疾，尺部短小，寸口或无。若服凉药，则渴转甚，躁转急。有此证者，急用还阳退阴之药则安，惟补虚和气而已，宜服正元散之类。阴证不宜发汗，如气正脉大，身热未瘥，用药发汗无妨。或寸口小而尺脉微大亦同。积阴感于下，则微阳消于上，故其候沉重，四肢逆冷，腹痛转甚，或喉不利，或心下胀满结硬，躁渴，虚汗不止，或时狂言，爪甲面色青黑，六脉沉细而一息七至以来。有此证者，速宜于气海、关元二穴灸三二百壮，以手足和缓为效，仍服金液丹、来复丹之类，随证治之。

仲景伤寒传变

《难知》云：足太阳为巨阳，为老阳，又为诸阳之首，故多传变尔。太阳传阳明，谓之微邪，是水传土也，又谓之循②经得度传。太阳传少阳，谓之越经传。太阳传太阴，谓之误下传。太阳传少阴，谓之表里传变之邪。太阳为

---

① 寒：原脱，据《玉机微义》卷十四补。
② 循：原作"巡"，据《玉机微义》卷十四改。下同。

甚，复传少阴，水胜火，火胜水，此南北二方之变，顷刻之间，其害人也，甚于太阳多矣。若辨之不早，必成不救之疾，况乱投汤药者乎？太阳传厥阴，谓之首尾传，厥阴与督脉上行，与太阳相接，又名循经得度传，灾变至重，不为不多矣。

宗厚曰：按此可谓发仲景之心法矣。成氏论七日不解为再经，二七日不解为过经，皆大约也。故一无治例，惟①六经传变为的。太阳传变居多者，因其初感，邪气乘虚而入则传也。有三五日止在本经，或十数日不传者，有之。有传过一经而不再传者，亦有之。有误服药而致传变者，多矣。

《发明》曰：伤寒受病之由，皆出《热论》一篇而已。皆传足经，不传手经，何也？盖伤寒病，冬月得之，足太阳膀胱经为首，次至足厥阴肝经为尾。此病惟伤北方与东方，及戊土上有足阳明胃湿之专位，兼丑上有足太阴脾土之专位。盖足之六经，皆在东北之方。经云：冬伤于寒，即发者为伤寒，春发者为温病，夏发为温疫，为病最重，此之谓也。仲景云：无奇经则无伤寒，缘奇经皆附足六经，不附手经。寒邪只伤足经者，为有奇经故也。长夏为大热病者，夏火既旺，火之方与秋之分，皆手经居之。水方与春之分，皆足经不足。及夏火旺，客邪助于手经，则不足者愈不足矣，故所用之药，皆泄有余而非足经药，何者？泄有余则不足者补矣。此伤寒先只足经而不言手经

---

① 惟：原作"为"，据《玉机微义》卷十四改。

也，大意如此。至于传手经者，亦有之矣。

《难知》云：伤寒传至五六日间，渐变神昏不语，或睡中独语一二句，目赤唇焦，舌干不饮水，稀粥与之则咽，终日不与则不思，六脉细数而不洪大，心下不痞，腹中不满，大小便如常，或传至十日已来，行貌如醉人，虚见神昏不已，多用承气汤下之，则误矣。盖不知此热传手少阴心经也。然而，又未知自何经而来？答曰：本太阳经伤风。风为阳邪，阳邪伤卫，阴血自燥，热蓄膀胱，壬病①逆传于丙，丙丁②兄妹，由是传心，心火自上迫而熏肺，所以神昏也。谓肺为清虚之脏，内有火邪，致令神昏，宜栀子黄芩黄连汤。若脉在丙者，导赤散。脉在丁者，泻心汤。若误用凉膈散，乃气中之血药也，如左手寸脉沉滑有力者，则可用之。或用犀角地黄汤，近于是也。本方所说，若无犀角，以升麻代之，是阳明经药也，此解阳明经血中热药。若脉浮沉俱有力者，是丙丁中俱有热也，可以导赤、泻心各半服之则宜矣。此证膀胱传丙，足传手经也，下传上也，丙传丁也，表传里也。壬传丁也，艮传离也，越经③传也，又谓之腑传脏也。《活人》云：伤寒只传足经，不传手经。此言不尽意也，有从足经而传手经者，何以知之？经云：伤寒或止传一经，或间传一二经④，不可一途而取之，但凭其脉与外证治之，此活法也。

---

① 壬病：即足太阳膀胱病。
② 丙丁：指小肠与心。
③ 越经：原作"经越"，据《玉机微义》卷十四乙转。
④ 一二经：《玉机微义》卷十四作"三经"。

与食则咽者，邪不在胃也。不与则不思者，以其神昏。故热邪既不在胃，误与承气汤下之，其死也必矣。

宗厚曰：伤寒本只传足经，已上又例传手经之义，可谓发①病机之秘矣。盖只是邪蕴日久，因足经实手经虚，故冤热耳。有因汗下差误而传，有因七情或劳倦等致者有之。大抵传手经必有所因。所以，古人有救逆、复②脉等法，岂但切中病情，实启后人之意例尔。

伤寒两感

王海藏曰：天之邪气，感则害人五脏，云云。详见伤寒。

赵嗣真③曰：仲景论两感为必死证，而复以治有先后、发表攻里之说。继之者，盖不忍坐视而欲觊其万一之可活也。《活人书》云：宜救里以四逆汤，后救表以桂枝汤。殊不知仲景云：太阳与少阴俱病，则头痛为太阳邪盛于表，口干而渴为少阴邪盛于里也。阳明与太阴俱病，则身热谵语为阳明邪盛于表，不欲食腹满为太阴邪盛于里也。少阳与厥阴俱病，则耳聋为少阳邪盛于表，囊缩而厥为厥阴邪盛于里也。三阳之头痛，身热，耳聋，救表已自不可。三阴之腹满，口干渴，囊缩而厥，不下可乎④?《活人书》引下痢身疼痛，虚寒救里之例，而欲施于烦渴腹满，

---

① 发：原脱，据《玉机微义》卷十四补。

② 复：原作"腹"，据《玉机微义》卷十四改。

③ 赵嗣真：元代医家，著《活人释疑》一书，以辨《活人书》两感伤寒治法之误。已佚。

④ 不下可乎：原作"不可下乎"，据《玉机微义》卷十四改。

谵语囊缩，实热之证，然乎？否乎？盖仲景所谓发表者，葛根麻黄是也。所谓攻里者，调胃承气是也。《活人书》所谓救里则是四逆，救表则是桂枝。今以救为攻，岂不相背？若用四逆汤，是以火济火，而腹满、谵语、囊缩等证何由而除？脏腑何由而通？荣卫何由而行？而六日死者，可立而待也。吁！两感虽为不治之证矣，然用药之法，助正除邪，虚实实虚，补不足，损有余之理，学者不可不素有一定之法于胸中也。

伤寒合病并病

赵嗣真曰：愚尝疑合病与并病之为难明也久矣，因姑释之。盖合病者，二阳经或三阳经同受病，病之不传者也。并病者，一阳经先病，又过一经，病之传者也。且如太阳阳明并病一证，若并而未尽，是传未过，尚有表证，仲景所谓太阳证不罢，面色赤，阳气怫郁在表不得越，烦躁短气是也，犹当汗之以各半汤。若并之已尽，是为传过，仲景所谓太阳证罢，潮热，手足汗出，大便硬而谵语者是也，法当下之以承气汤。是知传则入腑，不传则不入腑。所以仲景论太阳阳明合病，止出三证，如前于太阳阳明并病，则言其有传变如此也。又三阳经互相合病，皆曰下利，仲景于太阳阳明合病，则主以葛根汤。太阳少阳合病，主以黄芩汤。少阳阳明合病，主以承气汤。至于太阳少阳并病，其证头项强痛，眩冒，如结胸，心下痞硬，当刺大椎、肺俞、肝俞，不可汗下。太阳阳明并病，已见上论。但三阳合病，仲景无背恶寒语句，虽别有口燥渴、心烦、背微恶寒者，乃属太阳证，而非三阳合病也。三阳若与三阴合病，即是两感，所以三阴无合病例也。

宗厚曰：按三阳合病证治，见《伤寒论》阳明例篇。

伤寒变温热病论

赵嗣真曰：按仲景论，谓冬月冒寒，伏藏于肌肤而未即病，因春温气所变则为热。变者，改易之义也。至此，则伏寒各随春夏之气改变为温为热。既变之后，不得复言其为寒也。所以仲景云温病不恶寒者，其理可见矣。仲景又云：其病与温及暑病相似，但治有殊者，要在辨其病源寒、热、温三者之殊，则用药冷热之品味判然矣。

宗厚曰：按王安道云：伤寒有即病者，则为伤寒，不即病者，则谓之温与暑。温暑则一于热矣，何由而为寒哉？后人以仲景书通为伤寒、温暑设，遂致诸温剂皆疑之而不敢用。韩祗和虽觉桂枝汤之难用，然未悟仲景书本为即病之伤寒设也。刘守真亦以温暑作伤寒立论，而遗即病之伤寒，处辛凉解散之剂，亦不无桂枝、麻黄难用之惑也。殊不知仲景主桂枝、麻黄汤，本不欲用于夏月之时矣。苟悟夫桂枝、麻黄，本非治温暑之剂，则群疑冰泮矣。何也？夫寒之初客于表也，闭腠理，郁阳气而为热，故非辛温之药，不能开腠理以泄其热，此麻黄汤之所由立也。至于风邪伤表，虽反疏腠理而不闭，然邪既客表，则表之正气受伤而不能流通，故亦发热也。必以辛甘温之药发其邪，则邪去而腠理自密矣，此桂枝汤之所由立也。若仲景为温暑立方，必别有法，惜其遗帙不传，致使后人有多歧之患耳。又曰：春夏有恶风恶寒，有汗无汗之证，盖春夏暴中风寒之新病，非冬时受伤过时而发者。不然则或是温暑将发而复感于风寒，或因感风寒而动乎久郁之热，遂发温暑也。

仲景曰：太阳证发热而渴，不恶寒者，为温病。观此，则知温病不当恶寒而当渴。其恶寒而不渴者，非温病矣。仲景虽不言暑病，然暑病与温病同，但复过一时而加重于温病矣，其不恶寒而渴则无异也。春夏虽有恶寒恶风表证，其桂枝、麻黄二汤终难轻用，勿泥于"发表不远热"之语也，于是而用辛凉解散，庶为得宜。苟不甚而概用之，诚不能免夫狂躁、班黄①、衄血之变，而亦无功也。虽或者行桂枝、麻黄于春夏而效，乃是因其辛散之力，而偶中于万一，断不可视为常道而守之。后人以通解散、百解散之类，不问四时中风伤寒，一例施之。非至正之道，然较之不慎而轻用桂枝、麻黄以致变者，则反庶几矣。仲景曰：冬温之毒，与伤寒大异，为治不同。又曰：寒疫与温疫及暑病相似，但治有殊耳。是知温暑及时行寒疫仲景谓春分以后，秋分节前，天有暴寒为时行寒疫、温疟、风温等病，必别有治法，今不见者，亡之也。观其所谓为治不同，所谓温疟风温、温毒温疫，脉之变证方治，如说之语，岂非有法而亡之乎？决不可以伤寒六经病诸方通治也。

发表之剂

麻黄汤　治伤寒恶风，发热身疼，无汗。

麻黄四味，分两照《伤寒论》俱十分之一。

宗厚曰：按此太阳经药也。

---

① 班黄：即"斑黄"，指发斑、黄疸。

葛根汤　治伤寒恶寒，项背强几几，无汗恶风，或下利。

药分两照原方十分之一，其大枣用三枚。

宗厚曰：按此出太阳例，阳明药也。

柴胡桂枝汤　治伤寒发热潮热，脉弦自汗，或渴或利。

桂枝二钱　半夏　生姜各一钱　大枣二枚　余①照原方十分之一。

宗厚曰：按此出太阳例，少阳药也。

桂枝汤　治伤风寒，发热自汗，鼻鸣干呕者。

药分两照原方十之一，其枣用二枚。

宗厚曰：按此出太阳例，太阴经药也。

麻黄附子细辛汤　治感寒脉沉或微细，反发热，或但欲寐者。

麻黄　细辛各四钱　附子炮②，二钱五分

煎。

宗厚曰：按此少阴经药也。

当归四逆汤　治感寒手足厥冷，脉细欲绝者。

药分两照原方十分之一。

宗厚曰：按此厥阴经药也。已上六经治寒。

桂枝麻黄各半汤　治伤寒见风脉，发热，自汗或无汗。

---

①　余：《玉机微义》卷十四"柴胡桂枝汤"的"余"药有：黄芩、人参、白芍各一钱半、甘草炙一钱、柴胡四钱。

②　炮：原作"泡"，据上下文义改。

桂枝二钱　白芍　生姜　炙草　麻黄各一钱五分　大枣二枚　杏仁二十①个

煎。

宗厚曰：按此足太阳、手足太阴、手少阴经药。出太阳例，治风寒之剂也。夫仲景论已上六经药，然其中有发表、解肌、温经不同。盖风寒有浅深、荣卫有虚实故也。学者审此，则用药汤液之源，可得而悉。又表里变误，详见小儿门葛根升麻汤下。

又按，伤寒卒病与夫时行寒疫，皆宜从仲景已上法。然立春已后，立秋已前，非有时行暴寒而致病者，宜从韩祗和法，较脉证治之。《元戎》云：韩氏十四药以经络求之，各有部分，轻重缓急，自有所宜，运气加临，各极其当，因时在其中矣。不必分至之远近，寒暑之盛衰，而谓之因时也。但方世俗罕用，今附入温暑门②。

又海藏云：韩氏《微旨》可汗一篇，有和解因时法。言伤寒之脉，头小尾大。伤风之脉，头大尾小。李思训《保命新书》亦分寸尺，与韩氏同。非若前人总言尺寸脉俱浮而紧，尺寸脉俱浮而缓。紧则为伤寒无汗，缓则为伤风自汗。又有伤寒有汗者，有伤风无汗者，脉亦互差，与证不同，前人已尽之矣。惟韩、李所言头小尾大，即为伤寒；尾小头大，即为伤风也。人病间有脉证只显于尺寸者，故韩、李述，为和解因时法也。又恐后人疑其不与前

---

① 二十：《玉机微义》卷十四作"十二"。
② 温暑门：《玉机微义》卷十四作"湿门"。

圣合，遂于本方药内，又立加减数条，亦不越前人之意，何其当哉。兼二公者，当宋之盛时，故又戒桂枝、麻黄，不可轻用，改用石膏、升麻、葛根、柴胡之平剂。当时则可，非百代常行，时世迁移之活法也。可汗一篇，若从汤液，随证应见，自有定规，虽明哲不可踰。

《简易》**参苏饮** 治感冒风邪，发热，头疼，痰咳。方见热门。

《局方》**十神汤** 治时气温疫，两感风寒。

川芎　甘草　麻黄各四钱　干葛一两四钱　紫苏　升麻白芍药　白芷　陈皮　香附各四钱

入姜煎服，每服①五钱或一两。

藿香正气散 治伤寒头痛，憎寒壮热。

宗厚曰：按已上三方，今世俗多用之治伤寒，故收入。又曰：宋之季，别立参苏、藿香之类，而遗即病之寒。仲景三百余法，备即病伤寒之传变。宋医所论，为时气变法，非真伤寒也，故其方不多。金时刘守真，制防风通圣散，亦是变法，义见中风例中。当遇是证，则必施是治可也。然于伤寒，不辨邪于某经，妄以此施治，则先虚正气，逆其经络，得汗不解，复不求经救逆，乱投汤剂，其致危殆也必矣。

温中之剂

真武汤 治伤寒腹痛，小便不利，四肢沉重疼痛，下利。

附子一钱五分　余皆照原方十分之一。

附子汤 治感寒身体痛，手足寒，骨节疼，恶寒，脉

---

① 每服：原脱，据《玉机微义》卷十四补。

沉弱。

附子　人参各二钱　茯苓　白芍药各三钱　白术四钱

水煎。

宗厚曰：按此二方，少阴例药也，治寒湿之剂。

理中汤

人参　白术　干姜　甘草炙，各等分

水煎。

韩氏温中汤

丁皮　厚朴各一两　干姜　白术　陈皮　丁香各二钱

为末，每服二钱，入葱白、荆芥穗煎。

宗厚曰：按韩祗和云：凡病人两手脉沉迟或紧，皆是胃中寒也。若寸脉短小及力小于关尺者，此阴盛阳虚也。或胸膈满闷，腹中胀满，身体拘急，手足逆冷，急宜温之。然寒盛体虚者，宜从少阴例。此止可作温中药，姑存之。

宗厚又曰：韩祗和《微旨》一书，纯以温暑作伤寒立论，而即病之伤寒反不言及，全不能窥仲景藩篱。又以夏至前，胸膈闷，呕逆气塞，肠鸣腹痛，身体拘急，手足逆冷等证，视为伤寒，谓与仲景三阴证脉理同而证不同，遂别立温中法以治。以予观之，其胸膈满闷，呕逆气塞等证，既与仲景所叙三阴证不同，则是内伤杂病，岂温暑病乎？况仲景所叙三阴证，求对于春夏温暑之病，不亦惽乎？

海藏黄芪汤

人参　黄芪　茯苓　白术　白芍药各一两　甘草炙，七

钱五分　干姜　陈皮　藿香各五钱

每服一两，入生姜煎。

宗厚曰：按已上三方，出理中例法也。

《宝鉴》**铁刷汤**　治寒积上焦，呕吐不止，痰饮，胸膈不快，食不下。

半夏四钱　草豆蔻　丁香　干姜炮　诃[①]子皮各三钱生姜一两

作三服，水煎。

附子理中丸　治中焦有寒腹痛，或感寒头痛，发热恶寒，腹痛，不饮水。

理中汤三两　附子一枚

蜜丸如鸡黄大。每一丸，温汤化下。

《元戎》**苦楝丸**　治下焦有寒积，小腹急痛，奔豚等证。

川苦楝　茴香　附子各一两，三味酒煮，干再焙　玄胡五钱　全蝎十八个，炒　丁香十八个

酒糊丸梧子大。每五十丸，食前当归汤下。

宗厚曰：按已上诸方，治寒积或食寒物等致者，虽分三焦等用，则不离乎温中法也。然寒冷之物，停蓄于中，则当温剂下之者，又不必拘此。如气分寒，宜仲景桂枝、附子汤选用；血分寒，宜当归四逆汤之类，要在临时通变可也。

发表温中之剂

小青龙汤　治感寒发热，头疼，脉沉细，或呕或咳，

---

① 诃：原作"订"，据《玉机微义》卷十四改。

或利或噎，或小便不利，少腹满，或喘。

麻黄　白芍药　干姜　甘草炙　细辛　桂枝各二钱　半夏　五味子各一钱五分　附子炮，二钱，脉浮不用

水煎。

海藏肉桂散　治伤寒服冷药过度，心腹胀满，四肢逆冷，昏沉不识人，变为阴毒恶证。

肉桂三钱　白芍药　陈皮　前胡　当归　附子炮　人参各一两　白术　木香　厚朴炒　良姜各三钱　吴茱萸五钱

每服五钱，入枣三枚，水煎。

天雄散　治阴毒伤寒，身重背强，腹中疗痛①，咽喉不利，毒气攻心，心下坚强，短气呕逆，唇青面黑，四肢厥逆，其脉沉细而厥。

天雄一两，泡去皮　麻黄　当归　白术　半夏各五钱　川椒一钱　肉桂　厚朴各一两　生姜　陈皮各二钱

每五钱，入生姜、枣煎。取汗②。

宗厚曰：按已上三方，表里气血药也。出太阳例，兼看后两感法。

发表攻下之剂

桂枝加大黄汤　治寒邪传里为大满、大实痛，关脉实者。

桂枝　生姜各三钱　白芍药四钱　甘草炙，三钱五分③大黄二钱　大枣三枚

---

① 疗（jiǎo绞）痛：即急痛。

② 汗：原作"汁"，据《玉机微义》卷十四改。

③ 三钱五分：《玉机微义》卷十四作"二钱半"。

水煎。

宗厚曰：按此太阳例药也。邪虽已传，寒未变热，故用此攻下。然既传之后，邪已变热，而用和解下热诸法，则不用温剂矣。故大柴胡等汤，详见热门及本论例，兹不备录。

和解之剂

柴胡姜桂汤　治寒热，自汗。

小柴胡汤　治伤寒，潮热而呕。方并见热门。

宗厚曰：按此并少阳例药也。

黄连汤　治伤寒胸中有热，胃中有邪气，腹痛欲呕吐者。

黄连　甘草炙　干姜　桂枝各二钱　人参　半夏各一钱五分　大枣二枚

水煎。

宗厚曰：按此出太阳例药也，与已上三方，解表里、中上、阴阳交错之剂。《伤寒论》此法甚多，宜随证选用。

解两感之剂

海藏大羌活汤

羌活　独活　防己　防风　黄芩　黄连　苍术　白术　甘草炙　川芎　细辛各三钱　知母　生地黄各一两

每服五钱，水煎，热服。未解，再服一二剂。若有余证，并依仲景法。

宗厚曰：按此出太阳例药也。然伤寒两感，亦有兼风、兼湿不同，或表里俱虚俱实之异。《保命集》云：两感可治者，感异气也。使表中于风，内伤于寒，可治者，宜加味小青龙汤。表热内寒，宜和解之，此方宜治表中于风，内有热者。则表湿里寒，表寒里湿，表里证俱见者，宜扩充也。大抵两感，多表里俱虚。是以易老曰：当切脉逆从，知其吉凶。两感之邪，三阴三阳皆有之。脉从阳可治，从阴难治，阳生阴死之谓也。

阴毒外接法

回生神膏[①]　治阴毒伤寒。

代灸涂脐膏

附子　马蔺子　蛇床子　木香　肉桂　吴茱萸等分

为末，用白面相和，生姜汁调成膏。纸上圆三寸许，贴脐下关元、气海，自晚至晓贴之。

阴毒伤寒四肢逆者

吴茱萸不以多少

为末，温酒和匀，生绢袋盛之，热熨脚心，令通畅愈。若以为汤，煎洗，接四肢亦可。

灰包熨法　治下焦积寒冷，上焦阳盛，更难投温药者。

用灰二三升许，入好醋拌和，干湿得所，铫内炒，令灰热。以帛包裹，置脐下熨之。频换灰包，令常热，以腹不满痛为度。如得利三两行，或小便行，或微似有汗，此阴气外出也。

灸法

---

①　回生神膏：组成及用法缺。《玉机微义》卷十四载：牡蛎、炼粉、干姜等分。上为末，男病用女唾，调手内，擦热，紧掩二卵上，得汗出愈。女病用男唾调，掩二乳，取汗。

气海穴在脐下一寸五分，治厥阴脉微欲绝者。

石门①一穴在脐下两寸。

关元一穴在脐下三寸，治脏结不可攻者，及阴汗不止，腹胀肠鸣，面黑，指甲青者，宜灸百壮。

阳陵泉二穴在膝下一寸。洁古曰，烦满，囊缩，宜灸此。

太溪②二穴在足内踝后跟骨上，动脉陷中。灸七壮，治少阴吐利，手足不冷反发热，脉不至者。

宗厚曰：按伤寒灸穴，详见《资生经》③，故不备录。大抵不可刺者，宜灸之。一则陈寒痼冷，二则无脉，知阳绝也，三则腹皮急而阳陷也。舍此三者，余皆不可灸，盖恐致逆也，今附灸法于下。

《医学发明》曰：《针经》云：陷下则灸之。天地间无他，惟阴与阳二气而已。阳在外在上，阴在内在下。今言陷下者，阳气下陷，入阴血之中，是阴反居其上而覆其阳，脉证俱见寒在外者则灸之。《异法方宜论》④ 云：北方之人，宜灸焫⑤也。为冬寒火旺，伏阳在内，皆宜灸之。以至理论，则肾脏主藏阳气在内，冬三月主闭藏是也。若太过则病，固宜灸焫，此阳明陷入阴水之中是也。《难经》云：热病在内，取会之气穴。为阳陷入阴中，取阳气通天

---

① 石门：原作"石关"，据后文经穴位置改。
② 太溪：原作"大溪"，据《玉机微义》卷十四改。
③ 资生经：宋代王执中《针灸资生经》之简称。
④ 异法方宜论：即《素问·异法方宜论》。
⑤ 焫（ruò 若）：指火针疗法。

之窍穴，以火引火而导之，此宜灸焫也。若将有病者，一概灸之，岂不误哉。仲景云：微数之脉，慎不可灸。因火为邪，则为烦逆，追虚逐实，血散脉中，火气虽微，内攻有力，焦骨伤筋，血难复也。又云：脉浮，宜以汗解。用火灸之，邪无从出，因火而盛，病从腰以下必重而痹，名火逆也。脉浮热甚而灸之，此为实，实而虚治，因火而动，必咽燥唾血。又云：身之穴三百六十有五，其三十穴灸之有害，七十九穴刺之为灾，并中髓也。仲景伤寒例。

宗厚曰：按《明堂针经》各条下，所说禁忌明矣。《内经》云：脉之所见，邪之所在。脉沉者，邪气在内。脉浮者，邪气在表。世医则知脉之说，不知病证之禁忌。若表见寒证，身汗出，身常清，数慄而寒，不渴，欲覆厚衣，常恶寒，手足厥，皮肤干枯，其脉必沉细而迟，但有一二证，皆宜灸之，阳气下陷故也。若身热恶热，时见躁作，或面赤面黄，咽干嗌干口干，舌上黄赤，时渴，咽嗌痛，皆热在外也，但有一二证，皆不宜灸。其脉必浮数，或但数①亦不可灸，灸之灾害立生。若有鼻不闻香臭，鼻流清涕，眼睑时痒，或欠或嚏，恶寒，其脉必沉，是脉证相应也。或轻手得弦紧者，是阴伏其阳也。虽面赤，宜灸之，不可拘于面赤色而禁之也。

附：虚寒温经诸方

补肝散　治肝脏气虚，视物不明，两胁胀满，筋脉拘急，面色青，小腹痛。

---

①　或但数：《玉机微义》卷十四作"或但数而不浮"。

山茱萸　当归　五味子　山药　黄芪　川芎　木瓜各五钱　干地黄　白术各一钱　独活　酸枣仁各一钱七分

为末，每二钱匕，以水煎，入枣一枚。

茯神汤　治胆气虚冷，头痛目眩，心神恐畏，不能独处，胸中满闷。

茯神　酸枣仁炒，去壳　黄芪　白芍药　五味子　柏子仁各一两　桂心　熟地黄　人参　甘草各五钱

每四钱五分，入姜。

补心丸　治本脏虚冷，善恐怖，如魇状，及女人产后中寒，腹痛，月水不调。

当归　川芎　白芍药　甘草　附子　防风　桂心　细辛　干姜　蜀椒　厚朴　半夏　大黄　猪苓各一两　茯苓　远志各二两

蜜丸梧子大。酒服五七丸，日三，加至十丸。

椒附丸　治小肠虚冷，小腹痛，小便频而清白。

椒红炒　桑螵蛸炙　龙骨　山茱萸取肉　附子炮　鹿茸酒蒸，焙，各等分

酒糊丸梧子大。每六十丸，空心盐汤下。

槟榔散　治脾寒，饮食不消，劳倦，气胀噎满，忧恚不乐。

槟榔八个　人参　茯苓　神曲　麦蘖　吴茱萸　厚朴　白术各二两　陈皮一两五钱

为末。食后酒服方寸匕，日二次。

进食散　治胃气虚冷，或食生冷，或饮食不节，胸膈痞塞，腹胀，怠惰，不思食，恶心溏泄。

半夏曲　肉豆蔻煨　丁香　高良姜　麦糵炒　附子炮
草果仁　厚朴　陈皮　人参　青皮各一两　甘草炙，五钱

每四钱，入姜、枣煎。

白石英汤　治肺气虚弱，恶寒咳嗽，鼻流清涕，喘息
气微者。

白石英　细辛　五味子　陈皮　钟乳粉　阿胶　蛤粉
桂心　人参　甘草炙，各五钱　紫苑①一两

每四钱，入姜煎。

诃黎勒丸②　治大肠虚冷，肠鸣泄泻，腹胁气痛，饮
食不化。

诃子　附子　肉豆蔻　木香　吴茱萸　龙骨　茯苓
荜拨各二钱

姜汁糊丸梧子大。每四五十丸，空心米汤下。

十补丸　治肾脏虚弱，面色黧黑，足冷足肿，耳鸣耳
聋，肢体羸瘦，足膝软弱，小便不利，或多或少，腰脊
疼痛。

附子炮　五味子各二两　山萸肉　山药　牡丹皮　鹿茸
酥炙　桂心　茯苓　泽泻各一两

蜜丸梧子大。每六七十丸，空心盐汤下。

韭子③**丸**　治膀胱虚冷，小便白浊滑数，日夜无度。

赤石脂煅　韭子炒　牛膝酒浸　牡蛎煅　附子炮　覆盆

---

① 紫苑：即紫菀。
② 诃黎勒丸：原作"诃藜勒丸"，据《玉机微义》卷十四改。
③ 韭子：即韭菜子。

子酒浸　桑螵蛸　鹿茸酥炙　龙骨　肉苁蓉各一两　鸡肫胵①烧灰　沉香各五钱

酒糊丸梧子大。每六七十丸，空心盐汤下。

宗厚曰：按已上诸方，并出五脏治要例。

暑

《内经》暑热脉证

因于暑，汗，烦则喘喝②，静则多言，体若燔炭，汗出而散。脉虚身热，得之伤暑。

中暍

《伤寒论》曰：太阳中热者，暍是也。其人汗出恶寒，身热而渴也。太阳中暍者，身热疼重而脉微弱，此亦夏月伤冷水，水行皮中所致也。太阳中暍者，发热恶寒，身重而疼痛，其脉弦细芤迟，小便已洒洒然毛耸，手足逆冷，小有劳，身即热，口开，前板齿燥。若发汗则恶寒甚，加温针则发热甚，数下之则淋甚。

宗厚曰：仲景太阳中暍证例，禁汗、下、温针，无治法，宜是汤主之，所谓发千古之秘也。又曰：按许学士云：伤暑，其脉弦细芤迟，何也？《内经》曰：寒伤形，热伤气。盖伤气而不伤形，则气消而脉虚弱。所谓弦细芤迟，皆虚脉也。仲景以弦为阴，而朱肱亦曰中暑脉细弱，则皆虚脉也，可知矣。

---

①　鸡肫胵：鸡内金之别名。
②　喝：原作"渴"，据《素问·生气通天论》改。

阴寒遏暑邪身热恶寒无汗宜发散

东垣曰：避暑热，纳凉于深堂大厦得之者，名曰中暑。其病必头痛恶寒，身形拘急，肢节疼痛而烦心，肌肤大热，无汗，为房室之阴寒所遏，使周身阳气不得伸越，多以大顺散热药主之。

劳役中热身热恶热汗渴宜清暑

东垣曰：行人或农夫，于日中劳役得之者，名曰中热。其病必苦头痛，发躁热，恶热，扪之肌肤大热，必大渴引饮，汗大泄，无气以动，乃为天热，外伤肺气，苍术白虎汤凉剂主之。

洁古曰：静而得之为中暑，动而得之为中热。中暑者阴证，中热者阳证。

宗厚曰：按此论中暑，即仲景所谓暍是也。此只作暑热分之，可见有阴阳二证，受病不同。然夏月受病，有阴寒所遏，使周身阳气不得伸越，以大顺散主之者，为中暑。盖当暑月名之，犹冬月发热为伤寒也。但中热治例，虽云用苍术白虎汤，而又处清暑益气之法。况大顺散一方，是仲景太阳例药，然东垣施用，谅不如此，必有若益气汤证例，发挥晔晔①者，惜乎无传，故使后人不能无疑也。详后所论，矧中暑证亦有于劳役动而得者，中热证亦有于避暑静而得之。大抵因人元气虚实不同，故所受亦异，为治岂得而无变法哉？

---

① 晔晔：才华外露貌。

暑热伤气为痿厥宜清暑益气

东垣曰：脾胃虚弱，必上焦之气不足，遇夏天热盛，损伤元气，怠惰嗜卧，四肢不收，精神不足，两脚痿软，遇早晚寒厥，日高之后，阳气将旺，复热如火，乃阴阳气血俱不足也。或四肢困倦，精神短少，懒于动作，胸满气促，肢节沉疼。或气高而喘，身热而烦，心下膨痞，小便黄而少，大便溏而濒。或利出黄糜，或如泔色，或渴，或不渴，不思饮食，自汗体重。或汗少者，血先病而气不病也，其脉中得洪缓。若湿气相搏，必加之于迟迟。病虽互换少差，其天暑湿令则一也，宜以清燥之剂治之。或有所远行劳倦，逢大热而渴，渴则阳气内伐，内伐则热舍于肾。肾者，水脏也，今水不能胜火，则骨枯髓虚，足不任身，发为骨痿者，生于火热也。此湿热成痿，令人骨乏无力。或热厥而阴虚，或寒厥而气虚。厥者，四肢如在火中为热厥，四肢寒冷者为寒厥，寒厥则腹中有寒，热厥则腹中有热，为脾主四肢故也。

宗厚曰：按此论暑热证候，即同冬月伤寒传变为证之不一也。彼为寒邪伤形，此则暑热伤气。若真气元气虚甚，受病忽有于一时不救者，与伤寒阴毒顷刻害人实同。故东垣启是病例，大开后人之盲聩矣。学者当审究其机，宜于痿门兼看。

暑邪中心昏迷卒倒

无择曰：暑热喜归心，心中之，使人噎闷，昏不知人。凡中暍死，治之切不得用冷，唯宜温养，得冷则死。道途中无汤，即以热土熨脐中，仍使更溺，概可见矣。凡觉中暑，急嚼生姜一大块，水送下；如已迷闷，嚼大蒜一大瓣，水送下。如不能嚼，水研灌之立醒。

贾元良曰：或人平生素弱及老人冒暑，脉微下利，渴而喜温，或厥冷不省人事，宜竹叶石膏汤加熟附半个冷饮，次以来复丹、五苓散治之。

暑风昏迷兼搐搦

贾元良曰：火热制金，不能平木，搐搦，不省人事，其脉虚浮。一曰：浮者风也，虚者暑也。俗名暑风证者，皆是相火甚而行令也。先以温水化苏合香丸，次进黄连香薷饮加羌活，只用双解加香薷尤良。

宗厚曰：暑风相火为病，而先用苏合香丸，至用双解，皆当审谛脉证施治，不可少有差失。详苏合香但可用于阴寒所遏，或内伤生冷太过，及气中或中恶者，此等又不可谓之暑风相火之证矣。盖暑证有阴阳二者不同，治法寒热霄壤之隔，学者慎之。

暑火证治大法

贾元良曰：暑者，相火行令也，夏月人感之，自口齿而入，伤心包络之经，其脉虚，外证头疼口干，面垢自汗，倦怠少气，或背寒恶热。气甚者迷闷不省而为霍乱，吐利痰滞，呕逆腹痛，泻利下血，发黄生瘢①，皆是其证。大抵治暑之法，清心利小便甚好。若自汗甚者，不可利小便，宜白虎汤清解之，次分表里治之。如在表头疼恶寒，双解散加香薷，及二香散、十味香薷饮之类解之。如在半

---

① 瘢：同"斑"。

表半里，泄泻烦渴，饮水吐逆，五苓散治之。热甚烦渴者，益元散清之。若表解里热甚，宜半夏解毒汤下神芎丸、酒蒸黄连丸。凡夏月暑证，不可服诸热燥剂，致瘢毒发黄，小水不通，闷乱而死矣。

论长夏阴阳消长浮沉

东垣曰：脾胃虚弱，遇六七气月间，河涨霖雨，诸物皆润，人汗沾衣，身重短气，甚则四肢痿软，行步不正，脚欹眼黑欲倒，此肾水与膀胱俱竭之状也。当急救之，滋肺气，以补水之上源。又使庚大肠不受邪热，不令汗大泄也。汗泄甚则亡津液，亡津液则七神无所依。经曰：津液相成，神乃自生。津者庚大肠所主，三伏之义，庚金受囚，木无可制，故风湿相搏，骨节烦疼，一身尽痛，亢则害，承乃制是也。五月常服五味子，是泻丙火，补庚大肠，益五脏之元气。壬膀胱之寒已绝于巳，癸肾水已绝于午。今更逢湿旺，助热为邪，西方、北方之寒清绝矣。圣人立法，夏月宜补者，补天元真气，非补热火也。今人夏食寒是也。为热伤元气，以人参、麦门冬、五味子生脉。脉者，元气也。

丹溪曰：天地之气升，人之气亦升，天地之气浮，人之气亦浮。降亦降，沉亦沉，人与天地同一橐籥①也。子月一阳生，寅月三阳生，此气之升也。巳月六阳生，阳尽出于地之上矣，此气之浮也。人之腹属地，气于此时浮于肌表，散于皮毛，腹中之阳虚矣。经曰：夏月经满气溢，

① 橐籥（tuó yuè 陀月）：古代吹火的风箱。此喻气机之升降出入。

入孙络①受血，皮肤充实。长夏经络皆盛，内溢肌中。又曰：夏气在孙络，长夏气在肌肉。所以表实者，里必虚。世言夏月伏阴在内，此阴字有虚之义，若作阴冷看，其误甚矣。或曰：以手扪腹，明知其冷，而何前人治暑病，有用玉龙丹、大顺散、桂苓丸，单煮良姜与缩脾饮用草果等，皆行温热之剂，何吾子不思之甚也？予曰：经言春夏养阳，王太仆②谓春食凉，夏食寒，所以养阳也，其意可见矣。若夫凉台水馆，大扇风车，阴木寒泉，水果冰雪，寒凉之伤，自内及外，不用温热，病何由安？详玩其义，实非为内伏阴冷而用之也。前哲又谓升降浮沉则顺之，寒热温凉则逆之。若谓夏月火令之时，妄投温热，宁免实实虚虚之患乎？或曰：巳月纯阳，于理或通，五月一阴，六月二阴，阴气既动，岂无阴冷？曰：此阴之初动于地下也。四阳浮于地上，燔灼焚炎，流金烁石，何冷之有？孙真人生脉散，令人夏月服之，非虚而何？

宗厚曰：按王太仆曰：苍天布气，尚不越于五行，人在气中，岂不应乎天道？然为医者，不审阴阳消长，升降浮沉之理，将何所据焉？故丹溪先生有夏月伏阴在内论，深明东垣未悉之旨，宜参考焉。

清暑之剂

《局方》香薷饮　治一切暑热，腹痛，霍乱吐利，烦

---

① 孙络：原作"经络"，据《素问·四时刺逆从论》改。下文"夏气在孙络"同。

② 王太仆：即王冰，号启玄子，唐宝应中为太仆令，后人称之为王太仆。

心等证。

香薷一斤　厚朴姜制　白扁豆各半斤

每服三四钱，水煎。

宗厚曰：按此手、足太阴药也。世俗用于暑月中煎饮，然气虚者不可过多。盖厚朴乃泄气下气药也。虽《活人书》用后方，亦只是治暑火清心而已，故例不可不分。

黄连香薷饮

香薷一斤　厚朴姜制，半斤　黄连四两

每二三钱，水煎。

宗厚曰：按此手太阴、少阴药也。

益气之剂

《局方》人参白虎汤　治暑热发渴①脉虚。

人参一钱五分　知母二钱　石膏五钱　甘草一钱

入粳米一合，水煎。

宗厚曰：按此手太阴、足阳明药也，出太阳例。

竹叶石膏汤

石膏一两　半夏二钱五分　甘草　人参各二钱　麦门冬五钱　竹叶二十片

入生姜煎。

宗厚曰：按此足阳明，手、足太阴经药也。

东垣人参益气汤　治暑热伤气，四肢困倦，嗜卧，两手指麻木。

黄芪八钱　甘草七钱，内炙二钱　人参五钱　升麻二钱

---

① 渴：原脱，据《玉机微义》卷十一补。

白芍药三钱　　五味子一百四十个　　柴胡二钱五分

分作四服。

宗厚曰：按此手、足太阴，足阳明、少阳经药也。

清暑益气之剂

《宣明》益元散　　方见泄泻门。

宗厚曰：按此足太阳、足三阴经药也。

《选方》十味香薷散　　治伏暑，身体倦怠，神昏头重，吐利。

香薷一两　　人参　　陈皮　　白术　　茯苓　　黄芪　　木瓜　　厚朴　　扁豆　　甘草各五钱

水煎，每服一两。

宗厚曰：按此手、足太阴经药也。

东垣清暑益气汤　　治长夏湿热蒸人，人感之四肢困倦，精神少，懒于动作，胸满气促，肢节疼，或气高而喘，身热而烦，心下膨闷，小便黄而数，大便溏而频，或利或渴，不思饮食，自汗体重。

黄芪　　升麻　　苍术各一钱　　人参　　白术　　神曲　　陈皮各五分　　甘草炙　　黄柏　　麦门冬　　当归各三分　　葛根二分　　五味子九个　　泽泻五分　　青皮二钱

水煎。

宗厚曰：按此手、足太阴、少阴，足阳明经药也。

温散之剂

五苓散　　治暑湿为病，发热头疼，烦躁而渴。方见泄泻门。

桂苓丸　　治冒暑烦渴，饮水过多，心腹胀满，小便赤少。

肉桂去皮　茯苓各一两

蜜丸，每两作十丸，每细嚼一丸，白汤下。

宗厚曰：按已上足太阳例药也。

缩脾饮　解伏热，除烦渴，消暑毒，止吐泻霍乱。

砂仁　草果　乌梅肉　甘草①炙，各四两　扁豆炒　干葛各二两

每服四钱，水煎，冷服。

宗厚曰：按此手、足太阴、少阴，足阳明经药也。

消暑十全饮

香薷　扁豆　厚朴　甘草　紫苏　白术　茯苓　藿香木瓜各等分　檀香少许

水煎。

宗厚曰：按此手、足太阴之剂，气药也。然已上二方，今俗多用，姑存之，以备取择。

消暑丸　治伤暑，发热头疼。

半夏　甘草　茯苓各半斤

为末，生姜汁作薄糊丸如梧子大。每五十丸，水下。

《易简方》以好醋煮半夏，生姜汁作糊丸。

宗厚曰：按此足三阳、少阴，手太阴经药也。

大顺散　治冒暑伏热，引饮过多，脾胃受湿，水谷不分，清浊相干，阴阳气逆，霍乱呕吐，脏腑不调。

甘草　干姜　杏仁去皮尖　桂去皮，各等分

先将甘草用白砂炒，次入姜，却下杏仁炒，过筛，去

---

① 甘草：原脱，据《玉机微义》卷十一补。

砂净，合桂为末，每服二三钱，汤点服。

宗厚曰：按此太阳例药也。

冷香饮子 治伤暑暍，霍乱腹痛，烦躁，脉沉微或伏。方见霍乱门。

来复丹 治伏暑泄泻，身热脉弱。

硝石一两，同硫黄火上微炒，用柳条搅结砂子，不可火大　太阴玄精石①研　舶上硫黄各一两　五灵脂去砂石　青皮　陈皮各二两

为末，和匀，好醋糊为丸豌豆大。每服三十丸，空心，米饮下。

宗厚曰：按此出厥阴例药也。通利三焦，分理阴阳，温胃开结，治挥霍变乱、神志昏愦、元气下陷者甚捷。然病因暑火湿热者勿用。

治湿热之剂

子和桂苓甘露饮 治伏暑发渴，脉虚。

桂　人参　藿香各五钱　茯苓　白术　甘草　葛根　泽泻　石膏　寒水石各一两　滑石二两　木香一钱

为末，每服三钱，白汤调下。

《宣明》桂苓甘露饮

茯苓　泽泻各一两　石膏　寒水石各二两　滑石四两　白术　桂　猪苓各五钱

为末，每服三二钱，温汤调下。

---

① 太阴玄精石：即玄精石，为硫酸盐类石膏族矿物石膏的晶体，咸、寒，养阴清热。

《局方》辰砂五苓散　治伏暑烦渴，头疼身重，泄泻。本方加辰砂。

为末，每二三钱，或水或汤调下。

宗厚曰：按此三方，并太阳经药，然有温散、淡渗、解表不同也。

治火之剂

黄连解毒汤　治暑热证，脉洪实而渴。

大金花丸　治一切火热暑证。

神芎丸　治一切湿热内甚，火暑之实者。方并见火门。

湿

病原

经曰：诸湿肿满，皆属脾土。湿盛则濡泻。地之湿气，感则害人皮肉筋脉。

《原病式》曰：诸痉强直，积饮，痞膈中满，霍乱吐下，体重，胕肿肉如泥，按之不起，皆属于湿。

湿为痿为痹为痛为肿

经曰：因于湿，首如裹，湿热不攘，大筋緛①短，小筋弛长，緛短为拘，弛长为痿。

丹溪曰②：湿者，土之浊气。首为诸阳之会，其位高，其气清，其体虚，故聪明系焉。浊气熏蒸，清道不通，沉重不利，似乎有物蒙之。失而不治，湿郁为热，热留不

---

①　緛（ruǎn 软）：原作"腝"，据《素问·生气通天论》改。下同。緛，缩短。

②　丹溪曰：此段原为小字，据文例改。

去。大筋緛短者，热伤血不能养筋，故为拘挛。小筋弛长，湿伤筋不能束骨，故为痿弱。

风寒湿三气杂至，合而为痹也，湿气甚者，为著痹也。其多汗而濡者，阳气少，阴气盛也。伤于寒湿，肌肤尽痛，名曰肌痹。

宗厚曰：湿证挟寒，内甚则腹痛下利，外甚则四肢沉重，疼痛，或肌肉濡渍①，痹而不仁也。挟风，多外甚而身重痛，汗出。挟热，内甚则泻痢，外甚则或痛，或热，或肿，发黄。如此等证，虽内伤外感不同，况有错杂之邪合至，当论其先后多少，分治可也。

中湿

《要略》曰：太阳病，关节疼痛而烦，脉沉而细者，此名中湿，亦曰湿痹。其候小便不利，大便反快，但当利其小便。

陈无择曰：脾虚多中湿，故曰湿流关节，中之多使人胀，四肢关节疼痛而烦，久则浮肿喘满，昏不知人。

挟风

《要略》曰：一身尽痛，发热，日晡所剧者，此名风湿。此病伤于汗出当风，或久伤取冷所致也。风湿，脉浮身重，汗出恶风。风湿相搏，身体疼烦，不能自转侧，不呕不渴，脉浮虚而涩。风湿相搏，骨节疼烦，掣痛不得屈伸，近之则痛剧，汗出短气，小便不利，恶风不欲去衣，

---

① 渍：原作"溃"，据《素问·痿论》"肌肉濡渍，痹而不仁，发为肉痿"改。

或身微肿也。

挟热

仲景云：湿家之为病，一身尽疼，发热，身色如熏黄也。宗厚曰：按此本湿热证例，而论不言热。

贾真孙[1]曰：湿为土气，火热能生湿土，故夏热则万物湿润，秋凉则万物干燥。湿病本不自生，因热而怫郁，不能宣行水道，故停滞而生湿也。况脾土脆弱之人，易为感冒，岂必水不流而后为湿哉？人只知风寒之威严，不知暑湿之炎暄，感人于冥冥之中也。《病式》云：诸痉强直，积饮等证，皆属于湿。或胕肿体寒而有水气，里必小便赤少不通，或渴，是蓄热入里极深，非病寒也。

宗厚曰：湿家，唯东南方湿热证多。丹溪曰：湿热相火为病，十居八九。东垣有湿热证例，详见热门。

挟寒

仲景云：湿家病，身疼发热，面黄而喘，头痛鼻塞而烦，其脉大，自能饮食，腹中和无病，病在头。中寒湿，故鼻塞，内药鼻中而愈。

无择云：兼寒则挛拳掣痛。

贾真孙曰：湿证有二，湿热证多，湿寒证少，当以脉证明辨之。如脉滑数，小便赤涩，引饮，为湿热证。若小便自利清白，大便泻利，身疼自汗，为寒湿证。治之宜五苓散加生附、苍术、木瓜主之。

---

[1] 贾真孙：金代医家，为刘完素弟子。

湿证分内外表里

宗厚曰：脾虚中湿，内因多中满痞膈，泻痢；外感多为痿痹、胕肿、疼痛等证，盖脾主肌肉尔。况有挟风寒暑热不一。详前人以挟风与湿在表者，宜解肌。兼寒①在半表里者，宜温散，宜渗泄。唯湿热在里，宜下。里虚者，宜分消，实脾土为上。外感非脾虚，宜汗之、灸之，要在适②中病情也。

利小便

贾真孙曰：大抵治法宜理脾清热，利小便为上，故治湿不利小便，非其治也。宜桂苓甘露，木香、葶苈、木通治之。守真师曰：葶苈木香散下神芎丸，此药下水湿，消肿胀，利小便，理脾胃，无出乎此也。

下

腹胀，脚肿甚者，舟车丸下之。湿热内深发黄，茵陈汤下之，或佐以防己黄芪。

汗

贾真孙曰：一身尽肿痛，或无汗，是湿流关节，邪气在表，宜五苓散加官桂、苍术，微汗之，不可大汗。若自汗出多，热燥津液，内水不利，切勿利③之，重损津液也，宜防风白术甘草汤主之。

脉

《脉经》曰：脉沉而缓，沉而细，微缓者，皆中湿。

---

① 寒：此下原有一"与"字，据《玉机微义》卷十二删。
② 适：原作"旁"，据《玉机微义》卷十二改。
③ 利：此下原有一"利"字，据《玉机微义》卷十二删。

脉浮风湿。脉大，或浮虚而涩者，皆寒湿。脉来滑疾，身热烦喘，胸满口燥，发黄者，湿热。脉洪而缓，湿热。脉洪而动，湿热为痛。

解表之剂

《金匮》防己黄芪汤　治风湿，脉浮身重，汗出恶风，或痛。

防己一两　甘草炙，五钱　白术七钱五分　黄芪一两二钱

每服一两，入姜、枣煎。喘者加麻黄，胃气不和加芍药，气上冲加桂枝，下有寒加细辛。

宗厚曰：按湿胜身重，阳微中风，则汗出恶风，故用黄芪、炙草实表，防己、白术胜湿也。足三阴例药。

桂枝附子汤　治风湿相搏，身体疼烦，不能自转侧，不呕不渴，脉浮虚而涩者，此汤主之。

桂枝八钱　生姜六钱　附子三钱　甘草炙，四钱①

入大枣作二次煎。若小便自利者，去桂加白术汤主之。服后其人如冒状，勿怪。

甘草附子汤　治风湿相搏，骨节疼烦，掣痛不得屈伸，近之则痛剧，汗出短气，小便不利，恶风不欲去衣，或身微肿痛者。

甘草炙，四钱　附子三钱　白术四钱　桂枝八钱

水煎。《金匮》减桂枝，加生姜、大枣，名白术附子汤。

宗厚曰：按此一方，足太阳例药，解肌之剂也。

麻黄加术汤　治湿胜，身烦疼。

---

① 钱：原作"两"，据《玉机微义》卷十二改。

麻黄六钱　桂枝四钱　甘草炙，二钱　杏仁二十五个　白术八钱

水煎。取微汗。《金匮》减桂、术，加薏苡仁，名麻黄杏仁薏苡甘草汤，治湿胜身疼，日晡所剧者。

宗厚曰：按此太阳发表例药。已上诸方，治风湿①之剂。

《元戎》加味五苓散　治湿胜身痛，小便不利，体重发渴。

本方加羌活。

宗厚曰：按此太阳解表渗利之剂，治风湿、寒湿药也。

《局方》五积散　治外感风寒，冒寒湿，身体重痛。方见寒门。

宗厚曰：按海藏云：麻黄、桂、芍、甘草，即麻黄桂枝各半汤也。苍术、甘草、陈皮、厚朴，即平胃散也。枳壳、桔梗、陈皮、茯苓、半夏，即桔梗半夏等汤也。又川芎、当归治血，兼干姜、厚朴散气，此数药相合，为解表温中泄湿之剂，去痰消痞调经之方。虽为内寒外感表里之分之所制，实非仲景表里麻黄桂枝姜附之的方也。至于积冷呕泄，时疫，项背拘急加葱白、豆豉，厥逆加吴茱萸，寒热咳逆加枣，妇人难产加醋，始知用之非一途也，惟知活法者其择之。

东垣羌活汤　治湿热自甚，身重，或眩运麻木，小便

---

① 风湿：《玉机微义》卷十二作"风寒湿"。

涩赤，下焦痿弱无力，行步不正。方见热门。

宗厚曰：按此胜湿升阳之剂也，出太阳茯苓泽泻例。

温散之剂

真武汤　治寒甚，少腹痛下利，四肢沉重。

附子汤　方并见寒门。

宗厚曰：按此少阴例药也。

《局方》渗湿汤　治寒湿所伤，身重，腰冷如坐水中，小便或涩，大便溏泄，皆坐卧湿地，或阴雨所袭之也。

苍术　白术　甘草各一两　干姜　茯苓各二两　陈皮
丁香各二钱五分

每四钱，入枣煎服。

宗厚曰：按此足阳明、太阴药也，温中胜湿之剂。

治热散郁之剂

茵陈五苓散　治湿热胜，发热，黄疸。

茵陈蒿十分　五苓散五分

二物和匀，水煎服。

《宣明》桂苓甘露饮　治湿热内甚，烦渴泻利，小便涩，大便急痛，霍乱吐下，头痛口干。方见暑门。

大橘皮汤　治湿热内甚，心腹胀满，小便不利，大便滑泄。

橘皮一两五钱　木香一钱　滑石六两　槟榔三钱　茯苓一
两　猪苓　泽泻　白术　桂枝各五钱　甘草二钱

每服六七钱，入姜煎服。

葶苈木香散　治湿热，内外余热，水肿腹胀，小便赤涩，大便泄。

葶苈　茯苓　猪苓　白术各一两　木香五分　泽泻　木通　甘草各五钱　桂枝五钱　滑石三两

为末，每三钱，白汤调下。

宗厚曰：按已上诸方，出太阳例药也。河间曰：若小便不得通利，而反转泄者，乃湿热痞闷极深，而攻之不开，是能反为注泄。此正气已衰而多难救，慎不可与此也，然当滋其化源。

东垣清燥汤　治表里有湿热，痿厥瘫痪，不能行走，或足踝、膝上皆肿痛，口干泻痢。方见痿门。

宗厚曰：按阴阳两虚，湿热甚者，不可缺此。

当归拈痛汤　方见疮疡门。

宗厚曰：按此治湿热盛实之剂。

宣剂

瓜蒂散　治中寒湿，头痛面黄，鼻塞，烦而脉大。

瓜蒂一味

为末。以些少于鼻内吹之，其水自下。

宗厚曰：按湿盛致痰液留膈上，肩背重痛麻痹者，宜此吐之。出足太阳例药也。

攻下之剂

《宣明》三花神佑丸　治一切水湿肿病，大腹实胀，喘满。方见痰饮门。

舟车丸

大黄二两　甘遂　大戟　芫花　青皮　陈皮各一两　牵牛头末，四两　木香五钱

水丸梧子大。每六七十丸，白汤下。随证临时加减。

濬①川散

大黄煨，二两　郁李仁二两　芒硝五钱　甘遂制，一两
牵牛头末，四两

为末，姜汤调下五分，空心临卧，随证加减服。

导水丸　治湿热内郁，胸膈痞闷，軀衄，口舌生疮，咽喉不利，牙疳齿蚀，口臭，或遍身生湿疮干疥，睡语咬牙，惊惕怔忡，大小便滞涩，风热、酒毒蕴热等证。

大黄　黄芩各二两　牵牛头末　滑石各四两

水丸梧子大。每四五十丸，热水下。随证临时加减。

宗厚曰：按已上诸方，出阳明例药也，又气血之剂。湿热甚者，非此不能除，但中病即止，虚弱者慎之。故守真亦云：正气已衰者，不可与葶苈木香散，况已上药乎？

禹功散　方见疝气门。

除湿丹　治诸湿客搏，腰膝重痛，足胫浮肿，筋脉紧急，津②液凝涩，便溺不利。

槟榔　甘遂　威灵仙　赤芍药　泽泻　葶苈各二两
乳香　没药各一两　牵牛五钱　大戟炒，三两　陈皮四两

为末，糊丸桐子大。每五十丸至七十丸，温水下。

宗厚曰：按此出太阳例药。诸湿郁滞于表里，重痛沉着，非此不除。

东垣海金砂散　治脾湿太过，通身肿满，喘而不得卧，及腹胀如鼓。

---

① 濬（jùn）：同"浚"。疏通。《玉机微义》卷十二作"浚"。
② 津：原脱，据《玉机微义》卷十二补。

牵牛一两五钱，微炒　甘遂五钱　白术一两　海金砂①
三钱

为末，每二钱煎，倒流水调下，得利，止后服。

圣灵丹　治肺脾有湿，喘满肿盛，小便赤涩。

苦葶苈四两，炒　茯苓寒食面包，煨　木香　槟榔　汉防
己　木通　人参各二钱五分

枣肉丸梧子大。每三十丸，桑白皮汤下。

续随子丸　治肺经有湿，通身虚肿，满闷不快，或咳
或喘。

人参　汉防己　赤茯苓如上煨　槟榔　木香各五钱　葶
苈四两炒　续随子一两　海金砂五钱

枣肉丸梧子大。每三十丸，桑白皮汤煎下。

宗厚曰：按此三方，并太阳例药。当较其轻重，选使
可也。

升散渗利之剂

《机要》白术芍药汤

白术汤

茯苓汤

东垣升阳除湿汤

升阳除湿防风汤　方并见泄泻门。

导滞通经汤　治脾湿有余，气不宣通，面目手足肿，
注闷而痛。

五苓内减猪苓、桂，加木香、陈皮。

---

①　海金砂：即海金沙。

每服五钱，水煎。

《局方》五苓散

宗厚曰：按已上诸方，并太阳例药，宜随证选用。

平胃散

苍术八两　陈皮五两　甘草炒，三两　厚朴五两

为末，每三钱，姜、枣煎，或盐汤点服。

对金饮子　治脾胃受湿，腹胀，米谷不化，饮食不进，身体沉重，肢节酸疼，皮肤微肿。

平胃散一两　桑白皮炒，一两

为末，每三二钱，入姜煎服。

宗厚曰：按此二方，足太阴、阳明，手太阴药也。

丹溪越鞠丸　治湿郁。

苍术　抚芎　白芷等分

为末，糊丸。每服五十丸，白汤下。

燥

东垣论里证

东垣曰：经云：北方黑色，入通于肾，开窍于二阴，藏精于肾。又云：肾主大便，大便难，取足少阴。夫肾主五液，津液润则大便如常。若饥饱劳逸，损伤胃气，及食辛热味厚之物，而助火邪，伏于血中，耗散真阴，津液亏少，故大便结燥。然结燥之病不一，有热燥，有风燥，有阳结，有阴结。又有年老气虚，津液不足而结者。治法

云：肾恶燥，急食辛以润之，结者散之。如少阴不得①大便，以辛润之。太阴不得大便，以苦泻之。阳结者散之，阴结者热之。仲景云：小便利，大便硬，不可攻下，以脾约丸润之。食伤太阴，腹满，食不化，腹响，然不能大便者，以苦药泻之。大抵津液耗少而燥者，以辛润之。有物而结者，当下之。若不究其源，一概用巴豆、牵牛之类下之，损其津液，燥结愈甚，有复下复结，极则以至引导于下，而不能通者，遂成不救之证，可不慎哉！

河间表里兼论

《原病式》曰：经曰：风热火同阳也，寒燥湿同阴也。又燥湿小异也。然燥金虽属秋阴，而异于寒湿，故反同其风热也。故火热胜，金衰而风生，则风能胜湿，热能耗液而反寒，阳实阴虚，则风热胜于水湿而为燥也。凡人风病，多因热甚，而风燥者，为其兼化，以热为其主也。然阳实阴虚而风热太甚，以胜水湿，因而成燥。肝主于筋而风气自甚，又燥热加之，液还聚于胸膈，则筋太燥也。燥金主于收敛，劲切紧涩，故为病筋脉劲强紧急而口噤也。或病燥热太甚，而脾胃干涸成消渴者。或风热燥甚，怫郁在表，而里气平者，善伸数欠，筋脉拘急，或时恶寒，或筋惕而搐，脉浮数而弦也。风热燥并郁甚于里，故烦满而或阅②结也。及风痫之发作者，由热甚而风燥为其兼化，涎溢胸膈，燥烁而瘛疭，昏冒僵仆也。凡此诸证，皆由热

---

① 得：原作"便"，据《玉机微义》卷十三改。
② 阅：大便干涩不利。

甚而生风燥。各有异者，由风热燥各微甚不等故也。所谓中风或筋缓者，因其风热胜湿而为燥，乃燥之甚也。然筋缓不收而痿痹，故诸腝郁病痿，皆属金肺，乃燥之化也。如秋深燥甚，则草木萎落而不收，病之象也。是以手得血而能握，足得血而能步。夫燥之为病者，血液衰少也，而又气血不能通畅，故病然也。

总论

经曰：诸涩枯涸，干劲皱揭，皆属于燥。

宗厚曰：河间论治已详。然当分大便阌结，或消渴之类为里证。皮肤燥涩，干疥爪枯之类为表证。而于阳结阴结，气盛血少，痰郁风热，可得而悉。

治风之剂

《机要》大秦艽汤　治血弱阴虚，不能养筋，筋燥而手足不能运动，指爪干燥，属风热甚者。方见中风门。

宗厚曰：按此散风热、养血之剂，太阳例药也。

麻仁丸

郁李仁　麻子仁各六两，另研　大黄二两半，以一半炒
山药　防风　枳壳炒，各七钱半　槟榔五钱　羌活　木香各五钱半

蜜丸梧子大。每二三十丸，温水下。

宗厚曰：按此手、足阳明，足太阳经药，表里之剂，气分药也。

东垣润肠丸　治脾胃中伏火，大便秘涩，或干燥秘塞

不通，全不思食，乃风结血秘①，皆令闭塞也。以润燥和血疏风，自然通矣。

麻子仁　桃仁各一两，去皮尖，另研　羌活　当归尾　大黄煨，各一钱②　皂角仁　秦艽各五钱

除另研外，为细末，蜜丸桐子大。每三五十丸，食前白汤下。又有润燥丸一方，于本方加郁李仁、防风是也。

宗厚曰：按此足太阴，手、足阳明表里药也。

治热之剂

《宣明》当归龙胆丸　方见火门。

清凉饮子　方见热门。

和血润下之剂

东垣导滞通幽汤　治大便难，幽门不通，上冲，吸门不开，噎塞③，不便燥闭，气不得下，治在幽门，以辛润之。

当归　升麻　桃仁各一钱，另研　生地黄　熟地黄各五分　红花　甘草炙，各三分

作一服，水煎。调槟榔细末五分服。加大黄，名当归润燥汤。

《元戎》四物汤　治脏结秘涩者。

当归　熟地黄　川芎　白芍药　大黄煨　桃仁各等分

水煎，或为丸服，亦得。

宗厚曰：按此手、足厥阴经药也。

---

① 风结血秘：原作"风结秘，血结秘"，据《兰室秘藏》卷下改。
② 各一钱：原脱，据《兰室秘藏》卷下补。
③ 吸门不开噎塞：谓噎膈之病。

子和脾约丸

麻仁一两二钱半　枳实炒　厚朴　芍药各二两　大黄四两，蒸　杏仁去皮尖，炒，一两二钱

蜜丸梧子大。每二三十丸，温水下。

润体丸

郁李仁　大黄　桂心　黑牵牛　当归　黄柏各五钱　轻粉少许

水丸梧子大。每三四十丸，温水下。

宗厚曰：按已上二方，一气分药，一血分药也，二方故所主不同。然气血不能宣通者，非此莫能疗，而气虚津液不足者慎之。

神功丸　方见咳门。

宗厚曰：按此手、足太阴药也，气分之剂。

滋阴之剂

《拔萃》六味地黄丸　治下焦燥热，小便涩而数。

丹溪大补丸　治阴虚燥热。方并见火门。

火

《内经》叙火为诸证

诸热瞀瘛，暴喑冒昧，躁扰狂越，骂詈惊骇，胕肿疼酸，气逆冲上，禁栗如丧神守，嚏呕，疮疡，喉痹，耳鸣及聋，呕涌，溢食不下，目昧不明，暴注，瞤瘛，暴病暴死，皆属于火。

君相二火出于天造

丹溪曰：火有二，曰君火，人火也；曰相火，天火

也。火内阴而外阳，主乎动者也，故凡动皆属火。以名而言，形质相生，配于五行，故谓之君。以位而言，生于虚无，守位禀命，因动而见，故谓之相。天主生物，故恒于动，人有此生，亦恒于动。其所以恒于动者，皆相火助之为也。见于天者，出于龙雷，则木之气，出于海，则水之气也。具于人者，寄于肝肾二部，肝属木而肾属水也。胆者肝之腑，膀胱者肾之腑，心包络者肾之配，三焦以焦言，而下焦司肝肾之分，皆阴而下者也。天非此火不能生物，人非此火不能有生。或曰：相火，天人所同，何东垣为元气之贼？曰：周子①曰：神发知矣，五性感动而万事出。有知之后，五者之性为物所感，不能不动。谓之动者，即《内经》五火也。相火易起，五性厥阳之火相扇，则妄动矣。火起于妄，变化莫测，无时不有，煎熬真阴，阴虚则病，阴绝则死。君火之气，经以暑与热言之；相火之气，经以火言之，盖表其暴悍酷烈，有甚于君火者也，故曰相火元气之贼。周子又曰：圣人定之以中正仁义而主静。朱子②亦曰：必使道心，常为一身之主，而人心每听命焉。此善处乎火者，人心听命于道心，而又能主之以静，彼五火将寂然不作。而相火者，惟有裨补造化，而为生生不息之运用尔，何贼之有？或曰：《内经》相火，注言少阴、少阳矣，未曾言及厥阴、太阳，而吾子言之，何也？曰：足太阳、少阴，东垣尝言之矣，治以炒柏，取其

---

① 周子：周敦颐，字茂叔，号濂溪，北宋营道楼田堡（今湖南省道县）人，著名哲学家，是宋明理学的开山鼻祖。
② 朱子：即朱熹。

味辛，能泻水中之火是也。戴人①亦言：胆与三焦寻火治，肝和包络都无异。此历指龙雷之火也。予以备述天人之火皆生于动，如上文所云者，实推广二公之意。或曰：《内经》言火者不一，往往于六气中见之，言脏腑者未之见也。二公岂他有所据耶？子能为我言之乎？经曰：百病皆生于风寒暑湿燥火之动而为变者。岐伯历举病机一十九条，而属火者五，此非②相火为病之出于脏腑者乎？考诸《内经》，少阳病为瘛疭，太阳病时眩仆，少阴病瞀、暴喑、郁冒不知人，非诸热瞀瘛之属火者乎？少阳病恶寒鼓慄、胆病振寒，少阴病洒淅恶寒振慄，厥阴病洒淅振寒，非诸禁③鼓慄，如丧神守之属火者乎？少阳病④呕逆，厥气上行，膀胱病冲头痛，太阳病厥气上冲胸，少腹控睾引腰脊上冲心，少阴病气上冲胸，呕逆，非诸逆冲上之属火者乎？少阳病谵妄，太阳病谵妄，膀胱病狂癫疾，非诸躁狂越之属火者乎？少阳病胕肿善惊，少阴病瞀热以酸，胕肿不能久立，非诸病胕肿，疼⑤酸惊骇之属火者乎？又《原病式》曰：诸风掉眩属于肝，火之动也；诸气膹郁病痿属于肺，火之升也；诸湿肿满属于脾，火之胜也；诸痛痒疮疡属于心，火之用也。是皆火之为病，出于脏腑者然也，注文未之发尔。

---

① 戴人：即张从正，字子和，号戴人。
② 非：原作"为"，据《格致余论·相火论》改。
③ 禁：原作"振"，据《格致余论·相火论》改。
④ 病：原脱，据《格致余论·相火论》补。
⑤ 疼：原脱，据《格致余论·相火论》补。

宗厚曰：火之为病，其害甚大，其变甚速，其势甚彰，其死甚暴。曰君火也，犹人火也；曰相火也，犹龙火也。经所谓一水不胜二火之火，出于天造。又曰：考《内经》病机一十九条，内举属火者五，诸热瞀瘛，皆属于火之类，而河间又广其说，火之致病者甚多，深契《内经》之意。曰：诸病喘呕吐酸云云见热门，此皆少阴君火之热，乃真心小肠之气所为也。若瞀瘛、暴喑、冒昧云云见前，此皆少阳相火之热，乃心胞络①、三焦之气所为也。是皆火之变见为诸病也。

五志之火出于人为

《原病式》曰：五志过极皆为火。

宗厚曰：君相之外，又有厥阳脏腑之火，根于五志之内，六欲七情激之，其火随起。盖大怒则火起于肝，醉饱则火起于胃，房劳则火起于肾，悲哀动中则火起于肺，心为君主，自焚则死矣。丹溪又启火出五脏主病曰：诸风掉眩属肝，火动之类，经所谓一水不胜五火之火，出自人为。

火极似水

宗厚曰：按火热之极者，经曰壮火散气，壮火之气衰，故有阳极似阴之证。河间治身冷，唯心胸微暖，昏冒不知人事，不能言，脉微而欲绝者，用凉膈散养阴以退阳，此因病阳厥而尚不下所致。身冷脉微，而似阴证，亢则害，承乃制，极变病例也。

---

① 心胞络：即心包络。《玉机微义》卷十作"心包络"。

王安道曰：亢则害，承乃制。太仆、河间已发挥者，兹不赘，其未悉之旨，请推而陈之。夫自显明之右，止君火治之十五句①，言六节所治之位也。自相火之行下，止阴精承之十二句②，言地理之应乎岁气也。亢则害，承乃制二句，言抑其过也。制生则化，止生化大病四句③，言有制之常与无制之变也。承，犹随也。然不曰随而曰承者，以下言之，则有上奉之象，故曰承。虽谓之承，而有防之之义存焉。亢者，过极也。害者，害物也。制者，克胜之也。然所承也，其不亢则随之而已，故虽承而不见。既亢则克胜以平之，承斯见矣。

积温畜热成火

子和曰：李屏山素饮酒，一日得病，医用酒癥丸热药后，目睹天地，但见红色，遂成龙火，卒不能救。

棠溪李济之常病目，及居省椽④，每服补肝散，以致睛胀，但见窗槛横排，几至丧明。令涌泄五七次，继服凉剂，方始如故。

---

① 夫自显明……十五句：谓《素问·六微旨大论》"显明之右，君火之位也；君火之右，退行一步，相火治之；复行一步，土气治之；复行一步，金气治之；复行一步，水气治之；复行一步，木气治之；复行一步，君火治之"一段原文。

② 自相火……之十二句：谓《素问·六微旨大论》"相火之下，水气承之；水位之下，土气承之；土位之下，风气承之；风位之下，金气承之；金位之下，火气承之；君火之下，阴精承之"一段原文。

③ 制生则代……四句：谓《素问·六微旨大论》"制则生化，外列盛衰，害则败乱，生化大病"一段原文。

④ 省椽：职官名。是金元时期中央行政机构尚书省的属官。

丹霞朱僧氏代章宗①出家，既病三阳畜热，常居静室，不敢见明，明则头疼如锥，每置冰于顶上，不能解其热，历诸医莫能辨其病。后治之，七日而愈。其法用汗吐下三法而已，后用凉物清镇之，平复如故。

治法总论

宗厚曰：君火者，心火也，可以湿伏，可以水灭，可以直折，惟黄连之属，可以制之。相火者，龙火也，不可以水湿折之，从其性而伏之，惟黄柏之属，可以降之。噫，泻火之法，岂止如此，虚实多端，不可不察。以脏气司之，如黄连泻心火，黄芩泻肺火，芍药泻脾火，柴胡泻肝火，知母泻肾火，此皆苦寒之味，能泻有余之火耳。若饮食劳倦内伤，元气火不两立，为阳虚之病，以甘温之剂除之，如黄芪、人参、甘草之属。若阴微阳强，相火炽盛以乘阴位，日渐煎熬为血虚之病，以甘寒之剂降之，如当归、地黄之属。若心火亢极，郁热内实，为阳强之病，以咸冷之剂折之，如大黄、朴硝之属。若肾水受伤，真阴失守，无根之火，为阴虚之病，以壮水之剂制之，如生地黄、玄参之属。若右肾命门火衰，为阳脱之病，以温热之剂济之，如附子、干姜之属。若胃虚过食冷物，抑遏阳气于脾土，为火郁之病，以升散之剂发之，如升麻、葛根之属。不明诸此之类，而求火之为病，施治何所依据乎？

脉

宗厚曰：虚则浮大，实则洪数。

---

① 章宗：金朝六世帝（金·大定八年至泰和八年），名完颜璟。

吐剂

仲景瓜蒂散

《元戎》胜金丸 方并见痰饮门。

宗厚曰：按贾元良曰：宣剂者，涌吐是也。以君召臣曰宣，以上召下之义也。仲景大法，春则人病在头，宜吐之。一切风热积热，或火炽者，其证寸口脉滑而有力，胸中实满，烦悗，气上而不化，面赤痰盛，骂詈惊骇等证，并宜吐之。但已上诸方，恐非所宜，义见痰饮门。

升散之剂

东垣泻阴火升阳汤 治肌热烦热，面赤食少，喘咳痰盛，脉右关缓弱，或弦或浮数。

羌活 甘草炙 黄芪 苍术各一两 升麻八钱 柴胡一两五钱 人参 黄芩各七钱 黄连五钱，酒炒 石膏五钱，秋深勿用

每服一两或半两，水煎。

宗厚曰：按此发脾胃火邪之剂，又心、胆、肝、肺、膀胱药也。泻阴火，升发阳气，荣养气血者也。

升阳散火汤 治男子妇人四肢发热，肌热，筋痹热[1]，骨髓中热，发困，热如火燎于肌肤，扪之烙手。此病多因血虚而得之，或胃虚过食冷物，抑遏阳气于脾土，火郁则发之。

升麻 葛根 独活 羌活各五钱 防风二钱五分 柴胡八钱 甘草炙，三钱 人参 白芍药各五钱 甘草生，二钱

---

[1]　筋痹热：《内外伤辨惑论》卷中升阳散火汤作"筋骨间热"，可从。

每服半两或一两，水煎，稍热服。

宗厚曰：按此胃、胆、脾、肺、膀胱经药也。

《拔萃方》地骨皮散　治浑身壮热，脉长而滑，阳毒火炽发渴。

地骨皮　茯苓各五钱　柴胡　黄芩　生地黄　知母各一两　石膏二两　羌活　麻黄各七钱五分，有汗并去之

每服一两，入姜煎。

宗厚曰：按此肝心脾肺肾药，又表里气血之剂也。云岐子①曰：在五脏之标本者，皆可用。

阳毒升麻汤　治伤寒、杂病汗吐下后变成阳毒，发狂谵妄，喉痛下利。

升麻五钱　犀角　射干　黄芩　人参　甘草各二钱五分

水煎。

宗厚曰：按此升散肺、胃火热药也。

葛根橘皮汤　治诸热证，温毒成班②，或咳，或心闷，或呕。

葛根三钱　橘皮　杏仁　知母　黄芩　麻黄　甘草各二钱

入姜煎。

宗厚曰：按此肺、胃、膀胱经药也。又曰：谨按古方治火升散之剂，其例少得，姑采已上诸方，以备其旨。

---

①　云岐子：张璧，金代医家，号云岐子，张元素之子。著有《云岐子脉法》《伤寒保命集》（又称《云岐子保命集论类要》），为论述伤寒之作。

②　班：《玉机微义》卷十作"斑"。班，同"斑"。

折制之剂

《局方》凉膈散

宗厚曰：按此泻脾、胃、肺、心主、胆、三焦、大肠火热药也。

调胃承气汤

宗厚曰：按此泻胃火之药也。

当归承气汤　　方并见热门。

宗厚曰：按此泻脾、胃、肝火药也。

宗厚又曰：已上诸方皆咸寒之药。经云：火淫于内，治以咸寒，而为正治。然亦有气血上下之分也，用者自宜取择。

黄连解毒汤　　治一切火热毒，狂躁烦心，口燥咽干，热势之甚者，及吐下后热不解而脉洪，喘急郑声，目赤睛疼，燥渴。

黄连　黄柏　黄芩　大栀子各等分

水煎。

宗厚曰：按此太仓公火剂汤也。泻心、肺、肾、膀胱、大小肠、胃火之药。

真珠散　　治男女五脏积热，毒气上攻，心胸烦闷，口干舌燥，精神恍惚，闷乱，坐卧不安。

琥珀　珍珠粉　天花粉　铁粉　朱砂　生甘草　寒水石煅　牙硝　大黄各等分

为细末，每一钱，竹叶汤调下。

宗厚曰：按此泻心、肾、胃火之剂，镇坠药也。

《宣明》大金花丸　　治中外诸热，寝汗，咬牙唾语，惊悸，溺血淋闷，咳血衄血，瘦弱头痛，并骨蒸肺痿劳咳。

黄连　黄柏　黄芩　大黄各等分

为末，滴水丸小豆大。每二三十丸，新水下。

宗厚曰：按此解毒汤之变法也，出阳明例。但云治瘦弱，头痛已下诸证，犹宜详审用之。

当归龙胆丸　治肾水阴虚，风热蕴积，时发惊悸，筋惕搐搦，神志不宁，荣卫壅滞，头目昏眩，肌肉𥆧瘀，胸膈咽嗌不利，肠胃燥涩，躁扰狂越，骂詈惊骇，火热等证。

当归　草龙胆　大栀子　黄连　黄柏　黄芩各一两
大黄　芦荟　青黛各五钱　木香一钱　麝五分

蜜丸小豆大，姜汤下二三十丸。

宗厚曰：按此泻心、肝、脾、肺、肾、胃火之药也。

神芎丸　治一切热证，常服保养，除痰饮，消酒食，清头目，利咽膈，能令遍身结滞宣通，气利而愈，神强体健，耐伤省病。

大黄　黄芩各二两　牵牛　滑石各四两　黄连　薄荷
川芎各五钱

水丸小豆大。温水下十丸至十五、二十丸。

宗厚曰：按此泻心、脾、胃、肺、膀胱火热之剂，又气血药也。下湿热，导滞甚捷。但云常服神强，体健省病，与前方云治肾水阴虚、虚损者，恐未必然。

升散折制之剂

《局方》**紫雪**　治内外烦热不解，口中生疮，狂易叫走。解诸热毒、药毒、邪热，小儿惊痫百病。

黄金百两　寒水石　磁石　石膏　滑石各三斤，打碎

已上用水一石，煮至四斗，去渣，入下项：

甘草炙，八两　羚羊角屑　犀角屑　青木香　沉香各五两　丁香一两　升麻　玄参并剉细，各一斤

已上再煮至一斗五升，入下项：

硝石四升，芒硝亦得，每升得七两七钱　朴硝十斤，提净者

已上入前药汁中，微火煎，柳枝不住手搅，候有七升，投放木盆中，半日欲凝，入下项药，搅令匀。

朱砂研，三两　麝香当门子①一两二钱五分

上药成霜雪紫色，每服一钱或二钱，冷水调下，大人小儿，临时以意加减，并食后服。

宗厚曰：按此心、脾、肺、肾、胃经药也。

《千金》黑奴丸　治火热阳毒，发狂发癍，烦躁大渴倍常。

黄芩　釜底煤　芒硝　灶突墨②　梁上尘　小麦奴③　麻黄　大黄各一两

蜜丸如弹子大。新汲水化服。不定，再服半丸，饮水尽足，当发寒，寒已汗出乃瘥，未汗再服半丸。不大渴者，不可与。

宗厚曰：按此出阳明药例。取诸火化者，为从治之意，又表里之剂也。

---

① 当门子：指麝香仁中呈不规则的块状颗粒者。

② 灶突墨：百草霜之别名。

③ 小麦奴：麦奴别名。《本草纲目》卷二十二引陈藏器言："麦穗将熟时，上有黑霉者也。"

滋阴壮水之剂

《拔萃》六味地黄丸　治肾气虚，久新憔悴，寝汗发热，五脏齐损，瘦弱虚烦，骨蒸下血。

丹溪大补丸　降阴火，补肾水。

补阴丸　降阴火，治烦渴①骨热，补肾水真阴不足。并见补虚门。

宗厚曰：按此三方足少阴药，下二方入阴中至阴之剂。经云壮水之主，以制阳光，所谓求其属也。

从治之剂

丹溪左金丸　泻肝火，行湿，为热甚反佐，开痞结，治肝邪。

黄连六两　吴茱萸一两

为末，粥糊丸。

《局方》温胆汤　治胆虚痰热，惊悸不眠。

半夏　竹茹　枳实各二两　陈皮　生姜各四两　甘草二两

水煎，每服一两。

桂苓甘露饮　治胃受湿热，头疼身热，烦渴，吐泻，口干。方见热门。

《金匮》肾气丸　治肾经虚热。方见补虚门。

五苓散　治发热而渴，小便不利，烦躁头痛。方见泄泻门。

宗厚曰：按《内经》注曰：若调寒热之逆，冷热必

---

①　烦渴：原作"发浊"，据《玉机微义》卷十改。

行，则热物冷服，下咽之后，冷体既消，热性便发，由是病气随愈矣。已上诸方，皆从其气，以去拒格之热，可临证选用，求其意例也。

热（发热附）

《内经》叙热为诸证

《原病式》云：诸病喘呕吐酸，暴注下迫，转筋，小便浑浊，腹胀大鼓之有声如鼓，痈疽疡疹，瘤气结核，吐下霍乱，瞀郁肿胀，鼻塞鼽衄，血溢血泄，淋闷，身热恶寒战栗，惊惑①悲笑谵妄，衄蔑②血污，皆属于热。

阴阳虚盛分内热外热

经曰：阴虚则内热，阳盛则外热。内外皆热，则喘而渴，故欲饮冷也。

又曰：阴虚生内热者，因有所劳倦，形气衰少，谷气不③盛，上焦不行，下脘不通，胃气热，热气熏胸中，故内热。阳盛则外热者，因上焦不通利，则皮肤致密，腠理闭塞，玄府不通，卫气不得泄，故外热。

宗厚曰：按赵嗣真曰：《素问》论阴阳虚实四证者，杂病也。《难经·六难》之文，论脉也。《外台》所述之文，论伤寒表里也。但仲景所主阴阳虚盛之意，理实奥焉。经云：邪气盛则实，精气夺则虚。因正气先虚，以致邪气客之，而为盛实，于是有阳虚阴盛、阴虚阳盛二证之

---

① 惑：原作"或"，据《素问玄机原病式·六气为病》改。

② 蔑（miè）：涂染。

③ 不：原作"上"，据《素问·调经论》改。

别。如《活人书》却将《素问》所论杂病阴阳虚盛四证，合而引证仲景伤寒二证之法，又改阳盛外热作内热，阴盛内寒作外寒。所论初未尝合，因拓仲景所主阴阳虚盛之理，而详说之。盖盛者，指邪气而言，虚者，指正气而言，阴阳虚盛，邪正消长之机。且正气在人，阳主表而阴主里。邪气中人，表为阴而里为阳。若夫表之真阳先虚，故阴邪乘阳而盛实，表受邪者，阳虚也。脉浮紧者，阴邪盛于外也，是谓阳虚阴盛。所以，桂枝、麻黄辛甘之温剂，汗之则阴邪消，温之则真阳长，使邪去正安，故愈。又若里之真气先虚，故阳邪入阴而盛实，里受邪者，阴虚也。脉沉实者，阳邪盛于里也，是谓阴虚阳盛。所以，用承气酸苦之寒剂，下之则阳邪消，寒之则真阴长，邪去正安，故愈。如其不然，阳盛而用桂枝，下咽即毙。阴盛而用承气，入胃以亡。是皆盛盛虚虚，而致邪失正也。以是知仲景所主阳虚阴盛、阴虚阳盛二证之意深，盖指一为表证，一为里之①邪正消长而言，非兼言表和里病、里和表病而谓之阴阳虚盛也。况和者，无病处也，虚者，受病处也。

斯论可谓得仲景之心法。然阴虚生内热，详东垣、丹溪之说，则又有阴虚外热之证；阳盛外热，考之河间，往往有阳胜内热之例。是皆原其病机也。然经言者，内因证也，本病也。河间、东垣、丹溪言者，极变之证也，标病也。所谓亢则害、承乃制之例。

---

① 之：原作"证"，据《玉机微义》卷九改。

热分在气在血

东垣曰：昼则发热，夜则安静，是阳气自旺于阳分也。昼则安静，夜则发热烦躁，是阳气下陷入阴中也，名曰热入血室。昼则发热烦躁，夜则发热烦躁，是重阳无阴也，当亟泻其阳，峻补其阴。

热分五脏

以手扪摸有三法：以轻手扪之则热，重手按之则不热，是热在皮毛血脉也。重按之至筋骨之分则热，蒸手极甚，轻手则不热，是邪在筋骨之间也。轻手扪之不热，重力以按之不热，不轻不重按之而热，是在筋骨之上、皮毛血脉之下，乃热在肌肉也。

肺热者，轻手乃得，微按全无，日西热甚，乃皮毛之热。其证必见喘咳，寒热。轻者泻白散，重者凉膈散、地骨皮散。

心热者，微按至皮肤之下，肌肉之上，轻手乃得，微按至皮毛之下则热，少加力按之则全不热，是热在血脉也。其证烦心，心痛，掌中热而哕。以黄连泻心汤、导赤散、朱砂安神丸。

脾热者，轻手扪之不热，重按至筋骨又不热，不轻不重，在轻手重手间，乃热在肌肉，遇夜尤甚。其证必怠惰嗜卧，四肢不收，无气以动。泻黄散。

肝热者，重按之肌肉之下，至肉之上，乃肝之热，寅卯间尤甚。其脉弦，四肢满闷，便难，转筋，多怒多惊，四肢困热，筋痿不能起于床。泻青丸、柴胡饮子。

肾热者，轻手重手俱不热，如重手按至骨分，其热蒸手如火。其人骨苏苏如虫蚀，其骨困热不任，亦不能起于床。滋肾丸主之。

宗厚曰：面热者，足阳明。口中热如胶，足少阴。口热舌干，足少阴。耳前热若寒，手太阳。掌中热，手厥阴、少阴、太阴。足下热而痛，足少阴。足外热，足少阳。身热肤痛，手少阴。身前热，足阳明。洒淅寒热，手太阴。肩上热，项似拔，手太阳。中热而喘，足少阴。肩背热，及足小指外廉①，胫踝后皆热，足太阳。热而筋纵缓不收，阴痿，足阳明、厥阴、手少阴。与前热在气血之分，皆诸经现证，腑脏阴阳，是动所生之本病也。

阳盛发热

经曰：阳盛则身热，腠理闭，喘粗为之俯仰，汗不出而热，齿干以烦冤，腹满死，能冬不能夏。

阳虚发热

《卫生宝鉴》云：奥屯周卿之子，年二十三，病发热，肌热消瘦，四肢困倦，嗜卧盗汗，大便溏多，不思饮食，肠鸣，舌不知味，懒于言语，时来时去近半载。其脉浮数，按之无力，正应《脉诀》云：脏中积冷荣中热，欲得生精要补虚。先灸中脘，引清气上行，肥腠理。又灸气海穴，乃生发元气，滋荣百脉。灸三里，助胃气，撒②上热，使下于阴分。以甘寒之剂泻热火，佐以甘温养其中气。又食粳米、羊肉之类，固其胃气。以慎言语，节饮食，至数

---

① 廉：原作"臁"，据《玉机微义》卷九改。
② 撒：原作"彻"，据《卫生宝鉴》卷五改。

月病减得平复。

宗厚曰：按此证治，乃阳虚而胃气不足，阴阳不升降致发热者，宜灸之以助阳。药以甘寒，泻血中之火热，又非止阴虚之例也。

阳陷发热

许学士曰：仲景云：尺脉弱，名曰阴不足，阳气下陷入阴中则发热也。大抵阴不足，阳往从之，故阳内陷则发热。

阴虚燥热

宗厚曰：按东垣云：发热恶热，大渴不止，烦躁肌热，不欲近衣，其脉洪大，按之无力者，或无目痛鼻干者，非白虎汤证也。此血虚发躁，当以当归补血汤主之。

又曰：烦躁虚烦，亦与实烦不同。如伤寒烦者，为真阳内郁，阴中伏阳之证，与阴虚燥热，病本亦异。

阴虚恶热

丹溪曰：经云阴虚则发热。夫阳在外，为阴之卫；阴在内，为阳之守。精神外驰，嗜欲无节，阴气耗散，阳无所附，遂致浮散于肌表之间而恶热也。实非有热，当作阴虚治之，而用补养之法可也。

又司丞叔，平生脚自踝以下常觉热，冬不可加绵于上，常自言曰：我资禀壮，不怕冷。予曰：此足三阴之虚，宜早断欲事，以补养阴血，庶乎可免。笑而不答。年才五十，患痿半年而死。

热郁恶寒

丹溪曰：经云恶寒战慄，皆属于热。又云禁慄如丧神守，皆属于火。恶寒者，虽当炎月，若遇风霜，重绵在身，自觉凛凛战慄，禁慄动摇之貌，如丧神守，恶寒之甚。《原病式》曰：病热甚而反觉其寒，此为病热，实非寒也。或曰：往往见有得热药而少愈者，何也？予曰：病热之人，其气炎上，郁为痰饮，抑遏清道，阴气不升，病热尤甚，积痰得热，亦为暂退，热势助邪，其病益深。或曰：寒势如此，谁敢以寒凉与之，非杀而何？予曰：古人遇战慄之证，有以大承气汤下燥粪而愈者，恶寒战慄，明是热证，但有虚实之分耳。

又治进士周本道，年逾三十，得恶寒病，服附子百数而病甚。求予治，诊其脉，弦而似缓。予以江茶入姜汁、香油些小，吐痰一升许，病减大半。又与防风通圣散去硝、黄，加地黄、当归，百余帖而安，周甚喜。予曰：未也，燥热已多，血伤亦深，须食淡以养胃，内观以养神，则水可生，火可降也。不从吾言，附毒必发。彼勇于仕进，一切务外，不守戒忌。予曰：若多与补血凉药，亦可稍安。内外不静，肾水不生，附毒必发。病安之后，官于婺城①，巡夜冒寒，非附子不可以疗，而性怕生姜，只得以猪腰作片煮附子，与三帖而安。予曰：可急归，知其附毒易发。彼以为迂，半年后，果发背而死。

《原病式》曰：病热郁甚，而反恶寒，得寒转甚，而得暖少愈者，谓暖则腠理疏通，而阳气得散，怫热稍退，故少愈也。其寒则腠理固密，阳气怫郁，而热转甚，故病加尔。

宗厚曰：又有火郁而热者，如不能食而热，自汗气短

---

① 婺（wù 物）城：今浙江金华。

者，虚也。以甘寒之剂，泻热补气。非如能食而热，口干舌燥，大便难者，以辛苦大寒之剂下之。

子和曰：骨蒸劳热，皮肤干枯，痰涎稠黏，四肢疼痛，面赤唇干，烦躁，睡卧不宁，或时喘咳，饮食少味，困弱无力，虚汗黄瘦等证，先以茶调散轻涌讫，次以导水禹功，轻泻三两行，后服柴胡饮子，桂苓甘露饮、搜风丸、白术调中汤、人参散之类，量虚实用之。

宗厚曰：劳热未必不兼阴阳两虚，湿热自甚，或阴虚，或劳伤形气，或脾胃虚损，为热之证。吐去痰涎，及开提郁陷之气，次以调养之法治之犹可。若便利与禹功导水重峻之剂，吾恐实实虚虚，不善用而药之太过，多致杀人。且如积热蓄热，有余之证，非汗吐下法则不能已者，不善用而药之不及，亦致误人。

阴盛格阳

东垣云：冯内翰之侄栎，因病伤寒，目赤而烦渴，脉息七八至，按之不鼓击。经曰：脉至而从，按之不鼓，诸阳皆然。此阴盛格阳于外，非热也。与姜附之剂，汗出而愈。

宗厚曰：按此与王海藏治狂言发班、身热、脉沉细阴证例同。

阳盛拒阴　　附火郁，附积热

东垣又有治脚膝痿弱，下尻臀皆冷，阴汗臊臭，精滑不固，脉沉数有力，为火郁于内，逼阴向外，为阳盛拒阴，用苦寒药下之者。此水火征兆之微，脉证治例之妙。王太仆曰：纪于水火，余气可知。因并录之以劝。

　　王安道曰：寒热未至于甚，粗工为之而不难。设热积而寒沉，良工犹弗能以为计，况其下乎？以积热言之，始而凉和，次而寒取，寒取不愈，则因热而从之，从之不愈，则技穷矣，由是苦寒频岁而弗停。又以沉寒言之，始而温和，次而热取，热取不愈，则因寒而从之，从之不愈，则技穷矣，由是辛热比年①而弗止。嗟夫！苦寒益深，而积热弥炽，辛热太过，而沉寒愈滋，苟非大圣慈仁，明垂枢要，生也，孰从而全之？经曰：诸寒之而热者取之阴，热之而寒者取之阳，所谓求其属也。属也者，其枢要之所存乎。斯旨也，王太仆知之，故曰益火之原以消阴翳，壮水之主以制阳光。又曰：取心者不必齐②以热，取肾者不必齐以寒，但益心之阳，寒亦通行，强肾之阴，热之犹可。吁！混乎千言万语之间，殆犹和璧之在璞也。夫寒之而热者，徒知以寒治热，而不知热之不衰者，由乎真水之不足也。热之而寒者，徒知以热治寒，而不知寒之不衰者，由乎真火之不足也。不知真水火不足，泛以寒热药治之，非惟脏腑习熟药，反见化于其病，而有者弗去，无者复至矣。故取之阴，所以益肾水之不足，而使其制夫心火之有余。取之阳，所以益心火之不足，而使其胜夫肾水之有余也。其，指水火也；属，犹主也，谓心肾也。求其属者，言水火不足，而求之于心肾也。火之原者，阳气之根，即心是也。水之主者，阴气之根，即肾是也。非谓火

————

　　① 比年：即连年。
　　② 齐：通"剂"。调配。下同。《韩非子·定法》："夫匠者，手巧也；而医者，齐药也。"

为心而原为肝，水为肾而主为肺也。寒亦益心，热亦强肾，此太仆达至理于规矩准绳之外，而非迂生曲士①之可以跂及②矣。

两胁热

《难知》曰：一身尽热，先太阳也。从外而之内者，先无形也，为外伤。手足不和，两胁俱热如火，先少阳也。从内而之外者，先有形也，为内伤。

四肢热

经曰：有四肢热，逢风寒如炙于火者，是人阴气虚，阳气盛也。东垣曰：四肢发热者，或口干舌干咽干，盖心主火，小肠主热，火热来乘土位，乃湿热相合，故烦躁闷乱也。四肢者，脾土也，火乘之，故四肢发热也。

痰证

《活人书》云：中脘有痰，令人憎③寒发热，恶风自汗，寸口脉浮，胸痞满，有类伤寒，但头不痛，项不强为异。

伤食

《活人书》云：伤食令人头痛，脉数，发热，但左手人迎脉平和，身不疼痛是也。

虚烦

孙尚云：虚烦与伤寒相似，身热，脉不浮紧，不恶

---

① 迂生曲士：拘泥守旧，囿于一隅而见识不广的人。

② 跂（qǐ起）及：犹企及。跂，通"企"。踮起脚跟。《说文通训定声·解部》："跂，假借为企。"

③ 憎：原作"增"，据《类证活人书》卷七改。

寒，但热而烦，或不烦，头不痛。

脚气

孙尚云：脚气为病，大便坚，脚膝肿痛，两胫或有肿满，或枯细者，方其发时，亦有发热憎寒，呕恶，似伤寒证也。

脉

《内经》云：粗大者，阴不足，阳有余，为热中也。阳气有余，为身热无汗，脉反涩者为太过，血少阴虚也。

《脉经》云：寸口脉浮大而疾者，名曰阳中之阳，病若烦满，身热，头痛，腹中热。

又云：热病脉小或细，喘逆，不得大小便，腹大而胀，汗出而厥逆，泄注，脉大小不调，皆难治。热病已得汗，而脉尚躁盛，此阴脉之极也，死。热病不得汗，而脉躁盛者，此阳脉之极也，死。脉浮而涩，涩而身有热者，死。

宗厚曰：按经云：脉至而从，按之不鼓，诸阳皆然。王注云：病热而脉数，按之不鼓动，乃寒盛格阳而致之，非热也。形证是寒，按之而脉气鼓击于指下盛者，此为热盛拒阴而生病，非寒也。又曰：推而内之，外而不内①，身有热也。《伤寒论》曰：寸口脉微为阳不足，阴气上入阳中，则洒淅恶寒。尺脉弱为阴不足，阳气下陷入阴中，则发热也。与《难经》言覆溢相乘，及六难浮损沉实义，皆诊法之至要，于热证大宜谙识。

---

① 内：此前原有一"用"字，据《玉机微义》卷九删。

又按：经云：脉浮如数而有热者，气也。与热证脉相类。

发表之剂

《易简》参苏饮　治感冒，发热头痛，或因痰饮凝积为热，状似伤寒者。

前胡　人参　紫苏　干葛　半夏　茯苓各三分　枳壳　陈皮　甘草　桔梗　木香各五分　生姜五片

水煎服。

宗厚曰：按此足少阳柴胡例药。

《局方》柴胡升麻汤　治发热头痛，恶风体疼，鼻塞咽干，痰盛。方见伤寒门。

宗厚曰：按此足少阳、阳明，手太阴药也。

河间①六神通解散　治发热头痛，发渴身疼，脉洪无汗。

麻黄二钱　甘草三钱　石膏　滑石　黄芩各四钱　苍术八钱

入姜、葱煎服。

宗厚曰：按此足②三阳、手足太阴药也，出太阳例。

易老九味羌活汤　治发热恶寒，无汗或自汗，头痛项强，或伤风见寒脉，伤寒见风脉，并宜服之。

宗厚曰：按此足太阳、阳明、三阴药也。

宗厚曰：已上诸方皆伤寒表药之变法，宜详审脉证，

---

① 间：原作"门"，据《玉机微义》卷九改。

② 足：原脱，据《玉机微义》卷九补。

而择用之。然易老九味、河间通解，意虽不同，务在药证相对，名实相符，方可行之。否则，犯禁致逆，及失其立法之意也。是以许文正公曰：近世论医，有主河间刘氏者，有主易老张氏者。张氏用药，依准四时阴阳升降而增损之，正《内经》四气调神之义，医而不知此，妄行也。刘氏用药，务在推陈致新，不使少有怫郁，正造化新新不停之义，医而不知此，无术也。然而，主张氏者，或未尽张氏之妙，则瞑眩之剂，终莫敢投，至失几后时，而不救者多矣。主刘氏者，或未悉刘氏之蕴，则劫效目前，阴损正气，遗祸于后日者多矣。能用二家之长，而无二家之弊，则治庶几乎？于此二方制法可见，大抵学者当于经论中求之，知有所主，不可偏执于一家而已。

攻里之剂

《宣明》三乙承气汤

《发明》云：以三承气①合而为一，且云通治三药之证，与仲景之方，甚相违背，及失轩岐缓急之旨。

当归承气汤　治燥热里热，火郁为病，或皮肤枯燥，或咽干鼻干，或便溺结闭，通宜用此。

当归　大黄各四钱　甘草　芒硝各二钱

入姜煎服。

宗厚曰：按此足太阴、厥阴、阳明药也。凡血证下药，详见仲景抵当诸汤例，兹不备录。但此与前方，可见有气血之分。

---

① 三承气汤：指大承气汤、小承气汤、调胃承气汤。

发表攻里之剂

《宣明》双解散 治一切风热，积热。

益元散 防风通圣散各一两

每三五钱，入葱白、盐、豉五十粒，姜三片，煎服。

宗厚曰：按此足太阳、阳明、少阴、厥阴、手足太阴药也。治风热、郁热甚捷。但本论云：治风寒暑湿，饥饱劳役，内外诸邪所伤，无问杂病，便可通解。然斯意混同主治，而寒湿何以得散？内伤不足之证，何以抵受邪？实实虚虚，不无致逆。故潘思敬云：是仲景调胃承气汤，后人一变，加连翘、栀子、薄荷、黄芩，谓之凉膈。至河间又一变，于凉膈中加防风、川芎、当归、芍药、麻黄、石膏、桔梗、滑石、荆芥、白术，谓之防风通圣。古之复方也，今复之又复，制法盖可知矣，而学者识之。

大柴胡汤 治伤寒、杂证，发热，脉沉实弦数，热日数多，或有表复有里，脉洪，头痛而谵妄，或湿热自利，表里已急，宜此下之。

柴胡四钱 黄芩 芍药各一钱五分 半夏一钱二分 枳实三钱 大黄二钱五分

入姜、枣煎服。

宗厚曰：按此足少阳、阳明、太阴、厥阴药也，出太阳例。

清气之剂

《局方》人参白虎汤 治气热心烦，发渴。

石膏四钱 知母一钱五分 甘草一钱 人参五分

入粳米一合，煎服。

宗厚曰：按此足阳明、少阴，手太阴药也。

清心莲子饮 治发热口干，小便白浊，夜则安静，昼则发热。

黄芩　麦门冬　地骨皮　车前子　甘草各二钱五分　莲肉　茯苓　黄芪　柴胡　人参各三钱五分

水煎。

宗厚曰：按此足少阴、少阳，手足太阴药。

《宣明》柴胡饮子 解一切肌热、蒸热、积热，或汗后余热，脉洪实弦数。

黄芩　甘草　大黄　芍药　柴胡　人参　当归各一钱五分

入姜煎。

宗厚曰：按此足少阳例，又表里血药也。《宝鉴》附于气分热例下，今姑从之，学者取择焉。

《机要》云：若肤如火燎而热，以手取之不甚热，为肺热，目睛赤，烦躁或引饮，黄芩一味主之，昼则行阳二十五度，此言气分药也。

凉血之剂

清凉饮子 治大人小儿血脉壅实，脏腑生热，面赤烦渴，睡卧不宁。

大黄　芍药　当归　甘草各等分

水煎。

宗厚曰：按此足太阴、厥阴之的药也。

《元戎》四物二连汤 治血虚，虚劳发热，五心烦热，昼则明了，夜则发热。

当归　生地黄　白芍药　川芎　黄连　胡黄连各一钱①

水煎。

宗厚曰：按此足太阴、厥阴，手少阴经药也。

《机要》云：若夜发热，主行阴，夜则行阴二十五度。若胁肋热，或一身尽热，或日晡肌热者，皆血病也，宜以上方及桃仁承气选而用之。

清气凉血之剂

《局方》 洗心散　治风壅壮热，头目昏痛，热气上冲，口苦唇焦，咽喉肿痛，心神烦躁，多渴，五心烦热，小便赤涩，大便秘滞。

大黄煨　甘草　当归　芍药　麻黄　荆芥穗各六钱　白术五钱

为末，每服二三钱，生姜、薄荷汤煎服。

宗厚曰：按此足太阳、阳明、厥阴，手足太阴经药也。今人多用之，故收入。然宜白术合大黄入心，故名洗心，而从以麻黄、荆芥，亦是表里药。

甘露饮　治男子、妇人、小儿烦热，胃中客热，口臭齿龈②，烦渴咽疮等证。

熟地黄　生地黄　枇杷叶　山茵陈　天门冬　麦门冬枳壳　黄芩　石斛　甘草各等分

为末，每服五钱，水煎服。

宗厚曰：按此足阳明，手太阴、少阴经药也。

---

① 各一钱：原脱，据《医垒元戎》卷十一补。
② 口臭齿龈：《太平惠民和剂局方》卷六作"牙宣口气，齿龈肿烂"。

龙脑鸡苏丸　除烦热、郁热、肺热咳嗽，鼻衄吐血，血崩下血，热淋，消渴，惊悸，解酒毒，胃热口臭口苦，开心明目。

薄荷叶一两六钱　生地黄六钱　麦门冬四钱　蒲黄炒　阿胶炒，各二钱　黄芪一钱　人参一钱　甘草一钱五分　木通二钱　银州柴胡二钱，同木通浸二日，取汁入膏

为末，用蜜三两二钱，炼过后，下地黄末、木通、柴胡汁熬成膏，丸桐子大。每二十丸，嚼破汤下。

安神清镇之剂

《局方》**至宝丹**。方见中风门。

宗厚曰：按此气血之药，通关透肌骨之剂也。

东垣朱砂安神丸　治心神烦乱，怔忡，兀兀欲吐，气乱而热，似懊𢙐状。

黄连一钱五分　生地黄　当归身　甘草炙，各五钱　朱砂一钱，别研

为末，蒸饼，丸黍米大。每十丸或十五、二十丸，唾津下。

宗厚曰：按此二方血分药也。

牛黄膏　治热入血室，发狂，不认人者。

牛黄二钱五分　朱砂　蔚金①各三钱　脑子②　甘草各一钱　牡丹皮二钱

为末，炼蜜丸皂子大，新水化下。

---

① 蔚金：郁金之别名。
② 脑子：龙脑之别名。

钱氏安神丸　治热渴①，心闷，脉实，颊赤，口燥。

麦门冬　马牙硝　山药　白茯苓　寒水石各五钱　朱砂一两　甘草五钱　龙脑一字

为末，炼蜜丸鸡头大。每服半丸或一丸，沙糖水化下。

宗厚曰：按此气分药也。

泻诸经实热之剂

《局方》凉膈散　治上焦积热，烦躁多渴，面赤面②热，头昏咽燥，喉咽肿痛，口疮，便溺赤涩，狂言谵妄，睡卧不安，并宜服之。

大黄　朴硝　甘草各二两　连翘四两　栀子仁　黄芩　薄荷叶各一两

为末，每服二钱，竹叶蜜些少③，煎服。

宗厚曰：按此手太阴、少阴，足太阴、阳明药也。轻者宜用桔梗汤，毋犯下二焦也，余仿此。桔梗汤见喉痹门。

调胃承气汤　治中焦实热，胃热实而不满。

大黄一两　甘草二钱五分　芒硝四钱五分

水煎。

宗厚曰：按此足阳明经药也。轻者宜用前胡散。

八正散　治下焦积热，二便闭涩，多渴咽干，口舌生疮，肿痛，淋血。

---

① 渴：原作"浊"，据《玉机微义》卷九改。
② 面：原作"而"，据《玉机微义》卷九改。
③ 少：《玉机微义》卷九作"小"。

大黄　瞿麦　木通　滑石　萹蓄①　车前子　山栀
甘草各等分

为末，每服二钱，水煎，入灯心。

宗厚曰：按此足太阳、阳明药也。轻者宜用导赤散。

钱氏泻青丸　治肝经郁热。

当归　龙胆草　川芎　山栀　大黄湿纸裹，煨　羌活
防风去芦，各等分

为末，蜜丸鸡头子大。每一二丸，煎竹叶汤化下。

泻心汤　治心热。

黄连一两

为末，水调二三分，量病人大小与之。

泻黄散　治脾热，口臭，咽干。

藿香叶七钱　山栀一两　石膏五钱　甘草三两　防风四两
为末，用蜜酒拌，微炒香，每服一钱。

泻白散　治肺热。

桑白皮　地骨皮各一两　甘草五钱

为末，每服二三钱。

东垣滋肾丸　治肾热。

黄柏三钱　知母二钱　桂一分半

为末，熟水②丸桐子大。每七八十丸至百丸，食前百
沸汤下。

宗厚曰：按此五脏药例也。

---

①　萹蓄：《玉机微义》卷九作"扁竹"。
②　熟水：原作"热水"，据《玉机微义》卷九改。

半夏汤　治胆腑实热，精神不守，热泄病。

半夏　宿姜各三钱　黄芩　远志　茯苓各二钱　生地黄五钱　秫米数合　酸枣仁一合

长流水煎服。

导赤散　治小肠实热，小便赤涩而渴。

生地黄　木通　甘草各等分

上末，入竹叶同煎服。

前胡散　治胃气实热，唇口干裂，中心热燥，大便秘结，非时烦渴，睡中口内生涎。

大黄五钱　桔梗　枳壳　前胡　杏仁各一钱　葛根二钱

为末，每二钱，入姜煎服。

泻白散　治大肠实热，腹胀不通，挟脐痛，食不化，喘不能久立，口生疮。

橘皮　淡竹茹　黄芩　栀子仁　柏皮炙，各五钱　茯苓　芒硝各一两　生地黄五两

每四钱，入姜、枣煎，空心服。

赤茯苓汤　治膀胱实热，腹胀，小便不通，口苦舌干，咽肿不利。

赤茯苓　猪苓　葵子　枳实　瞿麦　木通　黄芩　车前子　滑石　甘草各等分

入姜煎，食前服。

宗厚曰：按已上诸方，出五脏治要例。

治虚热升阳之剂

小柴胡汤　治潮热身热，默默不欲饮食，或呕或渴，或利或咳。

人参　半夏　生甘草　黄芩各二钱　柴胡四钱　生姜五
片　枣二枚

水煎。

宗厚曰：按此足少阳药也，出太阳例。主虚劳烦热，能引清气上行阳道，在经主气，在脏主血，故更能入血室也。

东垣升阳益胃汤　治肺之脾胃虚，怠惰嗜卧，四肢不收，身体沉重，口干，食无味，大便不调，小便频数，食少，食不消，洒淅恶寒，而或微热。方见内伤门。

宗厚曰：按此手太阴，足阳明、太阴之药。欲升浮中焦下陷之气，故加太阳诸经药也。

补中益气汤

宗厚曰：按此手足太阴、少阳经药，表里气血之剂也。又曰：按《发明》曰：经云治热以寒，温而行之；治寒以热，凉而行之；治温以清，冷而行之；治清以温，热而行之。夫治热以寒，温而行之者，有三皆同。大热在身，止用黄芪、人参、甘草，此三味者皆甘温，虽表里皆热，躁发于内，扪之肌热于外，能和之，汗自出而解矣。此温能除大热之至理，一也。热极生风，乃左迁入地，补母以虚其子，使天道右迁顺行，诸病得天令行而必愈，二也。大热在上，其大寒必伏于内，温能退寒，以助地气。地气者，在人乃胃之生气，使真气旺，三也。此与热因寒用，寒因热用，必伏其所主，而先其所因，治法理同而证不同，学者最宜深玩。

治虚热滋阴之剂

杨氏秦艽扶羸汤　治肺痿，骨蒸成劳，或嗽，或寒，或热，声嘎不出，体虚自汗，四肢怠惰。

柴胡二钱　人参　鳖甲炙　秦艽　当归　地骨皮各一钱
五分　半夏　紫苑　甘草各一钱

水煎服。

宗厚曰：按此足少阳例药，又气血之剂也。

《局方》当归补血汤　治肌热躁热，目赤面红，烦渴引饮，昼夜不息，其脉洪大而虚，重按全无，此脉虚血虚也。若误服白虎汤，必死。宜此主之。

黄芪五钱　当归二钱

水煎服。

宗厚曰：按此足三阴经药也。

十味人参散　治虚热、潮热，身体倦怠。

柴胡　甘草　人参　茯苓　半夏　白术　黄芩　当归
白芍药　葛根各等分

入姜煎服。

宗厚曰：按此足少阳、阳明、太阴经药也。

《瑞竹堂》柴前①梅连散　治骨蒸劳热，久而不痊，三服除根，其效如神。及五劳七伤、虚弱皆治。

胡黄连　柴胡　前胡　乌梅各三钱

每一②钱，童便一盏，猪胆一枚，猪脊髓一条，韭根白五分，同煎至七分，去渣，温服，不拘时。

宗厚曰：按此足少阳、厥阴、手少阴、太阴经药也，

---

① 前：《玉机微义》卷九作"胡"。
② 一：《玉机微义》卷九作"二"。

出少阳例，亦是劫剂。

《元戎》**五蒸汤**　治骨蒸劳热，自汗。

甘草　人参　知母　黄芩各二钱　茯苓　熟地黄　葛根各三钱　石膏五钱　竹叶二十片

作一服，入粳米一合煎。加减见本论。

宗厚曰：按此足阳明、手太阴、手足少阴经药也。已上并气血之剂。

升阳滋阴之剂

《局方》**十全大补汤**　治诸虚不足，五劳七伤，不进饮食，久病虚损，时发潮热者。

白茯苓　人参　当归　白术　黄芪　川芎　肉桂　白芍药炒　熟地黄　甘草各等分

每服一两，入姜、枣，水煎服。

宗厚曰：按此手足三阴、气血药也。

人参养荣汤　治久病虚损，口干食少，咳而下利，心惊悸，热而自汗。

前方减芎，加陈皮、五味、远志。

入姜、枣，煎服。

宗厚曰：按此手足太阴药，气血之剂也。

黄芪鳖甲散　治男女虚热，身瘦，五心烦热，四肢怠惰，咳嗽咽干，自汗，食少。

人参　肉桂　桔梗各一钱五分　生地黄　半夏　紫苑　知母　白芍药　黄芪　甘草　桑白皮各二钱五分　天门冬　鳖甲各五钱　秦艽　茯苓　地骨皮　柴胡各三钱

入姜煎，每服一两。《卫生宝鉴》减桂、芍、地骨，名人参黄芪散。

宗厚曰：按此手太阴例药，气血之剂。然气乱于胸中，为清浊相干者，须加气药以理之，又不必拘此。如气液衰，阴血竭，古方有兼用乌梅①、蛤蚧、猪肾、脊髓、人屎等物，皆其法也。

治风热之剂

川芎石膏汤　方见中风门。

仙术芎散　治风热燥热。

防风通圣中加菊花、藿香、砂仁，减麻黄、芒硝。

为末，每服一二钱。

宗厚曰：按此足太阳、阳明、三阴经药也。

湿热之剂

五苓散　方见湿门。

东垣清燥汤　方见痿门。

宗厚曰：按此手足太阴、气血之剂也，出太阳例。

风湿热之剂

东垣羌活汤　治身重，或眩运麻木，小便涩，大便不调，下焦痿软，不能行止。

羌活　防风　柴胡各一钱　藁本　独活　茯苓　泽泻
猪苓　黄芪　甘草炙　陈皮　黄柏　黄连　苍术　升麻
川芎各五分

水煎服。

宗厚曰：按此疏风胜湿升阳之剂也，出太阳茯苓泽泻例。

---

①　梅：原脱，据《玉机微义》卷九补。

痹

病原

经曰：风寒湿三气杂至，合而为痹。其风气胜者为行痹，寒气胜者为痛痹，湿气胜者为著痹。以冬遇此为骨痹，以春遇此为筋痹，以夏遇此为脉痹，以至阴[①]遇此为肌痹，以秋遇此为皮痹。

宗厚曰：按本论备五脏等痹甚详，宜玩本文。

无择云：三气袭人经络，入于筋脉皮肉肌骨，久而不已，则入五脏。烦满喘而呕者，是痹客于肺。烦心上气，嗌干恐噫，厥，胀满者，是痹客于心。多饮，数小便，小腹痛如怀妊，夜卧则惊者，是痹客于肝。善胀，尻以代踵，脊以代头者，是痹客于肾。四肢懈惰，发咳呕沫，上为大寒者，是痹客于脾。又有肠痹、胞痹，及六腑各有俞，风寒湿所中，治之随其腑俞[②]，以施针灸之法，仍服逐三气发散等药，则病自愈。大抵痹之为病，寒多则痛，风多则行，湿多则着。在骨则重而不举，在脉则血凝不流，在筋则屈而不伸，在肉则不仁，在皮则寒，逢寒则急，逢热则纵。又有血痹，以类相从。外有支饮作痹。

宗厚曰：痹证有筋挛不伸，肌肉不仁者，与风证绝相似。故世俗多与风、痿、痹证通治，此千古之弊也。大抵当分其所因，风则阳受之；痹感风寒湿之气，则阴受之，

---

① 至阴：即长夏，农历六月。
② 俞：原作"愈"，据《三因极一病证方论》卷三改。

为病多重痛沉着，患者易得难去。如钱仲阳为宋之一代明医，自患周痹，止能移于手足，为之偏废，不能尽去，可见其为难治也。

痹证入脏者死

严氏曰：痹证因体虚腠理空疏，受之而成。逢寒则急，逢热则纵，随所受邪气而生证也。

宗厚曰：人感三气为痹者，正因形虚血虚尔。但有在肌皮血脉浅深之异，故入脏者死。

又曰：此证因虚而感，既着体不去，须制对证药日夜饮之。虽留连不愈，能守病禁，不令入脏，庶可扶持也。如钱仲阳取茯苓其大逾斗者，以法啖①之，阅月乃尽，由此虽偏废，而气骨坚悍如无疾者，寿八十二而终，惜乎其方无传。

温经胜湿之剂

《三因》**附子汤**　治风寒湿痹，骨节疼痛，皮肤不仁，肌肉重着，四肢纵缓。

附子生　白芍药　桂心　甘草　白茯苓　人参各三两
白术一两　干姜三两

每服四钱，水煎服。

宗厚曰：按此太阳例药，温中解表之剂。

疏风养血之剂

《三因》**黄芪三物汤**　治人骨弱肌重，因疲劳汗出，卧不时动摇，加以微风，逐作血痹，脉当阴阳俱微，尺中

---

① 啖：食，吃。

少紧，身体如风痹状。

黄芪　白芍药　桂心等分

每服四五钱，入姜、枣煎服。

严氏蠲痹汤　治身体烦疼，项背拘急，或痛或重，举动艰难，手足冷痹，腰腿沉重，筋脉无力。

当归　白芍药　黄芪　片子姜黄　羌活各一两五钱　甘草炙，五钱

每服四五钱，入姜、枣煎服。

独活寄生汤　治肝肾虚弱，感风湿致痹，两胫纵缓，痹弱不仁。方见脚气门。

宗厚曰：按已上方多太阳例药也。大抵痹证有兼风兼湿，寒热独胜，脏腑所受不同，用者自宜扩充。

治痰饮之剂

茯苓汤　治支饮，手足麻痹，多睡眩冒。

半夏　赤茯苓　橘红各一两　枳实　桔梗　甘草各五钱

每服四五钱，入姜七片，水煎服。

宗厚曰：按此言支饮能为痹证，即饮能为脚气证是也。大抵因虚而传注，邪客日久，荣卫壅郁，多致湿热，经缓不能自收持，如逢热则纵也。已上方未能尽其例，用者自宜通变也。

厥

《内经》厥证手足或寒或热

论曰：阳气衰于下则为寒厥，阴气衰于下则为热厥。人质壮，以秋冬夺于所用，下气上争不能复，精气溢下，

邪气因从之而上也。气因于中，由阳气衰，不能渗营其经络，阳气日损，阴气独在，故手足为之寒厥也。阴气衰于下则为热厥，由醉饱入房，内亡精气，中虚热入，肾气日衰，阳盛阴虚，故手足为之热也。

宗厚曰：本论叙六经厥逆甚详，宜玩本文。大抵六经之厥，阳证至为眴仆，为癫疾，为妄见。阴证至为胀，大小便不利，或呕，或心痛之类，皆素多痰气，因虚所乘之为病也，惟有轻重之殊尔。

陈无择曰：经论不出寒热二证。寒厥①则因多欲而夺其精，故致阳衰阴盛。热厥则因醉饱入房，精虚则热入，故至阴虚阳盛。考其厥因，多以不胜乘其所胜，气不得行，遂致厥逆。如肾移寒于脾，则水乘于土，水既不行，乃成寒厥。如心移热于肾，则火乘于水，火既不行，乃成热厥。六经皆然，可次第论也。

伤寒厥证手足一于寒逆

成氏曰：厥者，手足冷也。四逆者，四肢不温也。传到三阴则手足厥冷。厥者，逆也，而有阴阳之殊。热极而成厥逆者，阳极似阴也。寒极而成厥逆者，独阴无阳也。

宗厚曰：按寒热发厥，固宜随其阴阳胜负为治。如其厥逆者，不外乎伤寒寒热二证，求阴阳厥逆之浅深。余寒热厥证，是沉寒积热发厥。至若阴阳竭闭，尸厥、卒厥，又非已上寒热厥证之比也。

---

① 厥：原作"热"，据《三因极一病证方论》卷七改。

卒厥

《脉经》曰：脉至如喘，名曰气厥。气厥者，不知与人言。《金匮》云：寸脉沉大而滑，沉则为实，滑则为气，实气相搏，血气入脏，唇口青身冷即死。如身和汗自出，为入腑即愈，此名卒厥。

宗厚曰：按腑者为传道出内之所，其气通，故入腑即愈也。

尸厥

经云：阴气盛于上则下虚，下虚则腹胀满，腹满则下气重上①而邪气逆，逆则阳气乱，阳气乱则令人暴不知人，或至半日，远一日，乃知人也，名曰尸厥。

陈无择曰：尸厥，由脏气相刑，或与外邪相忤，则气遏不行，闭于经络，诸脉匿伏，昏不知人。惟当随其脏气而通之。

证治大法

子和曰：厥之为病，手足至膝下或寒或热也。热厥为手足热，寒厥为手足寒也。阳经起于足指之表，阴经起于足心之下。阳气盛则足下热，阴气盛则足下寒。热厥者寒在上也，寒厥者热在上也。寒在上者，以温剂补肺金。热在上者，以凉剂清心火则愈矣。若尸厥、痿厥、气厥、酒厥，可一涌而醒，次服降火益水、和血通气之药，使粥食调养，无不瘥者。若其余诸厥，仿此行之。

宗厚曰：按，厥证寒热，亦有阴阳虚实不同。如形气

---

① 上：原脱，据《素问·厥论》补。

稍实者，宜从子和之法吐下之。虚甚者，惟宜随其所因而调理之可也。陈氏论脏气相刑，或与外邪相忤，气遏不行，闭经络，脉伏，昏不知人，至为尸厥。今世俗多作风治，鲜不致毙。如《传》引华佗治虢太子尸厥，为阳脉下坠，阴脉上争，会气闭而不通，上有绝阳之络，下有破阴之纽，破阴绝阳之色已发，脉乱，故形静如死状。此与经言阴阳之气盛衰为厥之旨甚微，后人安能得证治之仿佛乎？而似阴阳证治之可验者较之，若伤寒手足厥逆，昏不知人，邪气已极，温下之间稍或迟缓，祸不旋踵。或汗不解，暴衄，不知人而厥。或杂病得吐衄血而厥不知人者，或二日或三日必间，间则为愈矣。盖阴气尚实，必身不热，热则不厥，厥则为血温身热，主死矣。暴气厥而形实者，七情所致。痰饮内郁而厥，必半日或一二时必间。形虚而气逆甚者，多致不救。此又可见气血为厥，阴阳暴逆之甚也，故不可断作风治。

通关窍之剂

苏合香丸　治卒暴厥不知人，未辨风痰气厥，宜与此膏化浓汤灌之。醒后却议脉证用药。

吐剂

瓜蒂散　方见痰饮门。口噤者，或先用搐鼻药。

升发之剂

《三因》追魂汤　治卒厥暴死，及主客忤，鬼击飞尸，气①绝不觉，口噤。即麻黄汤。麻黄汤。方见寒门。

---

① 气：原脱，据《玉机微义》卷四十七补。

水煎灌之，不下者，分病人发①，左右捉搦，按肩引之，令服取效。《千金方》加桂。

宗厚曰：按此治感中邪气之剂。

治寒之剂

四逆汤　治寒厥，表热里寒，下利清谷，食入则吐，脉沉伏，手足冷。方见寒门。

宗厚曰：按此治寒热之剂，并出寒暑例。然内因气血之剂，详见各门，宜对证选用，兹不详录。

治热之剂

白虎汤　治热厥，腹满身重，难以转侧，面垢谵语，遗溺，手足厥冷，自汗，脉沉滑。方见暑门。

头　痛

邪气伏留为厥头痛

《难经》曰：手三阳之脉受风寒，伏留而不去，则名厥头痛。入连在脑者，名真头痛。

宗厚曰：《灵枢》有厥头痛之名，而不指何邪为病，至《难经》始言风寒伏留不去，而《三因》、严氏论云：气血俱虚，风寒暑湿之气所侵，传于阳经，伏留不去，名曰厥头痛。盖厥者，逆也，逆壅而冲于头也。痛引脑巅，陷至泥丸宫者，名真头痛，非药之能愈，夕发旦死，旦发夕死，则②根气先绝也，斯言得之矣。

---

① 发：即头发。
② 则：原作"责"，据《玉机微义》卷三十四改。

杂证头痛与伤寒不同

宗厚曰：伤寒以足三阳经上行至头，并厥阴与督脉会于巅，故止言四经头痛。若杂病所感者，诸经皆能头痛也。《活人》用葱白汤，以通上下之阳气也。

真头痛

《灵枢》云：真头痛，头痛甚①，脑尽痛，手足寒至节，死不治。

头热痛

子和云：丹阳僧病头热痛，不敢见明，以布圜其巅上，置冰于其中，日易数次。戴人曰：此三阳畜热故也，乃置炭火暖室中，出汗涌吐，三法并②行，七日而愈。

头痛大法

东垣曰：经云：东风生于春，病在肝，俞③在颈项，故春气者，病在头。又，诸阳会于头面，如足太阳之脉，病冲头痛。足少阳④之脉，病头角颔⑤痛。夫风从上受之，风寒伤上，邪从外入，客于经络，令人振寒头痛，身重恶寒，治在风池、风府，调⑥其阴阳，不足则补，有余则泻，汗之则愈，此伤寒头痛也。头痛耳鸣，九窍不利者，肠胃之所生，乃气虚头痛也。心烦头痛者，病在膈中，过在手巨阳、少阴，乃湿热头痛也。如气上不下，头痛巅疾者，

---

① 甚：原作"其"，据《灵枢·厥病》改。
② 并：原作"病"，据《儒门事亲》卷六改。
③ 俞：原作"愈"，据《素问·金匮真言论》改。
④ 阳：原作"阴"，据《兰室秘藏》卷中改。
⑤ 颔：《兰室秘藏》卷中作"额"。
⑥ 调：原作"谓"，据《兰室秘藏》卷中改。

下虚上实也，过在足少阴、巨阳，甚则入肾，寒湿头痛也。如头半边①痛者，先取手少阳、阳明，后取足少阳、阳明，此偏头痛也。有真头痛，甚则脑尽痛，手足寒至节者，死不治。有厥逆头痛者，所犯大寒，内至骨髓，髓者以脑为主，脑逆故令头痛，齿亦痛。

凡头痛者木也，风则温也，治以辛凉，秋克春之意。故头痛皆以风药治之者，总其大体而言之。高巅之上，惟风可到，故味之薄者，阴中之阳，乃自地升天者也。然有三阴三阳之异。故太阳头痛，脉浮紧，恶风寒，川芎、羌活、独活、麻黄之类为主。少阳经头痛，脉弦细，往来寒热，柴胡为主。阳明头痛，身热，目疼鼻干，不恶寒，发热恶热，其脉浮缓而长，升麻汤或②石膏、白芷为主。太阴头痛，必有痰，体重，或腹痛，为痰癖，其脉沉缓，苍术、半夏、南星为主。少阴经头痛，三阴三阳经不流行，而足寒气逆，为寒厥，其脉沉细，麻黄附子细辛汤为主。厥阴头痛项痛，或吐痰沫③，厥冷，其脉浮缓，吴茱萸汤主之。诸血虚头痛，当归、川芎为主。诸气虚头痛，人参、黄芪为主。为主者，主治也，兼见何证，以佐使药治之，此立方之大法也。气血俱虚头痛者，于调中益气汤中少加川芎、蔓荆子、细辛，其效如神。半夏白术天麻汤，治痰厥头痛药也。清空膏，乃风湿热头痛药也。羌活附子汤，厥逆头痛药也。如湿气在头者，以苦吐之，不可执方而治。

---

① 边：原作"寒"，据《兰室秘藏》卷中改。
② 升麻汤或：《兰室秘藏》卷中作"升麻、葛根"。
③ 吐痰沫：原作"痰吐涎沫"，据《兰室秘藏》卷中改。

宗厚曰：按此论头痛，至为详悉。首言伤寒、内伤头痛，历引《内经》，以明湿热、寒湿、偏头痛、真头痛、厥逆头痛等证，细分六经用药之法，后世无以加矣。

又曰：头痛证，其源甚多，东垣之论可谓详矣。然自外而致者，有风寒暑湿之异，若仲景之伤寒，东垣分六经之类皆是也。自内而致者，有气血痰饮、五脏气郁之异，东垣论气虚、血虚、痰厥头痛之类皆是也。大抵四淫皆外邪，随其风寒湿热多少而治于外也。气血痰饮、五脏之证皆内邪，亦随其血气痰饮、七情内火，分虚实寒热而调其内以治于外也。然气血虚而用补，宜东垣之论。若《三因》等方，用附子以治气虚，此则从阳虚立意，非人身平和之血气也。

头风大法

子和云：头痛不止，乃三阳受病也。三阳分部分，头与项痛者，足太阳经也。攒竹痛，俗呼为眉虎骨痛者是也。额角上痛，俗呼为偏头痛者，足少阳经也。如痛久不已，则令人丧目，以三阳受病，皆胸膈有宿痰之致然也。先以茶调散吐之，吐讫可服川芎、薄荷辛凉清上之药。叔和云寸脉急而头痛是也。

宗厚曰：按此云头痛，乃三阳受病，皆胸膈有痰之致，乃指病之壅郁于上而言也。《内经》云：春气者，病在头。盖天气在上，知病气亦升于上也。吐之，所以宣达在上之邪，仲景云大法春宜吐是也。此亦治头痛之一法，但不可专执于此。

子和治一妇人偏头痛五七年，大便结燥，两目赤肿，眩运，世之头风药无不服，其头上针艾数百矣。一日，戴人诊其脉急数而有力，风热之甚也。此头角痛是三焦相火之经，乃阳明燥金胜也。燥金胜乘肝则肝气郁，肝气郁则气血壅，气血壅则上下不通，故燥结于里，寻至失明，治以大承气汤，今河水煎二两，加芒硝一两，煎成，顿令分三五服，下泄如汤，二十余行。次服七宣丸、神功丸以润之，菠菱①、葵菜、猪羊血以滑之。三剂之外，目豁首轻，燥泽结释而愈。

宗厚曰：按此所治之疾，既已多年不解，岂非风湿热三气郁滞胶固而然哉。故其所施之法虽峻，而于中病之情则得也。又论头风之甚者，久则目昏。偏头风者，少阳相火也，久则目束小，大便秘涩，皆宜出血而大下之。出血之义，是即开郁解表也。

宗厚又曰：久年偏正头风者，多因内挟痰涎，风火郁遏经络，气血壅滞之证。然亦有血虚者，须宜分别以治之。

脉

《内经》曰：寸口脉中短者，曰头痛。《脉经》云：阳弦则头痛。《脉诀》云：头痛短涩应须死，浮滑风痰皆易除。

治风之剂

《局方》川芎茶调散　治诸风上攻，偏正头疼。方见伤风门。

----

① 菠菱：即菠菜。

《秘藏》彻[1]清膏

川芎　薄荷叶各三分　藁本一钱　甘草生，五分　炙甘草五分　蔓荆子　细辛各一分

为末，每二钱，茶清下，食后。

宗厚曰：按此手足少阳、厥阴、太阳、少阴经药也。

宗厚又曰：若阴证头痛，只用温中药足矣，如理中姜附辈。

治风寒之剂

《秘藏》羌活附子汤　治冬月大寒犯脑，令人脑痛，齿亦痛，名曰脑风。

麻黄不去节　黑附子　防风　白芷　白僵蚕　黄柏各二分　羌活　苍术各五分　升麻二分　黄芩三分　甘草二分　佛耳草三分，无寒去之

水煎服。

宗厚曰：按此手足太阳、阳明、太阴经药也。

《三因》芎辛汤　治伤风寒生冷，及气虚痰厥头痛如破，兼眩晕呕吐。

附子去皮脐，生用　乌头生　天南星　干姜　甘草炙　川芎　细辛各等分

剉散，每四钱，姜五片，茶芽少许，煎服。

宗厚曰：按此足少阳经药也。

严氏小芎辛汤　治风寒在脑，或感邪湿，头重头疼，眩晕呕吐。

---

① 彻：原作"澈"，据《兰室秘藏》卷中改。

川芎一两　细辛　白术　甘草炙，各五分

每四钱，生姜[1]五片，茶芽少许，煎服。

《局方》加减三五七散　治风寒入脑，阳虚头痛。

山茱萸去核，三斤　细辛一斤半　干姜炮，二斤　防风四斤　附子二十五个，炮去皮脐　茯苓去皮，三斤

为末，每二钱，温酒调下。

宗厚曰：按已上二方，亦足少阴经药也。

治风热之剂

《秘藏》清空膏　治偏正头疼，年深不愈者，及疗风湿热头痛，上壅损目。

羌活　防风各一两　柴胡七钱　川芎五钱　甘草炙，一两五钱　黄连炒，一两　细挺子黄芩二两，一半酒洗，一半炒

为末，每服二钱匕，热茶调如膏，抄在口内，少用白汤送下。如头痛加细辛二分。如太阴脉缓有痰，减去羌活、防风、川芎、甘草，加半夏一两五钱。如偏头痛服之不愈，减羌活、防风、川芎一半，加柴胡一倍。如阳明头痛，只与白虎汤中加白芷。

宗厚曰：按此足三阳经药也。

《宝鉴》石膏散　治头疼。

川芎　石膏　白芷等分

为末，每服四钱，热茶清调下。

宗厚曰：按此阳明、少阳经药也。已上东垣治风热头痛诸方多不同者，以其有脏腑经络之异也，今不详载其

---

① 姜：此后原有"煎"字，据《玉机微义》卷三十四删。

方。然有用羌活、防风、川芎、柴胡、升麻、藁本、细辛之异者，行各经也。有用黄芩、黄连、黄柏、知母、石膏、生地之异者，分各脏泻火也。用泽泻、茯苓者，导湿也，又使邪气自天而降也。用黄芪者，补气行气也。各随病而增损之意，不可拘执也。

治湿之剂

《三因》**芎术汤** 治湿着头重，眩晕痛极。

川芎　白术　附子生，去皮尖，各五钱　桂心　甘草各一分

每服四钱，姜七片，枣一枚，同煎，食前服。

宗厚曰：按此足少阴经药也。治寒湿之药，有热者不治。

痰厥头痛之剂

《秘藏》**半夏白术天麻汤** 治素有脾胃之证，时显烦躁，大便不利，又出入为寒气所郁，闷乱大作，火郁不伸故也。医疑有热，服疏风丸下之，元证不减，复添呕逆，食不能停，痰唾稠黏，涌出不止，眼涩头旋，恶心烦闷，气短促上喘，无气力①，目不敢开，如在风云中，头苦痛如裂，身重如山，四肢厥冷，是胃气已损，复下两次，重虚脾胃，病名曰痰厥头痛。

半夏一钱五分　白术　炒曲各一钱　天麻　黄芪　人参　苍术　陈皮　泽泻　茯苓各五分　大麦面一钱五分　干姜三分　黄柏二分

---

① 无气力：《兰室秘藏》卷中作"无力以言"。

上㕮咀，每服五钱，水二大盏，煎至一盏，去渣，热服，食前，一服而愈①。

此头痛苦甚，为足太阴痰厥头痛，非半夏不能疗。目黑头旋，风虚内作，非天麻不能除。详见《试效方》。

《家珍》**水煮金花丸**　治头痛，每发时两颊青黄，眩运，目不欲开，懒于②言语，身重，兀兀欲吐，数日方过，此厥阴太阴合而为病，名曰风痰。服此药，更灸侠溪二穴③，不旬日愈。

《局方》**玉壶丸**　加雄黄白术以治风湿。

宗厚曰：按此出太阴呕哕例，治风痰之药也。

严氏三生丸　治痰厥头痛。

半夏　白附子　南星各一分

细末，生姜自然汁浸，蒸饼为丸绿豆大。每服四十丸，食后姜汤下。

宗厚曰：按此药出厥阴南星、半夏例，亦治风痰之药也。

《宝鉴》**茯苓半夏汤**　治风热④痰逆呕吐，头痛。

大半夏三枚　赤茯苓一分　黄芩　甘草　陈皮各一分

姜三片，煎。

宗厚曰：按此手足太阴经药，治痰挟热之药也。其治痰挟寒之药，与治风寒之剂相类者采之。

---

① 上㕮咀……一服而愈：此二十五字原脱，据《兰室秘藏》卷中补。
② 于：原作"欲"，据《玉机微义》卷三十四改。
③ 二穴：原作"一穴"，据《玉机微义》卷三十四改。
④ 热：原脱，据《卫生宝鉴》卷九补。

补气之剂

《宝鉴》顺气和中汤　治年高气弱，清气不能上升，头面昏闷。本无表邪，因发汗数次，清阳之气愈虚，故苦头痛恶风，不喜饮食，气短，脉弦①细而微，宜升阳气。

黄芪一钱五分　人参一钱　白术　陈皮　当归　白芍药各②五分　甘草七分　升麻　柴胡各三分　川芎　细辛　蔓荆子各二分

作一服，水煎，食后服。

宗厚曰：按此即补中益气汤加减法也。内伤头痛，本方加蔓荆子三分，痛甚加川芎二分。项痛脑痛，加藁本三分。若苦头痛者，加细辛二分。诸头痛，并用此四味足矣。若头上有热，则此不能治，当以清空之剂。

补血之剂

《机要》四物汤　治头疼。

四物汤中倍川芎。

《元戎》古方　治头痛欲裂。

当归二两，酒一升，煮取六合

宗厚曰：按此二方，并出厥阴例药也。

搐药

秘方　治头痛不忍。

玄胡七枚　猪牙皂角肥实者二个　青黛二钱

为末，水丸成小饼子，如杏仁大，用时令病者仰卧，以

---

① 弦：原作"弱"，据《卫生宝鉴》卷九改。
② 各：原脱，据《卫生宝鉴》卷九补。

水化开，用竹管送入男左女右鼻中，觉药至喉少酸，令病者坐，却令咬定铜钱一个于当门齿，当见涎出成盆即愈。

《三因方》搐鼻药

荜拨　良姜各一分　白芷一钱　细辛五分

为末，每服一小字，先含水一口，分搐鼻内，吐水即止。

《秘藏》搐鼻郁金散　治风热头痛。

石膏　芒硝　白芷各一钱　郁金一钱　薄荷三分

为末，极细，口含水，鼻内搐之。

宗厚曰：按此阳明经药也。

太阳经嚏药

防风二分　羌活三①分　红豆二个

为末，鼻内搐之。

《元戎》搐药瓜蒂散　治偏头痛久不愈，服药及针灸不效者，以其湿气在头也。

瓜蒂一味，为末，少许吹鼻中，清水徐徐出，一昼夜，湿尽病止为度。

宗厚曰：按此已上搐药，《元戎》云亦吐之义也。经云：湿气在上，以苦吐之。故邪在胸中服之，邪在头目搐之，皆吐之属也。张子和点目出泪，搐鼻流涕，口含漱涎，皆以同乎吐也。

贴药

前《三因》药为末，和葱白捣泥为膏，贴两额上。

---

① 三：《玉机微义》卷三十四作"二"。

杂方

严氏葱附丸　治元气虚壅，上攻头痛。

附子一个，炮，去皮脐

为末，葱涎为丸桐子大。空心，茶清下。

玉真丸　治肾厥头痛不可忍，其脉举之则弦，按之则坚。

生硫磺二两，另研　石膏硬①者　半夏汤洗②七次　硝石另研，各一两

为末，研匀，用生姜自然汁煮糊丸桐子大。每服四十丸，食前，米饮下。

宗厚曰：按头痛古人多从风而议治，故其药虽有辛平凉、辛温、辛热之殊，大抵皆于解散之中，分所挟之寒热耳。至于伤寒头痛，仲景论中亦详，兹不详载。但内因痰厥、气虚、血虚头痛之类，东垣虽有论有方，学者亦宜随病审机，而用药亦难拘于所录之方，以尽其变也。又，严氏治气虚头痛用附子，治肾厥头痛用硫黄等药，本出《三因》之论，其义皆未切当，今姑存之，以备其说耳。

心　痛

《内经》叙病原

《针经》曰：足太阴之脉，其支者复从胃别上鬲③，注

---

① 硬：原作"梗"，据《玉机微义》三十四改。
② 洗：原作"泡"，据《玉机微义》三十四改。
③ 鬲：通"膈"。胸膈。《素问·五脏生成论》："心烦头痛，病在鬲中，过在手巨阳、少阴。"

于心中。是动则病舌本强，食则呕，胃脘痛，腹胀善噫，心下急痛。胃痛者，腹胀，胃脘当心而痛，上支两胁，鬲咽不通。厥心痛者，乃寒邪客于心胞络也。

寒

经曰：五脏卒痛，何气使然？曰，寒气客于背俞之脉，则血脉泣①，血脉泣则血虚，血虚则痛。其俞注于心，故相引而痛，按之则热气至，则痛止矣。重感于寒，则痛久矣。

《机要》曰：有寒厥心痛者，手足逆而通身冷汗出，便溺清利，或大便利而不渴，气微力弱，急以术附汤温之。寒厥暴痛，非久病也，朝发暮死，急当救之。是知久病无寒，暴病非热也。

热

《机要》曰：诸心痛者，皆少阴、厥阴气上冲也。有热厥心痛者，身热足寒，痛甚则烦躁而吐，额自汗出，知为热也。其脉浮大而洪，当灸太②溪及昆仑，谓表里俱泻之，是谓热病汗不出，引热下利，表汗通身而出者愈也。灸毕，服金铃子散则愈。痛止，服枳术丸，去其余邪也。

宗厚曰：按《机要》论寒厥热厥治法已详。

外感六淫

陈无择曰：十二经络外感六淫，则其气闭塞，郁于中焦，气与邪争，发为疼痛。足厥阴心痛，两胁急，引小腹

---

① 泣：原作"注"，据《素问·举痛论》改。下同。
② 太：原作"大"，据《玉机微义》卷三十三改。

连阴股相引痛。手心主心①痛彻背，心烦，掌中热，咽干，目黄赤，胁满。足太阴心痛，腹胀满，涩涩然大便不利，膈闭②咽塞。手太阴心痛，短气不足以息，季胁空痛，遗失无度，胸满烦心。足少阴心痛，烦剧面黑，心悬若饥，胸满，腰脊痛。背输诸经心痛，心与背相引，心痛彻背，背痛彻心。诸腑心痛，难以俯仰，小腹上冲，卒不知人，呕吐泄泻。此皆诸经、诸俞、诸腑涉邪所致。

内伤七情

无择曰：五脏内动，汩以七情，则其气癖结，聚于中脘，气与血搏，发为疼痛。肝心痛者，色苍苍如死灰③状，终日不得太息。真心痛者，云云④。脾心痛者，如锥针刺其心腹，蕴蕴然气满。肺心痛者，若从心间起，动作痛益甚，色不变。肾心痛者，与背相引⑤，善瘈，如物从后触其心，身伛偻。胃心痛者，腹胀满⑥，不下食，食则不消。皆脏气不平，喜怒忧郁所致。

虚

《脉经》曰：忧愁思虑则伤心，伤心则苦惊喜忘善怒。心伤者，其人劳倦，即头面赤而下重，心中痛彻背，其脉弦，此心脏伤所致也。

宗厚曰：痛久气血虚损，及素作劳羸弱之人，患心痛

---

① 心：原脱，据《三因极一病证方论》卷九补。
② 闭：原作"冈"，据《三因极一病证方论》卷九改。
③ 灰：原脱，据《三因极一病证方论》卷九补。
④ 云云：意为此处省略真心痛的描写。
⑤ 引：原作"控"，据《三因极一病证方论》卷九改。
⑥ 腹胀满：原作"腹痛胸满"，据《三因极一病证方论》卷九改。

者，皆虚痛也。故钱氏曰：心虚者，炒盐补之。观《图经衍义》①中具蛎治心痛，则粝粉与盐实得之矣。但世俗莫知其妙，而先哲不言此例者，欲人自求之尔。

食

《机要》曰：有大实心中痛者，因气而食，卒然发痛，大便或秘，久而注闷，心胸高起，按之愈痛，不能饮食，急以煮黄丸利之，利后，以藁本汤去其邪。

无择曰：饮食劳逸，触忤非类，使脏气不平，痞膈于中，食饮遁注，变乱肠胃，发为疼痛。或饮啖生冷果实，中寒不能消散，结而为积，遇食还发，名积心痛。

虫

诸虫痛者，如心腹痛，懊憹发作，肿聚往来上下行，痛有休作，心腹中热，善渴涎出，面色乍青乍白乍赤，呕吐清水者，蛔蛟②也。

无择曰：脏寒生蚘致心痛。

鬼击尸疰

无择曰：有卒中客忤，鬼击、尸疰使人心痛。

无择又曰：所谓九种心痛，曰饮，曰食，曰风，曰冷，曰热，曰悸，曰虫，曰疰，曰去来痛。

死血

无择曰：妇人恶血入心脾经，发作疼，其痛尤甚于诸痛。

---

① 图经衍义：全名《图经衍义本草》，又名《新编证类图注本草》。宋代寇宗奭撰。

② 蛔蛟：泛指肠寄生虫。

丹溪曰：凡治此病，必先要问平日起居何如，假如心痛有因，平日喜食热物，以致血死留于胃口作痛者，用桃仁承气汤下之。

真心痛

真心痛者，寒邪伤其君也。手足青至节甚，则旦发夕死，夕发旦死。

心痛新久异治

丹溪曰：凡心膈之痛，须分久新。若明知身受寒气，口食寒物，而病于初得之时，当用温散或温利之药。若其病得之稍久，则成郁矣，郁则蒸热，热久必生火，《原病式》中备言之矣。若欲行温利、温散，宁无助火添病耶？由是古方中多以山栀为热药之向导，则邪易伏，病易退。

禁

丹溪曰：向安之后，若纵恣口味，病必复作。

宗厚曰：若丹溪此等例，皆前人所未举也，学者识之。

脉

《脉经》曰：脉阴弦，为心痛。心脉微急为痛，微大为心痹引背。短而数心痛，涩则心痛。脉浮大弦长者死，沉细者生。

治寒之剂

《三因》**仓卒散**　治气自腰腹间攻心，挛急，痛不可忍，腹中冷，自汗①如洗，手足冷。

---

① 自汗：《三因极一病证方论》卷九作"白汗"。白汗，大汗。

山栀四十九个，连皮烧半过　附子一个，炮，去皮脐

为末，每二钱，酒一盏，入盐少许煎，温服。

《元戎》术附汤　治寒厥暴痛，脉微气弱。

甘草炙，一两　白术四两　附子炮，去皮脐，切片，一两半

每三钱，入姜、枣煎服。

《宣明》神砂一粒丹　治一切厥心痛。

附子炮　郁金　橘红①各五钱

为末，醋面糊丸如酸枣大，以朱砂为衣。每服一丸，男子酒调下，妇人醋汤下。

宗厚曰：按已上出少阴例药也。

《机要》藁本汤　治大实心痛，大便已利，宜此服之。

藁本五钱　苍术一两

水煎服。

宗厚曰：按，此足太阴、太阳药也。

东垣麻黄豆蔻丸　治客②寒犯心胃，大痛不可忍。

麻黄不去节，一钱　草豆蔻五钱　益智仁八分　炒神曲二钱　升麻　半夏　麦蘖　砂仁　黄芪　白术　陈皮　柴胡　炙甘草　吴茱萸　当归身各五分　青皮　木香　厚朴　毕澄茄各四分　红花二分　苏木三分

为末，汤浸蒸饼为丸桐子大。每三十丸，温水下，或细嚼。

宗厚曰：按此出太阳例，又气血之剂也。

---

① 橘红：原作"姜黄"，据《黄帝素问宣明论方》卷十三改。

② 客：原脱，据《兰室秘藏》卷上补。

治热之剂

大陷胸汤　治热结胸中，脉沉而紧，心下痛，按之石硬。

大黄六钱　芒硝半合　甘遂一分

先煮大黄，后下硝，遂末，取温服。

宗厚曰：按此阳明例药也。

《机要》金铃子散　治热厥心痛，或发或止，久不愈者。

金铃子　玄胡各一两

为末，每服二三钱，酒调下，温汤亦得。

《瑞竹堂方》应痛丸　治心气痛①不可忍者。

好茶末四两　拣乳香二两

为末，用腊月兔血和丸如鸡头大。每服一丸，温醋送下。

宗厚曰：按此二方少阴经药也。

调血之剂

《元戎》四神②汤　治妇人血虚，心腹疗痛。

本方减地黄，加干姜。

《济生》愈痛散　治急心痛，胃脘痛。

五灵脂　玄胡索炒　莪术　良姜　当归等分

为末，每二钱，热醋汤调下，不拘时。

钱观文方　治心脾疼。

当归八两　白术八钱

---

①　痛：原脱，据《玉机微义》卷三十三补。

②　神：原作"物"，据《玉机微义》卷三十三改。《医垒元戎》卷十一作"四神散"。

为末，沸汤点服一二钱。

丹溪方 治死血，胃脘痛者。

玄胡一两五钱　桂　滑石　红花　红曲各五钱　桃仁三十个

为末，汤浸蒸饼丸。

宗厚曰：按已上并厥阴例药也，治血虚、血实例各不同，宜选用。

理气之剂

《局方》苏合香丸 治痒忤鬼气，卒心痛。方见气门。

宗厚曰：按此厥阴例药也。然世俗多用蟠葱散。方见疝门，宜较轻重选使。

《元戎》立应散 治心腹急痛。

香附子炒　良姜等分

细末，每二钱，汤点服。

《济生》加味七气汤 治七气为病，及外感风寒为心痛。

半夏五两　桂　玄胡炒，各一两　人参　甘草各五钱　乳香三钱

每四钱，入姜煎。

宗厚曰：按已上太阴例药也。

理气调血之剂

杨氏方却痛散 治心气冷痛不可忍。

五灵脂　蒲黄炒，各①一两五钱　当归　桂　石菖蒲

① 各：原脱，据文义补。

木香　胡椒各一两　川乌炮，七钱五分

每四钱，入盐、醋少许煎。

宗厚曰：按此出厥阴例药也。

《百一选方》手拈散　治心脾疼。

草果　玄胡　五灵脂　没药等分

每三钱，温酒调下。

《宣明》没药散　治一切心肚疼痛，不可忍者。

没药　乳香各三钱　穿山甲炙，五钱　木别子①四钱

为末，每五分至一钱，酒大半盏同煎，温服。

消导之剂

《元戎》厚朴丸　治大实心痛。方见积聚门。

《易简》感应丸　治酒积、食积、痰积为患，心腹疞痛。

丁香　木香　豆蔻　干姜　巴豆　杏仁　百草霜

用见成丸子五钱，入巴豆十个，去壳，研成膏，用乌梅三个蒸过去肉，三件一处，研令极匀，丸如绿豆大。每三五丸，温水下。

丹溪方　治痰饮积胃脘痛。

螺蛳壳墙上年久者，烧　滑石炒　苍术　山栀　香附南星各一两　枳壳　青皮　木香　半夏　砂仁各五钱

为末，生姜汁浸，蒸饼丸如绿豆大。每三四十丸，姜汤下。春加芎，夏加黄连，秋加芍药②，冬加吴茱萸五钱。

宗厚曰：按已上出太阴例药也。

---

① 木别子：即木鳖子。

② 秋加芍药：原脱，据《玉机微义》卷三十三补。

治虫之剂

《三因》集效丸 治脏腑虚弱，或多食①甘肥，致蛔动作，心腹绞痛。

木香　鹤虱炒　槟榔　诃子煨，去核　芜荑炒　附子炮干姜炒，各七钱五分　大黄一两五钱，炒

蜜丸梧子大。每三十丸，食前，橘皮汤下，妇人醋汤下。

宗厚曰：按此阳明例药也，姑录此以备其例。

杂方

衍义方

铜青一味，淡醋汤调些少服之。

集录方

荔枝核一味，烧存性，为末，用醋汤调下一钱。

失笑散 治心腹痛，百药不效。

五灵脂　蒲黄等分

为末，先以酽醋调一钱②，熬成膏，入水一盏，食前温服。

腰　痛

腰痛属足六经

东垣云：足之三阳从头走足，足之三阴从足入腹，经所过处，皆能为痛。治之者当审其何经所过分野，循其空穴而刺之，审其寒热而药之。假令足太阳令人腰痛，引项

---

① 食：原脱，据《玉机微义》卷三十三补。
② 一钱：《玉机微义》卷三十三作"二钱"。

脊尻背如重状，刺其郄中太阳正经出血。余皆仿此。

宗厚曰：本篇论刺法甚详，宜玩本文。然太阳腰痛，刺委中出血效速。王注：经中更言灸，疑误。灸者，宜肾俞、腰俞穴。

经曰：足太阳脉令人腰痛，引项脊尻背如重状。少阳令人腰痛，如以针刺其皮中，循循然不可以俯仰，不可以顾。阳明令人腰痛，不可以顾，顾如有见者，善悲。足少阴令人腰痛，痛引脊内廉。厥阴之脉令人腰痛，腰中如①张弓弩弦。太阴散脉②腰痛，腰下如有横木居其中，甚则遗溲。

又曰：太阳所至为腰痛。巨阳虚则腰背头项痛，是动则项如拔，夹脊痛，腰似折，髀不可以曲，腘不可以曲，腘如结，腨如裂。腰者肾之府，转摇不能，肾将惫矣。

外因腰痛

东垣曰：太阳气虚则邪客之，痛病生矣。夫邪者，是风、热、寒、湿、燥皆能为③病，大抵寒湿多而风热少。

《脉经》曰：肾著之为病，腰以下冷，腰重如带五千钱。

无择云：肾著腰痛，腰冷如水，身重不渴，小便自利，食饮如故，腰以下冷重如带五千钱。因作劳汗出，衣里冷湿，久久得之，臂④腰伛偻肿重，引⑤季胁痛。

七情腰痛

----

① 如：原作"和"，据《素问·刺腰痛》改。

② 散脉：王冰："足太阴之别也，散行而上，故以名焉。"

③ 为：原脱，据《东垣试效方》卷六补。

④ 臂（guì 贵）：腰部突然作痛。原作"曁"，据《三因极一病证方论》卷十三改。

⑤ 引：原脱，据《三因极一病证方论》卷十三补。

陈无择曰：失志伤肾，郁怒伤肝，忧思伤脾，皆致腰痛者，以肝肾同系，脾胃表里，脾滞胃闭，最致腰痛。其证虚羸不足，面目黧黑，远行久立，力不能尽，失志所为也。腹急，胁胀，目视眈眈①，所祈不得，意淫于外，宗筋弛纵，及为白淫②，郁怒所为也。肌肉濡渍③，痹而不仁，饮食不化，肠胃胀满，闭坠腰胁，忧思所为也。

虚

《脉经》曰：凡有所用力举重，若入房过度，汗出如浴水则伤肾。肾胀者，腹满引背，央央④然腰髀痛。

东垣曰：房室劳伤，肾虚腰痛者，是阳气虚弱，不能运动故也。阳之不足宜补阳。如膏粱之人，久服阳药，醉以入房，损其真阴，肾气热则腰脊痛而不能举，久则髓减骨枯，骨枯发为骨痿。阴之不足者宜补阴。

丹溪曰：腰痛脉大者肾虚。

实

子和曰：腰者，肾之府，为大关节，血气不行，则沉痛不能转侧。世人多服补肾药鲜有效者，惟用牵牛、甘遂等药大泻其湿，其痛自可。

宗厚曰：按此论治只是谓气郁、气挫、经壅、血瘀及湿热甚者，宜行此法。

丹溪曰：脉涩者瘀血，有湿热或痰者，不可不辨。

---

① 眈眈：眼目昏花模糊。
② 白淫：古病名。指男子尿中带精和女子带下病。
③ 渍：原作"溃"，据《三因极一病证方论》卷十三改。
④ 央央：困苦貌。

脉

刘三点①曰：腰痛之脉，皆沉而弦，沉弦而紧者为寒，沉弦而浮者为风，沉弦而濡细者为湿，沉弦而实者为闪肭②。

治风之剂

小续命汤 治因风腰痛。方见中风门。《三因方》加桃仁炒。

《三因》独活寄生汤 治肾虚，卧冷湿当风所得。

独活三两 桑寄生 杜仲炒 细辛 牛膝 秦艽 茯苓 白芍药 桂心 川芎 防风 甘草炙 人参 熟地黄 当归各等分

每四钱，水煎，空心服。

宗厚曰：按此足少阴、厥阴药也。

治寒湿之剂

《济生》术附汤 治湿伤肾经，腰重冷痛，小便自利。

附子 白术各一两 杜仲炒，五钱

每四钱，入姜煎。

《三因》肾著汤 治肾虚为病，身重腰冷如水洗状，不渴，小便自利，食如故，腰以下冷痛如带五千钱。

茯苓 白术各四两 干姜 甘草炙，各二两

每四钱，水煎，空心冷服。本方姜、苓各四两。

宗厚曰：按此二方足少阴药也。

---

① 刘三点：刘开，字立之，号三点，又号复真先生，南宋南康人。著有《复真刘三点先生脉诀》等著作。

② 闪肭（nà 那）：即闪腰。

治风寒湿之剂

《局方》 五积散 治感寒湿，脾胃气闭腰痛。方见湿门。《三因方》加桃仁。

东垣川芎肉桂汤 治冬月露卧，感寒湿腰痛，用此代针。

羌活一钱五分 柴胡 肉桂 桃仁 当归尾 苍术 甘草炙 川芎各一钱 独活 神曲炒，各五分 防风 汉防己酒制，各三分

作一服，好酒煎，食前暖处温服。

麻黄苍术汤 治寒湿所客，身体沉重，腰痛，面色痿黄。

麻黄 泽泻 白茯苓 炒神曲 陈皮各一钱 苍术二钱 杏仁十个 桂枝 草豆蔻 半夏 猪苓各五分 黄芪三分 甘草炙，二钱

作一服，水煎，食前服。

宗厚曰：按此足太阳、少阴药也。

治湿热之剂

东垣①独活汤 治因劳役湿热自甚，腰痛如折，沉重如山。

羌活 防风 独活 桂大黄煨 泽泻各三钱 甘草炙，二钱 当归 连翘各五钱 防己 黄柏 桃仁各酒制，一两②

每五钱，酒水各半盏，空心热服。

---

① 东垣：此下原有一"曰"字，据《玉机微义》卷三十一删。

② 黄柏桃仁各酒制一两：《兰室秘藏》卷中作"酒黄柏以上各一两桃仁三十个"。

宗厚曰：按此足太阳、少阴表里药也。

苍术汤 治湿热腰腿疼痛。

苍术三钱 柴胡二钱 黄柏 防风各一钱

作一服，水煎，空心温服。

健步丸 治下虚湿热，腰腿疼痛。方见痿门。

宗厚曰：谨按腰痛亦有内因寒热致者，详见妇人门师尼寡妇之治论中，宜随证为治，故其例不复具也。

攻下之剂

《三因》熟大黄汤 治坠堕闪肭，腰痛不能屈伸。

大黄炒 生姜各五钱

水浸一宿，五更去滓，顿服之。

宗厚曰：按此阳明例药也。

子和益肾散

甘遂

为末，每三钱，豮猪①腰子细批开，以盐、椒等物②淹透烂，切，掺药在内，荷叶裹，烧熟③，酒送嚼下。

宗厚曰：按此足少阴例药也。

理气之剂

《局方》小七香丸 治郁怒忧思，或因闪挫颠扑，一切气滞腰痛。

丁香 香附 甘草各一两二钱 蓬术 砂仁各二钱 甘松八钱 益智仁六钱

---

① 豮（fén 坟）猪：指公猪。
② 物：原作"汤"，据《玉机微义》卷三十一改。
③ 烧熟：原作"热烧"，据《玉机微义》卷三十一改。

为末，水浸蒸饼，丸如绿豆大。每三二十丸，米饮下。

《易简》**枳壳汤** 治腰背气动发痛。

枳壳五两 甘草一两

为末，葱白汤调下一二钱，服讫，即卧少时。

宗厚曰：按以上并太阴例药也。

理血之剂

《元戎》**加味四物汤** 治瘀血腰痛。

本方加桃仁、红花。

宗厚曰：按此厥阴例药也。

东垣地龙散 治打扑损伤，从高坠下，恶血在太阳经中，令人腰脊或胫腨①臂痛，股中痛不可忍，鼻壅塞不通。

中桂四两② 桃仁六个 羌活二钱 独活 黄柏各一钱
麻黄五分 当归一分 地龙四分 甘草一钱 苏木六分

每五钱，水煎服。

宗厚曰：按此出太阳例药也。

通关节之剂

《济生》**庵䕡丸** 治坠堕闪肭，血气凝滞腰痛。

庵䕡子③五钱 没药 乳香各二钱五分 补骨脂炒 威灵仙 杜仲炒 桂 当归各五钱

为末，酒糊丸如桐子大。每七十丸，空心，盐酒汤调下。

---

① 腨（shuàn）：小腿肚子。
② 两：《兰室秘藏》卷中作"分"，《玉机微义》卷三十一同。
③ 庵䕡子：为菊科植物庵䕡的果实。功善行瘀、祛湿。

东垣趁痛丸　治打扑闪损，腰痛不可忍。

白莴苣子炒黄　白粟米炒　乳香　没药各一钱　乌梅一个

为末，蒸饼为丸如弹子大。每服一丸，细嚼，用温酒空心下。

宗厚曰：按此出厥阴例药也。

补剂

《局方》**青娥丸**　治肾虚腰痛，或风寒乘之，血气相搏为痛。

杜仲姜炒，一斤　补骨脂炒，八两　胡桃二十个

为末，蒜四两为膏，和丸如梧子大。每三十丸，空心温酒送下。一法：酒糊丸，不用蒜。

黄芪建中汤　治男女诸虚不足，身重短气，腰背强痛。方见补虚门。

《三因》**安肾丸**　治肾虚腰痛。

补骨脂炒　葫芦巴炒　茴香炒　川楝子炒　续断炒，各三两　桃仁炒　杏仁炒　山药　茯苓各二两

蜜丸梧子大。每五十丸，空心盐汤下。

《百一选方》**补髓丹**　治老人虚弱，肾伤腰痛，不可屈伸。

杜仲炒　补骨脂各十两，用芝麻五两同研，以芝麻黑色无声为度，筛去芝麻不用　鹿茸一两，燎去毛，酒浸，炙　没药一两，另研

为末，和匀，用胡桃肉三十个，浸去皮，杵为膏，入面少许，煮糊丸如梧子大。每百丸，温酒、盐汤任下。

摩腰膏 治伤寒湿腰痛。

附尖 乌头尖 南星各二钱五分 炒姜一钱 雄黄 樟脑 丁香各一钱五分 麝香五粒

为末，炼蜜为膏，姜汁化如弹子大，放掌上，火上烘热摩之。

宗厚曰：按此法是代灸之意，灸者宜肾俞二穴、腰俞一穴，见《资生经》。

腹　痛

腹痛分部位高下

成无己曰：腹痛有部分，脏腑有高下，治之者宜分之。又曰：邪气聚于下焦，则津液不得通，血气不得行，或溺或血，留滞于下，是生胀满而硬痛也。若从心下至少腹皆硬满而痛者，是实邪也，须大陷胸汤下之。若但少腹硬满而痛，小便利者，则是蓄血之证。小便不利者，则是溺涩之证。

《此事难知》曰：伤寒中脘痛，太阴也，理中、建中、黄芪汤之类。脐腹痛，少阴也，四逆、真武、附子汤之类。少腹痛，厥阴也，重则正阳、回阳丹之类，轻则用当归四逆汤。太阴连少阴痛甚者，当变下利不止。

腹痛分时令

《此事难知》曰：夏月腹痛，肌热恶热，脉洪疾，手太阴、足阳明主之，黄芩芍药汤。秋腹痛，肌寒恶寒，脉沉疾，足太阴、足少阴主之，桂枝芍药汤。四时腹痛，芍药甘草汤主之。

宗厚曰：按《难知》治法，本伤寒与时行治例也。然学者观以上诸病机，则脉治思过半矣。

寒

经曰：寒气入经而稽迟，泣而不行，客于脉外则血少，客于脉中则气不通，故卒然而痛。其痛或卒然而止者，或痛甚不可按，或按之痛止，或按之无益，或喘动①应手者，或胁肋与少腹相引而痛者，或腹痛引阴股者，或卒然痛死不知人，少间复生者，或痛而呕者，或腹痛而后泄者，或痛而闭不通者，各不同形。

成无己云：阴寒为邪者，则腹满而吐，食不下，自利益甚，腹自痛，太阴证也。

热

《原病式》曰：热郁于内，而腹满坚结痛者，不可言为寒也。

宗厚曰：痛而闭不通，为热气留于小肠，肠中痛，瘅热②焦渴，则坚干不得出，为热痛。盖寒痛者多，热痛者少。

虚

东垣曰：腹中诸痛，皆因劳役过甚，饮食失节，中气不足，寒邪乘虚而入客之，故卒然而大作痛。经言得炅则止，炅者热也。以热治寒，治之正也。

《伤寒论》曰：伤寒脉阳涩阴弦，腹中急痛，里有

---

① 喘动：谓跳动。喘，动之义。
② 瘅热：热盛。

虚寒。

实

《脉经》云：腹满，按之不痛为虚，痛者为实。

丹溪曰：死血、食积、湿痰，皆能作痛。脉弦者食，脉滑者痰，清痰多作腹痛，宜分治之。

脉

《脉经》曰：阴弦则腹痛，弦急小腹痛。尺脉紧，脐下痛。尺脉伏小，腹痛癥疝。尺脉实，小腹痛，当利之。心腹痛，痛不得息，脉细小迟者生，坚大疾者死。腹痛，脉反浮大而长者死。

温散之剂

桂枝加芍药汤　治腹满时痛，脉弱。

宗厚曰：按此太阴例药也。

理中丸　治霍乱头疼，身寒腹痛。方并见寒门。

小建中汤　治伤寒阳脉涩，阴脉弦，腹中急痛。见补虚门。

宗厚曰：按以上太阳例药也。

真武汤　治腹痛下利，四肢沉重。方见寒门。

四逆汤　治伤寒下利，腹痛，四肢逆冷。

甘草二钱　附子数大片　干姜二钱

水煎。

霹雳散　治腹痛，脉欲绝。

附子一枚，炮，取出用冷灰焙之，取五钱，入真腊茶①一大盏②，同研细

分二服，水煎，临熟入蜜半匙，候冷温服。

桃花汤　治腹痛，下利脓血，小便不利。

赤石脂一两　干姜一钱　粳米一合

水煎服。

宗厚曰：按以上少阴例药也。

当归四逆汤　治伤寒，小腹急痛。方见寒门。

宗厚曰：按此厥阴例药也。

疏下之剂

仲景桂枝加大黄汤　治腹满时痛，烦躁。

大陷胸汤　治潮热烦渴，从心下至少腹硬满而痛不可近。

宗厚曰：按以上太阳例药也。

大承气汤　治关脉实，腹满，大便秘，按之痛或绕脐痛。

宗厚曰：按此阳明例药也。

和解之剂

黄连汤　治胸中有热，胃中有邪气，腹中痛，欲呕吐者，用此升降阴阳。

黄连　甘草炙　干姜　桂枝各三钱　人参二钱　半夏半合

---

①　腊茶：茶的一种。腊，取早春之义。以其汁泛乳色，与溶蜡相似，故也称蜡茶。

②　盏：《玉机微义》卷三十二作"钱"。

水煎，入大枣二枚。

芍药甘草汤

白芍药　甘草炙，等分

水煎，入生姜。

《元戎》云：腹痛，脉弦伤气用本药。脉洪伤金，加黄芩。脉缓伤水，加桂枝。脉涩伤血，加当归。脉迟伤火，加干姜。

宗厚曰：按以上并太阳例药也。

加减小柴胡汤　治寒热，脉弦，腹中痛。

本方去黄芩加芍药。

四逆散　治寒邪变热传里，小便不利，腹中痛，或泄利。

甘草炙　枳实炒　柴胡　芍药等分

每五钱，水煎。

黄芩芍药汤　治腹痛，脉洪。

黄芩　白芍药各三钱　甘草一钱五分

水煎，加生姜。

宗厚曰：按以上并少阳例药也。

杂方

《元戎》**四物苦楝汤**　治脐下虚冷腹痛。

四物汤四两　玄胡　苦楝各一两，炒

水煎服，每服一两。

酒煮当归丸　治小腹下痛。

当归一两　茴香五钱　附子　良姜各七钱，四味酒煮干再焙　炒黄盐　丁香各五钱　全蝎三钱　柴胡二钱　升麻　木

香各一钱　苦楝五分　甘草炙，五分　玄胡四钱

酒煮糊丸梧子大。每二三十丸，空心白汤下。

回阳丹　治阴毒。

牡蛎烧　不灰木①烧　良姜炒　川乌　白芍药各一钱
麝香少许

细末，每用一钱，男病用女唾津调涂外肾，女病用男
唾调涂乳上。

宗厚曰：谨按以上诸方皆伤寒例法也。余属血、属
聚、属疝等因作痛，方例见各门，兹不备录。

淋

病源

无择云：淋，古谓之癃。癃者，罢也。淋者，滴也。
古方皆云心肾气郁，致小肠膀胱不利，大率有五：曰冷，
曰热，曰膏，曰血，曰石，五种不同，皆以气为本。

宗厚曰：大率有五者，总病机言也。以气为本者，气
行而水自化也，亦气血之谓。

严氏曰：五淋，气、石、血、膏、劳是也。气淋为
病，小便涩，常有余沥。石淋，茎中痛，尿不得卒出。膏
淋，尿似膏出。劳淋，劳倦即发，痛引气冲。血淋，遇热
即发，甚则溺血。候其鼻头色黄者，小便难也。大抵此证
多由心肾不交，积蕴热毒，或酒后房劳，服食热燥，七情
郁结所致。癃闭、淋闭为病，皆一类也。

① 不灰木：又名无灰木，即石棉。

宗厚曰：五淋名各不同，故两存之。然石淋，世俗又名沙石淋。子和曰：大抵是膀胱蓄热而成此疾。如汤瓶久在火中煮，瓶底白碱而不能去。沙石淋之证，与此理同，其论最为得矣。《内经》云少腹热，溲出白液，亦甚似之也。

淋证主热

《原病式》曰：淋，小便涩痛也。热客膀胱，郁结不能渗泄故也。

宗厚曰：淋症有得之于胎气者。丹溪云：郑宪使子，年十六，生七个月后得淋病，五七日必一作，其发则大痛，水道下如漆和粟者，一盏方定。脉之，轻则涩，重则弦。视其形瘦而长，色青而苍，意其必因其父服下部药，遗热在胎，留于子之命门而然。遂以紫雪和黄柏末，丸梧子大，晒及干，热汤下百丸，半日又下二百丸，食物压之，又半日痛大作，连腰腹，水道及行，下漆和粟者碗许，痛减十之八。后张子中与陈皮一两，桔梗、木通各半两，又下一合许而安。父得燥热，尚能病子，况母得之者乎？书此以证东垣红丝瘤之事。云云，见妇人门。

胞痹主寒

《宝鉴》曰：痹论云：胞痹者，小腹膀胱按之内痛，若沃以汤，涩于小便，上为清涕。夫膀胱为州都之官，津液藏焉，气化则能出矣。今风寒湿邪，客于胞中，则气不能化出，故胞满而水道不通。其证少腹膀胱按之内痛，若沃以汤，涩于小便，以足太阳经其直行者，上交额上，入络脑，气下灌于鼻窍，则为清涕也。

宗厚曰：按此则知淋闭有寒热之殊，大抵人之所禀虚实受病不同，宜参脉理分治。

总论

丹溪先生云：淋证多主于气虚，亦有死血作淋者。

宗厚曰：《宝鉴》云：小便不利，其治有三，不可概论。津液偏渗于肠胃，大便泄泻而小便涩少者，宜分利而已。热传下焦，津液则热，热而不行者，必渗泄则愈。脾胃气涩，不能通调水道，下输膀胱而化者，故可顺气，令施化而出矣。可见非止于热因也，况有标本不同。

又曰：或问肝主小便淋溲，今治法主肾，何也？然大凡病便数者，多肾经气虚而然。淋闭者，有标本之分。气热郁结，则膀胱津溢，主约不利，为本病。小腹痛，不得便，下焦气脉实而不利，是客约不行，为标病。或脾肺气虚不能通调水道，下输膀胱，清气不降，皆能为癃闭。肾气虚而浊气不升，虚热干于厥阴之络，阴挺痿痹而神无所用，乃旋溺频数。人老年来多有此患矣。肾虚极则水涸火炽，真气散而死也。或曰：若久寡居之人病便数者，岂肾气虚乏不为约乎？然是金为火烁，土为水濡，腑脏兼体相资之道失，湿热甚而经脉纵缓，亦成斯疾也。观先哲用肾气丸等，以收精气之虚脱，为养肺滋肾，伐火导水，使机关利而脾土健实之意是焉。若全指为虚寒处治者，是则一概论也。

治淋涩之剂

《金匮》肾气丸 治肾气虚，小便淋涩，及妇人子淋。方见补虚门。

钱氏导赤散　治心经蕴热，小便赤色，或成淋痛。方见热门。

《**局方**》**五淋散**　治膀胱有热，水道不通，淋涩不出，或尿如豆汁，或成砂石，或如膏，或热拂便血。

赤茯苓六钱　赤芍药　山栀子各三钱　当归　甘草各五钱

每五钱，入灯心，水煎。

《**本事**》**火府丹**　治小便赤少，及五淋涩痛。

木通　黄芩各一两　生地黄二两

蜜丸梧子大，每服五十丸，木通汤下。

《**济生**》**小蓟饮子**　治下焦结热，尿血成淋。

生地黄　小蓟根　通草　滑石　山栀仁　蒲黄炒　淡竹叶　当归　藕节　甘草等分

每五钱，水煎，空心服。

宗厚曰：按已上诸方并血分药也。

《**局方**》**八正散**　治小便热淋，涩痛。

清心莲子饮　治小便浊或涩。方并见热门。

宗厚曰：按已上方又气中之血药也。

海金砂散　治小便淋沥，及下焦湿热，气不施化，或五种淋疾，癃闭不通。

海金砂研　木通　瞿麦穗　滑石　通草各五钱　杏仁去皮尖，一两

为末，每五钱，水煎，入灯心二十根。

宗厚曰：按上方气分药也。

《**局方**》**石苇散**　治膀胱有热，水道不通，淋沥不出，

脐腹急痛，蓄作有时，劳倦即发，或尿如豆汁，或出砂石。

芍药　白术　滑石　葵子　当归　瞿麦各三钱　石苇①　木通②　甘草　王不留行各一钱

为末，每二钱，空心，小麦汤调下。

宗厚曰：按此血中之气药也。与已上并治热之剂。

《三因》**生附散**　治淋而脉沉微，小便秘涩，数起不通，窍中痛。

附子　滑石各五钱　瞿麦　木通　半夏各一两五钱

为末，每二钱，入姜三片，灯心二十茎，蜜半匙，水煎，食前服。

宗厚曰：按此治窍之剂也。

杂方

《澹寮》**桑螵蛸散**　治小便频数，或如稠米泔色。

桑螵蛸盐水炙　远志　菖蒲盐炙　龙骨　人参　茯神当归　鳖甲醋炙，各等分

为末，每二钱，临睡人参汤调服。

五子丸　治小便频数，时有白浊。

菟丝子酒蒸　家韭炒　益智　茴香炒　蛇床子去皮，炒，等分

酒糊丸桐子大。每七十丸，米饮、盐汤任下。

---

① 石苇：即石韦。
② 木通：《玉机微义》卷二十八木通后用量作"各二钱"。即石韦、木通用量均为二钱。

小便不禁

不禁主热

《原病式》曰：或云小便涩而不通者为热，遗尿不禁者为冷。岂知热甚，客于肾部，干于足厥阴之经，廷孔郁结极甚，而气血不能宣通，则痿痹而神无所用，故液渗入膀胱而旋溺遗失，不能收禁也。又《灵枢》经曰：肾主二阴。然水衰虚而拂热客其部分，二阴郁结，则痿痹而神无所用，故溲便遗失而不能禁止，然则热证明矣。

不禁主虚

经曰：膀胱不利为癃，不约为遗溺。注曰[①]：膀胱为津液之腑，水注由之。然足三焦脉实，约下焦而不通，则不得小便；足三焦脉虚，不约下焦，则遗溺也。《灵枢经》曰：足三焦者，太阳之别也，并太阳之正，入络膀胱，约下焦，实则闭癃，虚则遗溺。

误服凉剂遗溺

宗厚曰：有误服凉剂太过而致者，如东垣曰：立夏前误用白虎汤过多，致遗溺者，宜温药升阳以解之是也。故用药者，当审诛罚无过之戒。

治淋沥不禁之剂

《局方》二气丹　治内虚里寒，膀胱积冷，阳气渐微，小便不禁。

硫黄研　肉桂各二钱五分　干姜炮　朱砂为衣，各二钱　附

---

① 注曰：以下注文语出《素问·宣明五气》篇王冰注。

子一枚，大者，炮，去皮脐，为末，五钱

为末，糊丸如梧子大。每五十丸，盐汤下，食前服。

姜附赤石脂朱砂丹　治小便数而不禁，怔忪多忘，魇梦不已。

附子生　干姜各五钱　赤石脂一两五钱，水飞　朱砂一两，研

酒糊丸绿豆大。每十五至二三十丸。大便有病，米饮下；小便不禁，茯苓汤下。

宗厚曰：按此二方助阳之剂也。

御药院方秘元丹　治内虚里寒，自汗时出，小便不禁。

白龙骨三两　诃子十个　砂仁一两　灵砂二两

煮糯米粥丸梧子大。每五十丸，空心，盐酒下。

宗厚曰：按此固阳之剂也。

《济生》菟丝子丸　治小便多，或致失禁。

菟丝子二两　牡蛎煅　附子炮　五味子　鹿茸酒炙，各一两　苁蓉酒浸，二两　鸡肶胵炙干　桑螵蛸酒炙，各五钱

酒糊丸梧子大。每七十丸，空心，盐汤、温酒任下。

《三因》家韭子丸　治下元虚冷，小便不禁，或成白浊。

家韭子六两，炒　鹿茸四两，酥炙　苁蓉酒浸　牛膝　熟地黄　当归各二两　巴戟去心　菟丝子酒浸，各一两　杜仲　石斛　桂心　干姜炮，各一两

酒糊丸梧子大。每百丸，空心，汤酒任下。

宗厚曰：按此二方，助阳滋阴之剂也。

茯苓丸　治心肾俱虚，神志不守，小便淋沥不禁。

赤茯苓　白茯苓等分

为末，以新汲水挼①洗，澄去新沫，控干，别取熟地黄汁，与好酒同于银石器内熬成膏，搜和丸如弹子大。空心，盐酒嚼下一丸。

宗厚曰：按此滋阴固真之剂也。

治胞痹之剂

巴戟丸　治胞痹，脐腹痛，小便不利。

巴戟去心，一两五钱　桑螵蛸麸炒黑　远志去心　山芋生地黄　附子炮　续断　肉苁蓉酒浸，各一两　杜仲炮　石斛　鹿茸酥炙　龙骨　菟丝子酒浸　五味子　山茱萸　桂各三分

蜜丸梧子大。每三十丸，空心，酒下。

肾沥汤　治胞痹，小腹急，小便不利。

麦门冬　木通　桔梗　桑白皮　杜仲炒　犀角屑　五加皮各一两　赤芍药五钱

每五钱，水煎，加羊肾一个，竹沥少许。

《宣明》肾著汤　治胞痹证，小腹膀胱按之内痛，若沃以汤，涩于小便，上为清涕不止者。

赤茯苓　白术各四两　甘草炙，三两　干姜炮，二两

为末，每五钱，水煎，温服，日三次。

宗厚曰：按上方，当分寒热之异选使。然肠痹亦有腹痛、飧泄、小便秘涩者，《宣明论》有证治例，详见本论。

---

①　挼（ruó 揉）：揉搓。

又可见小便不利，非止胞痹为患也。

小便不通

清肺金

《发明》曰：《难经》云：脉有关有格，何谓也？然关则不得小便，格则吐逆。关者甚热之气，格者甚寒之气。是关无出之由，故曰关；格无入之理，故曰格也。按寒在胸中，遏绝不入，热在下焦，填塞不便。《内经》曰：人迎大四倍于气口，名曰格。气口大四倍于人迎，名曰关。关则不得小便，格则吐逆。夫小便者，是足太阳膀胱所主，长生于申，申者，西方金也，故金能生水。金者[1]，肺也，肺中伏热，水[2]不能生，是绝小便之源也。人辅相天地，膀胱之源，自头项下至于足，故曰阳中之阴。如渴而小便不通者，不得降是也。故圣人立法，皆用清燥金之正化气薄之药，茯苓、猪苓、泽泻、琥珀、灯心、通草、车前子、瞿麦、萹蓄之类，皆为淡渗之药，能泻肺火而清肺金，滋水之化源也。

补肾阴

《发明》曰：热在下焦，是绝其流而溺不泄也，须用气味俱厚，阴中之阴药治之。长安王善夫，病小便不通，渐成中满，腹大坚硬如[3]石，壅塞之极，腿脚坚胀裂出黄

---

[1] 者：原作"在"，据《玉机微义》卷二十八改。

[2] 水：此下原有一"生"字，据《玉机微义》卷二十八删。

[3] 如：此下原有一"凸"字，据《医学发明·通可去滞通草防己之属》删。

水，双睛凸出，昼夜不得眠，饮食不下，痛苦不可名状。伊戚赵谦甫诣余求治。视归，从夜至旦，耿耿不寐，究记《素问》有云：无阴则阳无以生，无阳则阴无以化。又云：膀胱者，州都之官，津液藏焉，气化则能出矣。此病小便癃闭，闭是无阴而阳气不化也。凡利小便之药，皆淡味渗泄为阳，止是气药，阳中之阴，非北方寒水，阴中之阴所化者也。此乃奉养太过，膏粱积热，损北方之阴，肾水不足。膀胱，肾之室，久而干涸，小便不化，火又逆上，而为呕哕，非膈上所生也，独为关，非格病也。洁古云：热在下焦，填塞不便，是治关格之法。今病者内关外格之病悉俱，死在旦夕，但治下焦可愈。随处以禀北方寒水所化，大苦寒之味者黄柏、知母，桂为引用，丸如桐子大，沸汤下二百丸。少时来报，服药须臾，如刀刺前阴，火烧之痛，溺如瀑泉涌出，卧具皆湿，床下成流，顾盼之间，肿胀消散。余惊喜曰：大哉！圣人之言，岂可不遍览而执一者也。其证小便闭塞而不渴，时见躁者是也。凡诸病居下焦，皆不渴也。二者之病，一居上焦，在气分而必渴，一居下焦，在血分而不渴，血中有湿，故不渴也。二者之殊，至易分别耳。

吐

宗厚曰：按丹溪先生云：小便不通因气者，宜吐之，以提其气，气升则水自下，盖气承载其水也。痰多者，用二陈汤，先服后吐。痰气闭塞者，二陈加木通、香附，探吐。一男子病小便不通，医用利药而加剧。先生曰：此积痰病也。积痰在肺，肺为上焦，膀胱为下焦，上焦闭则下焦塞。譬如滴水之器，必上窍通而后下窍之水出焉。乃以法大吐之，吐已病如失然。此可见癃淋又不独主于经病也。

下

丹溪云：小便不通，实热者当利之。

治癃闭之剂

东垣滋肾丸　治下焦阴虚，脚膝无力，阴汗阴痿，足热不履地，不渴而小便闭。

黄柏酒洗，焙　知母酒洗，焙，各一两　肉桂二钱

水丸桐子大。每服百丸，加至二百丸，煎百沸汤送下。

白花散　治小便不通，膀胱蕴热。

朴硝

为末，每二钱，煎茴香汤调下，食前服。

宗厚曰：按以上并血分药也。

清肺汤　渴而小便闭，或黄或涩。

五苓散加琥珀五分　灯心一分　木通七分　通草一分
车前子炒，一分　瞿麦五分　萹蓄七分

为细末，每五钱，水煎。食前服，作汤亦可。

宗厚曰：按此气分药也。

黄芩清肺饮　治肺燥而小便不通。

黄芩一钱　栀子三个，打破

长流水煎服。不利，加盐豉二十粒。

滋阴化气汤　治因服热药过多，小便不利，诸药不效，或脐下闷痛难忍。

黄连　黄柏各炒　甘草炙，等分

每五钱，水煎，食前服。如不通加知母。

宗厚曰：按此二方助阴药也。

通气法

治小便不通，诸药无效，或转胞至死，此法用之，便自出。用猪尿胞一个，底头出个小窍儿，有①翎筒②通过，放在窍内，根底细线系定翎筒口子，细杖子堵定，上用黄蜡封尿胞口头，吹满气七分，系定了，再用手捻定翎筒根头，放了黄蜡堵塞，其翎筒放在小便头，放开翎筒根头，手其气透里，自然小便即出，大有神效。

灸法

灸③小便淋涩法：炒盐，不以多少，炒热，填满病人脐中，是神阙穴也。却用箸头大艾柱灸七壮，良验。或灸三阴交穴。

一法：小水闭涩，以猪胆连汁，笼住小便，少时汁入自出。妇人用药末贮袋子，安入阴户中必通。

脚　气

外因四气袭虚

孙真人云：凡四时之中，皆不得久坐久立湿冷之地，亦不得因酒醉汗出，脱衣跣足，当风取凉，皆成脚气。若暑月久坐久立湿冷之地者，则湿热之气蒸入经络，病

---

① 　有：《玉机微义》卷二十八作"着"。

② 　筒：原作"箇"，据《玉机微义》卷二十八改。下同。

③ 　灸：原脱，据《玉机微义》卷二十八补。

发必热，而四肢酸疼烦闷。若寒月久坐久立湿冷地者，则湿冷之气上入经络，病发则四肢皆酷冷转筋。若当风取凉得之者，病发则皮肤顽痹，诸处瞤动，渐渐向头。世有勤工力学之士，久坐久立于湿地，冷风来入经络，不觉成病也。若欲使之不成病者，初觉则灸所觉处二三十壮则愈，不复发热。黄帝云：当风取凉，醉以入房，能成此疾也。

东垣云：《千金》《外台》皆谓南方卑湿，雾露所聚之地，其民腠理疏，阳气不能外固，因而履之，则清湿袭虚，病起于下。此由血气衰弱，受清湿之邪，气与血并行于肤腠，邪气盛，正气少，故血气涩，涩则痹，虚则弱，故令痹弱也。

严氏曰：古无脚气之说，《内经》名厥，两汉间名缓风，宋齐之后谓之脚气。名虽不同，其实一也。初得不觉，因他病乃始发，或奄然大闷，经三两日方觉之。先从脚起，或缓弱疼痹，或行起忽倒，或两胫肿满，或足膝枯细，或心中忪悸，或小腹不仁，或举体转筋，或见食吐逆，恶闻食气，或胸满气急，或遍体酸疼，此其候之不同也。其脉浮而弦者起于风，濡而弱者起于湿，洪而数者起于热，迟而涩者起于寒。夫脚气皆由肾虚而生，然妇人亦病脚气者，必因血海虚，乘七情遂成斯疾。兼今妇人病此者众，则知妇人以血海虚而得之，与男子肾虚类矣。男女用药固无异，但兼以治忧恚药，无不效也。须量人盛衰，微加滋补。不然，则气血日衰，必使年年遇蒸热而作，理之必然。

内因湿热下注

《发明》曰：北方地高陵居，风寒冰冽，其俗饮湩酪而肉食。夫①乳酪醇湿热之物，饮之属也。加以奉养太过，亦滋其湿，水性润下，气不能响，故下疰②于足胫，积久而成肿满疼痛，此饮食下流之所致也。饮入于胃，游溢精气，上输于脾，脾气散精，上归于肺，通调水道，下输膀胱，水精四布，五经并行，合于四时五脏阴阳，揆度以为常也。若饮食自倍，脾胃乃伤，则胃气不能施行，脾气不能四布，故下流乘其肝肾，湿流于足胫，加之房事不节，阳虚阴盛，遂成脚气。

宗厚曰：按此言北方脚气，为脾之湿气下乘，加之房事不节而致，当作内因处治，可谓发病机之秘。审是则又知南方脚气，有全非外因者焉，于紫苏子等汤例可见。

《发明》又曰：脚气之疾，实水湿之所为也。盖湿之害人皮肉筋脉，而属于下，然亦有二焉。一则自外而感，一则自内而致。其自外而入者，止于下胫肿而痛。自内而致者，乃或至于手节也。

诸证传变

《发明》曰：南方地下，水土弱，雾露之所聚也。江东岭南，大率如此。春夏之交，山川蒸菀，风湿毒气为甚，足或感之，遂成瘴毒脚气。其候则脚先屈弱，渐至痹疼，胫微肿，小腹不仁，头痛烦心痰壅逆，晡作寒热，便

---

① 夫：原作"支"，据《玉机微义》卷二十三改。
② 疰：同"注"。流注。

溲不通。甚者攻心而势迫，治之诚不可缓。

宗厚曰：南方湿①热多阴雨，土湿之气，因热蒸菀，人肤腠故疏豁，体虚者多感此疾，及有远行足热，乃过溪涧，为水寒所伤而致者。至其传变，为证不一，况瘴毒乎。然近江东证多主于水湿，亦有夹风夹寒者，其发时则或肿或痛，湿热胜者成水泡疮，或成赤肿丹毒，或如疝气攻上引下，皆宜详悉分治。

外因三阳见证汗下和解，三阴见证温利之

陈无择曰：脚气不专主一气，亦不专在②一经，故与中风寒暑湿为异耳。兼有所杂生诸病，未易分别，须寻三阴三阳病所在，后察脉虚实为治。自汗走疰为风胜，无汗挛急掣痛为寒胜，肿满重著为湿胜，烦渴热顽为暑胜。四气兼中者，但推其多者为胜，分其表里以施治也。脉浮为风，紧为寒，缓细为湿，洪数为热，见于诸阳在外宜发散。沉而弦者，亦为风，沉而紧者为寒，沉细为湿，沉数为热，见诸阴在内宜温利之。若大虚气乏，间作汤服，随病冷热而用之。《千金》方论，但备诸证，不说阴阳经络所受，从何为治？

宗厚曰：按已上所言脉证，但备四气而已。至于肿炌，发疮泡，为湿热热毒之胜，肿而重者，有湿痰胜，或肿或消，兼气不升降诸例，皆所未详。陈云六经证，见后各方下。

---

① 湿：《玉机微义》卷二十三作"温"。
② 在：原作"任"，据《三因极一病证方论》卷三改。

外因初起宜灸，宜热药通经散邪

东垣云：治之多以灸焫为佳，以导引湿气外出，及饮醪醴，以通经散邪。所制之方，寒药少，热药多，用麻黄、川乌、姜、附之属。《内经》云：湿淫于内，以苦发之，麻黄苦温，发之者也，川乌辛热，走而不能守，通行经络，姜、附辛甘大热，助阳退阴，亦散清湿之邪。又察足之三阴三阳，是何经络所起，以引用药为主治，复审六气中何气客之，治以佐使之药。孙真人云：医者意也。随时增损，药无定方，真知言哉。

内因治法从东垣初起宜疏下，宜砭刺，宜洗泄

《发明》云：经曰足胫肿曰水，太阴所至①为胕肿，此但言其自外者也。所治之法，前人方论备矣，自内而致者，治法则未有也。

宗厚曰：自内致者，古无其法。然观东垣所出数方，则意例兼备之矣。

杨太②受云：脚气之疾，自古皆尚疏下，为疾壅故也。然不可太过，太过则损伤脾胃，使营运之气不能上行，反③下注为脚气也。又不可不及，不及则使气壅不得消散。今立三方于后，详虚实而用之。

宗厚曰：按三方，《医学发明》谓导滞汤、导引丸、除湿丹例是也，然亦大④略言耳。如脚气在表，在气血之

---

① 至：原作"主"，据《素问·六元正纪大论》改。
② 太：原作"大"，据《玉机微义》卷二十三改。下同。
③ 反：原作"及"，据《玉机微义》卷二十三改。
④ 大：原作"太"，据《玉机微义》卷二十三改。

分，而疏下之法，可例用乎？

杨太受云：脚气是为壅疾，治当以宣通之剂，使气不能成壅也。壅既成而盛者，砭恶血而去其重势。经曰蓄则肿热，砭射之也，后以药治之。

《活人书》云：凡脚气，服补药及用汤泄洗者，皆医之大禁也。《发明》曰：此为南方外感湿气，乘虚袭入，为肿痛而言。非为北方内受湿气，注下肿痛而言也。盖湿气不能外达，宜淋泄开导，泄越其邪也。

发表之剂

《三因》麻黄左经汤　治风寒暑湿，流注足太阳经，腰足挛痹，关节重痛，憎寒发热，无汗恶寒，或自汗，恶风，头痛。

麻黄去节　干葛　细辛　白术　茯苓　防己　桂　羌活　甘草减半，炙　防风各等分

每五钱，入姜、枣煎服。

宗厚曰：按此出太阳例，治风寒湿之药也。

半夏左经汤　治足①少阳经，为风寒暑湿流注，发热，腰胁疼痛，头目眩晕，呕吐不食，热闷烦心，腿痹缓纵不随。

半夏汤洗，七次　干姜炮　细辛　白术　麦门冬去心　茯苓　桂枝　防风　干葛　黄芩　小草　甘草炙，减半　柴胡各等分

每五钱，入姜、枣煎。热闷加竹沥，喘急加杏仁、桑

---

① 足：原脱，据《玉机微义》卷二十三补。

白皮。

宗厚曰：按此出少阳例，解风寒湿热错杂之邪药也。

六物附子汤　治四气流注于足太阴经，骨节烦疼，四肢拘急，自汗短气，小便不利，手足或时浮肿。

附子　桂　防己各四钱　甘草炙，二钱　白术　茯苓各三钱

每五钱，入姜煎服。

宗厚曰：按此出少阴例，治寒湿之药也。

《局方》换腿丸　治足三阴经，为风寒暑湿之气所乘，发为挛痹缓纵，上攻胸胁肩背，下注脚膝疼痛，足心发热，行步艰辛。

薏苡仁　南星　石楠叶　石斛去根　槟榔　萆薢　川牛膝酒浸　羌活　防风　木瓜各四两　黄芪蜜炙　当归酒洗　天麻　续断各一两

酒丸梧子大。每五十丸，盐汤、温酒下。

宗厚曰：按此出厥阴例，疏风胜湿药也。

五积散　方见湿门。

宗厚曰：按此太阳例，治风寒湿之剂，气血药也。

东垣当归拈痛汤　治湿热为病，肢节烦疼，肩背沉重，胸膈不利，兼遍身疼痛，下注手足，足胫肿痛，不可忍者。方见疮疡门。

宗厚曰：按此出太阳例，治湿热之药也。

攻里之剂

《宣明》导水丸　治脚气胕肿疼痛，或发热，湿热盛者。

宗厚曰：按此出阳明例，治湿热之药也。

除湿丹 方并见湿门。

宗厚曰：按此出太阳例，治湿透机关药也。

又曰：谨按脚气多系湿热为病，世人用已上方每效，故收入。然下之法，详见前疏下论。但下后便要收拾，如渗之、清之、升之之法是已，学者宜扩充焉。

发表攻里之剂

《三因》大黄左经汤 治四气流注足阳明经，使腰脚赤肿，痛不可行，大小便秘，或恶闻食气，喘满自汗。

细辛　茯苓　羌活　大黄煨　甘草炙　前胡　枳壳厚朴制　黄芩　杏仁等分

每五钱，姜、枣煎。

宗厚曰：按此出阳明例，治湿热，疏风导气药也。

东垣羌活导滞汤 治脚气初发，一身尽痛，或肢节肿痛，便溺阻隔，先以此药导①之，后用当归拈痛汤。

羌活　独活各五钱　防己　当归各三钱　大黄酒湿，煨，一两　枳实炒，二钱

每五钱或七钱，水煎服。

宗厚曰：按此出阳明例，治风热之药也。

理气之剂

大腹皮散 治诸脚气肿痛，小便不利。

槟榔　荆芥穗　乌药　陈皮　紫苏叶各一两　萝卜子炒，五钱　沉香　桑白皮　枳壳炒，各一两五钱　大腹皮三两

---

① 导：原脱，据《玉机微义》卷二十三补。

木瓜二两五钱　紫苏子炒，一两

每五钱，入姜煎。

澹寮方　治脚气入腹冲心，疼痛肿满，大小便秘。

沉香　木香　羌活　白芍药　槟榔各五钱　甘草　抚

芎　青皮　枳壳各二钱　紫苏叶　木瓜各一钱五分　苏子

六钱

每五钱，入姜煎。

宗厚曰：按已上二方，因于气滞气壅者可用，故收

入。然不可防壅而服。大抵因气者，宜取择焉。

理血之剂

《金匮》**八味丸**　治足少阴经脚气入腹，腹胀疼痛，

上气喘急，肾经虚寒所致也。此证最急，以肾乘心，水克

火，死不旋踵。方见补虚门。

宗厚曰：按此治阴虚挟寒湿之药也。

《三因》**神应养真丹**　治足厥阴经为四气进袭，左瘫

右痪，痰涎，半身不遂，手足顽麻，语言蹇涩，脚膝荣气

凝滞，遍身疼痛。

四物内加羌活、天麻

蜜丸鸡子大。每服一丸，木瓜、菟丝子浸酒下。

宗厚曰：按此治血虚挟风湿之剂也。

加味四斤丸　治足痿无力，脚膝疼酸。方见痿门。

宗厚曰：按此治血虚挟风热之剂也。

理气血之剂

《三因》**紫苏子汤**　治脚弱上气，阴阳交错，清浊不

分，上重下虚，中满喘急，呕吐自汗，无复纪律。

紫苏子微炒　半夏各五两　　前胡　厚朴制　甘草炙　当归各二两　桂心　陈皮各三两

每四钱，入姜、枣煎服。

宗厚曰：按此出少阳例，血虚气逆者可用。

通关透肌骨之剂

《三因》胜骏丸　治元气不足，为寒湿之气所袭，腰足挛拳，脚面连指，走痛无定，筋脉不伸，行步不随，常服益真气，壮筋骨。

附子一个，炮　当归酒浸一宿　天麻　牛膝酒浸　木香酸枣仁炒　熟地黄　防风各三①两　　木瓜四两　　羌活②　乳香五钱　麝二钱　全蝎炒　没药　甘草炙，各一两

用生地黄三斤，研如泥，入无灰酒四升，煮烂如膏，以前药和匀，杵令坚，每两作十丸，每丸细嚼，临睡酒下。如冬月无地黄，炼蜜为丸梧子大。每五十丸服。

宗厚曰：按此血虚而风寒湿药也，气血之剂。

消导之剂

东垣开结导引丸　治饮食不消，心下痞闷。

白术　陈皮　泽泻　茯苓　神曲炒　麦蘖曲　半夏各一两　枳实炒　巴豆霜各一钱五分　青皮　干姜各五钱

汤浸，蒸饼丸梧子大。每四五十丸，或七十丸，温水下。

宗厚曰：按此治内伤饮食，脾胃营运之气有亏，不能

---

①　三：《三因极一病证方论》卷三作"二"。

②　羌活：《三因极一病证方论》卷三用量为一两。

上升，下注为脚气，故用此导饮行水，化脾气也。出太阳例。然亦有致肿于身腰已上及面者，意见水肿论平治法下。

杂法

洗药导气除湿汤

威灵仙　防风　荆芥　地骨皮　当归　升麻　白芍药
朔藋叶①

水煮，去渣，热淋洗，无时候。

敷药

白芷　苍术　羌活各五钱　细辛二钱五分
为末，生姜汁调敷患处。

疝

病源

《内经》曰：厥阴脉滑，则病狐疝。少阴脉滑，则病肺风疝。太阴脉滑，则病脾风疝。阳明脉滑，则病心风疝。太阳脉滑②，则病肾风疝。少阳脉滑③，则病肝风疝。

《针经》癀曰：心脉微滑为心疝，引脐，少腹鸣。肝脉滑甚为癀疝。肾脉滑甚为癃癀。

宗厚曰：按《发明》云：夫滑脉关已上见者为大热，盖阳与阳并也，故大热。脉滑尺部见为大寒，生癫疝。滑

---

① 朔藋叶：即蒴藋叶。
② 滑：原作"浮"，据《素问·四时刺逆从论》改。
③ 滑：原作"浮"，据《素问·四时刺逆从论》改。

脉者，命门包①络之名也，为丙。丙丁热，火并于下。盖丙丁不胜壬癸，从寒水之化也，故生癞疝。然滑属阴脉也，病自内因寒，亦与已上证同。

《难经》曰：任之为病，其内苦结，男子为七疝。

七疝

寒疝：囊冷，结硬如石，阴茎不举，或控睾丸而痛。得于坐卧湿地，或寒月涉水，或冒②雨雪，或坐卧砖石，或风冷处使内过劳。宜以温剂下之。久而无子。

水疝：肾囊肿痛，阴汗时出，或囊肿而状如水晶，或囊痒而搔出黄水，或少腹中按之作水声。得于饮水醉酒，使内过劳，汗出而遇风寒湿之气，聚于囊中，故水多，令人为卒疝。宜以逐水之剂下之。

筋疝：阴茎肿胀，或溃或脓，或痛而里急筋缩，或茎中痛，痛极则痒，或挺纵不收，或白物如精，随溲而下，久而得于房室劳伤，及邪术所使。宜以降心之剂下之。

血疝：状如黄瓜，在少腹两傍，横骨两端约中，俗曰便痈。得于重感春夏大燠③，劳于④使内，气血流溢，渗入胕⑤囊，留而不去，结成痈肿，脓少血多。宜以和血之剂下之。

气疝：上连肾区，下及阴囊，或因号哭忿怒，则气郁

---

① 包：原作"绝"，据《玉机微义》卷二十四改。
② 冒：原作"置"，据四库本《儒门事亲》卷二改。
③ 燠（yù 域）：热。
④ 于：《儒门事亲》卷二作"动"。
⑤ 胕：原作"浮"，据《儒门事亲》卷二改。

之而胀，怒哭号罢，则气散者是也。宜以散气之药下之。或小儿亦有此疾，俗曰偏气。得于父已年老，或年少多病，阴痿精怯，强力入房，因而有子，胎中病也。此疝不治，惟筑宾一穴灸之。

狐疝：状如瓦①，卧则入小腹，行立则出小腹入囊中。狐则昼出穴而溺，夜则入穴而不溺。此疝出入，上下往来，正与狐相类也。亦与气疝大同小异。今人带钩铃是也。宜以逐气流经②之药下之。

癫疝：阴囊肿缒③，如升如斗，不痒不痛是也。得之地气卑湿所生，故江淮之间，湫溏④之处，多感此疾。宜以去湿之药下之。女子阴户突出，虽亦此类，乃热则不禁固也。宜以苦下之，以苦坚之。

子和论疝属厥阴一经

子和云：诸疝皆属厥阴肝经。盖环阴器而上入小腹者，足厥阴肝也。《灵枢》言：足厥阴肝经病，则有遗溺、癃闭、狐疝。肾与膀胱、小肠三经，则不言疝，是受疝之处，乃肝之部分也。且经言男子宗筋，为束骨之会也。而肝主筋，睾者囊中之丸，虽主外肾，非厥阴环而引之，与玉茎无由伸缩。在女子则为篡户⑤。其内外为二：其一曰廷孔，其二曰窈漏⑥，此足厥阴与冲任督之所会也。《灵

---

① 瓦：原作"仰仰瓦"，据《儒门事亲》卷二改。
② 经：原作"轻"，据《儒门事亲》卷二改。
③ 缒（zhuì坠）：下垂。
④ 湫溏：池塘。
⑤ 篡户：即会阴。
⑥ 窈漏：女子阴器下极前端。

枢》言：足厥阴之经筋聚于阴器，其病伤于寒则阴缩入，伤于热则纵挺不收。阳明与太阴、厥阴之筋，皆会于阴器，惟厥阴主筋，故为疝者，必本之厥阴。

以脉考之，《素问》论六疝，虽见于他脉中，皆言风疝者，足厥阴肝经之气也。《灵枢》云：三阴急为疝。太仆云：太阴受寒，气聚为疝。此言太阴受寒，传之肝经也。可以温药逐之，不可以温药补之。《素问》云：三阳为病，发寒热，其传为癫疝。此亦言膀胱非受病之处，必传于厥阴部分，然后为疝也。又言病在少①腹，腹痛，不得大小便，病名曰疝。凡言少腹者，岂非厥阴之部分耶？尝阅《铜人》俞穴，亦相表里。惟厥阴言疝独多，为疝之主也。其他经穴，虽亦治疝，终非受疝之地，但与足厥阴相连耳。如运气或在泉寒胜，木气挛缩，禁于此经；或司天燥胜，木气抑郁于此经；或忿怒悲哀，忧抑顿挫，结于此经；或药淋外固闭，尾缩精壅于此经，其病差别如此。且夫遗溺、闭癃、阴痿、胕痹、精滑、白淫，皆男子之疝也，不可妄归之肾冷。血涸不月、月罢腰膝上热、足躄、嗌干、癃闭、少腹有块或定或移、前阴突出、后阴痔核，皆女子之疝也。但女子不谓七疝，而谓之瘕。若年少而得之，不计男子妇人皆无子。故隐蔽委曲之事，了不干胕、肾、小肠之事，乃厥阴肝经之职也。凡疝者，非肝木受邪，则肝木自甚，不可便言虚而补之。《难经》所谓"东方实，西方虚；泻南方，补北方"，此言泻火，木自平，

① 少：原作"小"，据《儒门事亲》卷二改。

金自清，水自旺也。

宗厚论疝兼属膀胱小肠肾经

宗厚曰：子和七疝治法当异，俱用攻下之法，愚窃疑焉。虽钱仲阳亦曰：肝为相火，有泻无补。丹溪有曰：肝只是有余，肾只是不足。夫厥阴①一经受疝，宜通勿塞固宜，亦当视其浅深而行之可也。况有邪气止客于膀胱、小肠之经者，若干于少阴肾经，则宜通勿塞之法，可例用乎？

河间主寒

《原病式》曰：癫疝，少腹控卵，肿急绞痛也，寒主拘缩故也。寒极而土化制之，故肿满也。经言丈夫癫疝，谓阴器连少腹急痛也。故言妇人少腹肿，皆肝足厥阴之脉也。经注曰：寒气聚而为疝也。又按：经言五脏皆主疝，但脉急也。注言：脉急者，寒之象也。然寒则脉当短小而迟，今言急者，非急数而洪也，由紧脉主痛，急为痛甚，病寒虽急，亦短小也。所言有痛而脉紧急者，脉为心之所养也，凡六气为痛，则心神不宁，而紧急不得舒缓，故脉亦从之而见也。欲知何气为其病者，适其紧急相兼之脉而可知也。如紧急洪数，则为热痛之类也。又经言：脾传之肾，病名曰疝瘕，少腹烦冤而痛，出白，一名曰②蛊。注言：少腹痛，溲③出白液也。一作客热内结，销烁脂肉，

---

① 阴：原作"经"，据《玉机微义》卷二十四改。

② 一名曰：原脱，据《素问·玉机真脏论》补此三字。

③ 溲：原作"及"，据《素问·玉机真脏论》王冰注改。

如虫①之食，故名曰②蛊也。然经之复言热为疝瘕，则亦不可止言为寒，当以脉证别之。

无择主外因四气

陈无择曰：经云七疝、诸疝等，更不见名状，但出寒疝、癫疝而已。唯《大奇论》③列五脏脉为五疝云云。大抵血因寒泣则为瘕，气因寒聚则为疝。贼风入腹亦为疝，冒暑履湿，皆能为疝。脉紧为寒，风则浮弦，暑则洪数，湿则缓细。要知疝虽兼脏气，皆外所因也。

丹溪主内因湿热

丹溪曰：疝痛之甚者，睾丸连小腹急痛也。或有形或无形，或有声或无声，自《素问》以下，皆以为寒，盖经络得寒，收引不行，所以作痛。世有得寒而无疝者，又必有说以通之可也。予屡踢冰④徒涉，不曾病此，以予素无热也。因而思此病，始于湿热在经，郁遏至久，又感外寒，湿热被郁而作痛。若只作寒论，恐为未备。或曰：此证多客厥阴一经，湿热之积，何由而致？予曰：夫劳则火起于筋，醉饱则火起于胃，房劳则火起于肾，大怒则火起于本经。火郁之久，湿气便盛，浊液凝聚，并入血隧，流⑤于厥阴。肝属木，性速急，火性暴，为寒束，宜其痛甚而暴也。愚见古方，以乌头、栀子等分，作汤用之，其

---

① 虫：原作"蛊"，据《素问·玉机真脏论》王冰注改。
② 曰：原作"白"，据《素问·玉机真脏论》王冰注改
③ 大奇论：指《素问·大奇论》。
④ 冰：原作"水"，据《格致余论·疝气论》改。
⑤ 隧流：原作"流隧"，据《玉机微义》卷二十四乙转。

效亦速，后因此方，随形证加减，无有不应。又须分湿热多少而治之，但肿多为湿癥是也。

疝不宜补论

许学士云：大抵此疾，因虚得之，不可以虚而骤补。经云邪之所凑，其气必虚。留而不去，其病①则实。故必先涤所蓄之热②，然后补之，是以诸方多借巴豆气者，盖谓此也。

宗厚曰：疝证虽始为因虚而得，必邪实迫痛而未下，故当先泻而后补也。至有虚甚迫痛，上为吐逆，或下有遗精者，此邪实正虚之甚矣。此欲不补可乎？但恐补之则无益，泻之则正气转陷，幸而获生者鲜矣。

丹溪曰：疝有挟虚而发者，当以参、术为君，而佐以疏导，诊其脉沉紧而豁大者是也。若不以补剂，而行决裂法，祸不旋踵。

脉

《脉经》曰：肾脉大急沉为肾疝，肝脉大急沉为肝疝，心脉搏滑急为心疝③，肺脉沉搏则为肺疝④，三阴急为脾疝。三阴，脾脉也。寸口脉弦而紧，弦紧相搏，则为寒疝。趺阳脉虚迟为寒疝，寒疝绕脐痛，若发则白汗⑤出，手足厥寒⑥。

---

① 病：原作"实"，据《普济方》卷二百五十改。
② 热：《普济方》卷二百五十作"邪"。
③ 疝：原作"症"，据《素问·大奇论》改。
④ 肺疝：原作"寒疝"，据《素问·大奇论》改。
⑤ 白汗：原作"自"，据《玉机微义》卷二十四改。
⑥ 寒：原作"阴"，据《玉机微义》卷二十四改。

无择曰：肾脉本沉，心脉本滑，受寒则急，于理乃是。肝脉本弦，肺脉本涩，并谓之沉，未为了义。又脾不出本脉，但云急为疝，亦文义之缺也。

附小肠气

经曰：小腹控睾引腰脊，上冲心，唾出清水，及为哕噫，甚则入心，善忘善悲。《甲乙经》曰：邪在小肠也，小肠病者，小腹痛引腰脊，贯肝肺，其经虚不足，则风冷乘间而入。邪气既入，则冷之证，上冲肝肺，客冷散于胸，结于脐，控引睾丸，上而不下，痛而入腹，甚则冲于心胸，盖其经络所系属也。启玄子①曰：控，引也。睾丸，阴丸也。

宗厚曰：寒邪始客于小肠，因经络并于厥阴，故下控引睾丸为痛。虽亦如疝，然止言小肠气，所以古人治法，往往相类，但自有所兼之证殊尔。

治寒之剂

《金匮》乌头桂枝汤　治寒疝，腹中痛，逆冷，手足不仁，若身疼痛，灸刺诸药不能治者。

乌头五个，用蜜一斤，煎减半，去滓　桂枝五钱，煎汤五合，解蜜

每服二合，不知，即服三合。其知者，如醉状，得吐者为中病也。若自汗出，脉沉弦者，止用乌头煎。

宗厚曰：按此用桂枝，因身疼痛，兼表有寒也。太阳例药。

---

① 启玄子：即王冰。

《三因》**大乌头桂枝汤**　治风寒疝气，腹中刺痛，手足不仁，身体拘急，不得转侧，或致阴缩。

大乌头五个，去皮尖，蜜煎过，洗切　桂心　白芍药各三钱
甘草一钱

每四钱，入姜、枣煎服。

补肾汤　治寒疝入腹，小腹疼痛，时腹泄泻，胸膈痞塞。

人参　茯苓　黄芪　附子炮　白术各一两　沉香四钱
木瓜一两五钱　羌活五钱　甘草炙　川芎各二钱　紫苏三钱

每三四钱，入姜、枣煎服。

《局方》**夺命丹**　治远年日近[①]小肠疝气，偏坠搐疼，脐下撮痛，以致闷乱，及外肾肿硬，日渐滋长，阴间湿痒，抓成疮。

吴茱萸净，一斤四两，用酒、醋、汤、童便，各浸过一宿，焙干　泽泻二两

酒煮，面糊丸如梧子大。每五十丸，空心，盐汤下。

茱萸内消丸　治肾经虚弱，膀胱为邪气所搏，结成寒疝，阴癞偏大。

山茱萸去核　陈皮　吴茱萸　马蔺花　木香　肉桂
山药　青皮　川楝子　茴香各等分

酒糊丸如梧子大。每五十丸，空心，温酒送下。

《宝鉴》**沉香桂附丸**　治中气[②]虚弱甚，脾胃虚寒，脏腑积冷，心腹疼痛，手足厥逆冷，便利无度，七疝引痛不

---

① 日近：原作"近日"，据《玉机微义》卷二十四乙转。
② 气：原作"风"，据《卫生宝鉴》卷十五改。

可忍，喜热熨少缓者。

沉香　附子炮　川乌炮　干姜炮　良姜　官桂　吴茱萸汤泡，去苦水　茴香炒，各一两

好醋煮糊丸梧子大。每五十丸，至七八十丸，空心，米饮下。

宗厚曰：按已上方，并太阳例药。然初感寒邪所致，或素虚寒之人，宜此劫之皆可。但久病者，多有湿热、寒湿、血虚等证之变，而用者自宜详审。

治湿之剂

《元戎》加味五苓散　治疝气卒痛，小便涩。

本方加川楝一分。

为末，空心，米饮调下一二钱。

宗厚曰：按此渗泄之剂也。

攻下之剂

《局方》三白散　治膀胱蕴热，湿热相乘，阴囊肿胀，大小便不利。

白牵牛二两　桑白皮炒　木通　白术　陈皮各五钱

为末，每二钱，姜汤调下，空心服。

复元通气散

舶上茴香　川山甲①蛤粉炒，各二两　陈皮　牵牛末炒玄胡　甘草炒，各一两　木香一两五钱

细末，每一钱，热酒食前调下。

戴人异功散

---

① 川山甲：即穿山甲。

黑牵牛头末，四两　茴香炒，一两

为末，以生姜自然汁调一二钱，临睡服。或加白术一两。

《宝鉴》控引睾丸　治小肠病结，上而不下，痛引心臆。

茴香　楝实各炒　食茱萸①　陈皮　马蔺花醋炒，各一两　芫花醋炒，五钱

醋糊丸梧子大。每十丸至二十丸，空心，温酒送下。

天台乌药散　治小肠疝气，牵引脐腹疼痛。

乌药　木香　茴香炒　青皮　良姜炒，各五钱　槟榔二个　川楝十个　巴豆七十粒

先以巴豆微打破，同川楝麸炒黑，去麸及巴豆不用外，余药同末，酒调下一钱，甚者，姜酒亦得。

宗厚曰：按已上诸方，并下气之药也。治寒之例，随轻重取择。

湿热之剂

《济生》葵子汤　治膀胱实热，腹胀，小便不通，口舌干燥。

赤茯苓　猪苓　葵子　枳实　瞿麦　木通　黄芩　车前子　滑石　甘草各等分

每五钱，入姜煎，空心服。

宗厚曰：按此八正散加减法也，《永类钤方》②例为治疝之剂，颇有理，故收入。

子和导水丸　方见湿门。

---

① 食茱萸：原作"石茱萸"，据《卫生宝鉴》卷十五、《玉机微义》卷二十四改。

② 永类钤方：元代李仲南撰。

宗厚曰：按此阳明例药也。然湿热郁结于下焦，非此莫能疗，气血皆可用。

冷热之剂

《宝鉴》蒺藜汤　治阴疝疼痛。

蒺藜去刺　附子炮　栀子去皮，各五钱

为末，每三钱，水煎，食前温服。

丹溪方　定疝气疼痛速效。

枳壳　山栀子　唐毬子①　吴茱萸皆炒过　荔枝核各等分

为末，用长流水调下一二钱，空心服。

又方　治阳明受湿热，传入太阳，恶寒发热，小腹连毛际结核，闷痛不可忍。

栀子炒　桃仁炒　枳壳炒　唐毬子各等分

为末，于砂钵内入姜汁，用水一钟，盪②起煎，热服。

宗厚曰：按已上太阳例药也。

理气之剂

《局方》蟠葱散　治寒疝气疝，冲心疼痛。

玄胡　苍术　甘草各半斤　茯苓　蓬术③　三棱　青皮各六两　丁皮　砂仁　槟榔各四两　桂　干姜各二两

为末，每服二钱，入连须葱一茎，水煎，空心服。

宗厚曰：按此燥脾导气之药，劫剂也。世俗多用之，故收入。

---

① 唐毬子：即"棠梂子"，指山楂。

② 盪（dàng 荡）：融合。

③ 蓬术：蓬莪术之简称。

《宝鉴》**川苦楝散**　治小肠气，痛不可忍。

广木香　茴香盐一捻，炒，去盐，各一两　大川楝子一两，剉，用巴豆十粒，破皮，同炒黄，去巴豆

为细末，每二钱，温酒一盏，空心调下。

宗厚曰：按此导手太阳寒气之药，较之前方治疝，此殊有理。

理血之剂

《金匮》**当归生姜羊肉汤**　治寒疝，腹中痛，及胁痛里急。

当归三两　生姜五两　羊肉一斤

三味以水八升，煮取三升，温服七合，日[①]三。若寒多加生姜，呕者加陈皮二两，白术一两。

蜘蛛散　治阴狐疝气，偏有大小，时时上下。

蜘蛛十四枚，熬焦　桂枝五钱

二味为散，取八分匕，饮和服，日再服，蜜丸亦可。

《三因》**失笑散**　治小肠气痛。

五灵脂　蒲黄各等分

为末，每二钱，先用醋一合，熬成膏，水一盏煎。

理气血之剂

《三因》**葱白散**　治一切冷疝疼痛。

川芎　当归　枳壳炒　厚朴炒　官桂　青皮　干姜茴香炒　茯苓　川楝子　麦蘖炒　神曲炒　三棱炮　莪术煨熟地黄　白芍药　木香　人参各一两

---

①　日：原脱，据《金匮要略·腹满寒疝宿食第十》补。

每三钱，葱白二寸，盐少许，空心服，水煎。

东垣丁香楝实丸　治男子七疝，痛不可忍。妇人瘕聚，带下，皆任脉所主阴经也，乃肾肝受病，故同此法。

当归　附子炮　茴香炒　川楝各一两

好酒三升同煮，尽为度，焙干，作细末。每药末一两入：

丁香　木香各五分　玄胡索五钱　全蝎十三个

为末，入在前药末内，拌匀，酒糊丸梧子大。每三十丸，加至百丸，空心，温酒送下。

宗厚曰：按已上方与前理血之剂，并厥阴例药也。然诸经论疝主于风，盖指厥阴风木之气尔。故疝病则多痛，痛亦木气之实，即风象也。但古今方多主寒、主气论治，然行者不察气寒浅深之异以分治，则不能不无差误也。观东垣之法，庶几近理。大抵亦不可视为常例，盖肾恶燥，恐久则反增其势矣。

熨法

严氏云：盐半斤，炒极热，以故帛包，熨痛处。

一法：用葱白泥一握，置脐中，上用熨斗熨之，或上置艾灼之，妙。

妇人门

经　闭

《内经》病源

经云：二阳之病发心脾，有不得隐曲，女子不月，其传为风消，为息贲者，死不治。

中焦胃热结

东垣曰：妇人脾胃久虚，或形羸气血俱衰，而致经水断绝不行。或病中消，胃热善食，渐瘦，津液不生。夫经者，血脉津液所化，津液既绝，为热所烁，肌肉消瘦，时见渴躁，血海枯竭，病名曰血枯经绝。宜泻胃之燥热，补益气血，经自行矣。此证或经适行而有子，子不安为胎病者有矣。

下焦胞脉热结

东垣曰：或心胞脉洪数，躁作时见，大便秘涩，小便虽清不利，而经水闭绝不行。此乃血海干枯，宜调血脉，除胞络中火邪，而经自行矣。

上焦心肺热结

东垣曰：或因劳心，心火上行，月事不来者，胞脉闭也。胞脉者，属心而络于胞中。今气上迫肺，心气不得下通，故月事不来。宜安心、补血、泻火，经自行矣。

有腹痛瘕呕为污血老痰

《要略》曰：妇人之病，因虚、积冷、结气为证，经水断绝，至有历年。血寒积结胞门，寒伤经络，凝坚在上，呕吐涎唾，久成肺痈，形体损分，在中盘结，绕脐寒疝，或两胁疼痛与脏相连。或结热中，痛在关元。脉数无疮，经候不匀，令阴掣痛，少腹恶寒。或引腰脊，下根气冲①。

---

① 气冲：即"气街"，足阳明胃经经穴，因其既是胃之气街，又是冲脉之起始部，故名。

宗厚曰：按《良方》言，妇人月水不通，由劳伤血气，致令体虚，受风寒邪气，客于胞内，损冲任之脉，并手太阳、少阴二经，致胞络内血绝不通。如已上病机，皆略之不议。且血病经闭，又岂止手太阳、少阴二经耶？然亦有不因[1]寒热，或痰饮、积聚、疝瘕所致，如七情所动，其为气病血从一也。况阴道常虚，不足者实多。宜玩血证门血属阴难成易亏论，及后丹溪先生等说。

经水不调

调经总论

丹溪曰：经水者，阴血也。阴必从阳，故其色红，禀火色也。血为气之配，气热则热，气寒则寒，气升则升，气降则降，气凝则凝，气滞则滞，气清则清，气浊则浊，上应于月，其行有常，名之曰经。为气之配，因气而行。成块者，气之凝也。将行而痛者，气之滞也。来后作痛者，气血俱虚也。色淡者，亦虚也，而有水混之也。错经妄行者，气之乱。紫者，气之热也。黑者，热之甚也。今人但见其紫者、黑者、作痛者、成块者，率指为风冷乘之，而行温热之剂，祸不旋踵矣。经曰亢则害，承乃制，热甚者必兼水化，所以热则紫，甚则黑也。若曰风冷，吾恐千[2]百而一二也。

宗厚曰：按此论经病甚详，风冷所乘，由《良方》所

---

① 因：原作"用"，据《玉机微义》卷四十九改。
② 千：原作"十"，据《格致余论·经水或紫或黑论》改。

言，往往因之误人，故戒慎之也。然冷证外邪初感，入经必痛，或不痛者，久则郁而变热矣。且寒则凝，既行而紫黑，故非寒也。

脉

《脉经》曰：尺脉滑，血气实，妇人经脉不利。尺脉来而断绝者，月水不利。寸关调如故，而尺脉绝不至者，月水不利，当患小腹引腰痛，气滞上攻胸①臆也。经不通，绕脐寒疝痛，其脉沉紧，此由寒气客于血室，血凝不行结积，血为气所冲，新血与故血相搏，故痛。漏血，下赤白，脉迟者，脉小虚滑者生；急疾者，大紧实数者死。

调经之剂

《局方》**四物汤** 治冲任虚损，月水不调，脐腹疞痛。

当归　川芎　白芍药　熟地黄各等分

每半两，水煎服。

宗厚曰：按此手足太阴、厥阴药也。

逍遥散 治血虚烦热，月水不调，脐腹胀痛，痰嗽潮热。

甘草炙，五钱　当归　茯苓　白芍药　白术　柴胡各一两

每半两，入姜、薄荷叶煎服。

宗厚曰：按此足三阳、三阴药也，散血中湿热之剂。

胶艾汤 治劳伤血气，冲任虚损，月水过多，淋沥不断。

---

① 胸：原作"心"，据《玉机微义》卷四十九改。

阿胶炒　川芎　甘草炙，各二两　当归　艾叶炙，各二两　熟地黄　白芍药各四两

每服五钱，水煎。

宗厚曰：按此温经补血之药也，厥阴例。

《良方》温经汤　治妇人血海虚寒，月水不利。

当归　川芎　赤芍药　桂心　牡丹皮　莪术各五钱　人参　甘草　牛膝各一两

每五钱，水煎。

姜黄散　治血脏久冷，月水不调，脐腹刺痛。

当归　牡丹皮　延胡各二两　赤芍药三两　川芎　红花　桂心　莪术各一两　川姜黄四两

为末，每一钱，水煎服，酒同煎亦可。

宗厚曰：按此二方通经之剂，破血之药，非止温经也。脏冷气血滞者可用，姑存之。

加减四物汤

经候微少，渐渐不通，手足烦疼，渐瘦，生潮热，脉微数。本方去地黄、芎，加泽兰叶三倍、甘草半分。

经候过多，本方去熟地黄，加生地黄。

经行身热，脉数，头昏，本方加柴胡、黄芩各五钱。

经行微少，或胀或疼，四肢疼痛，加延胡、没药、白芷，与本方等淡醋汤调下末子。

经候不调，心腹疼痛，只用芎、归二味，名君臣散。

鹿茸丸　治冲任虚损，又为风寒所乘，尺脉微小，甚者可灸关元穴。

鹿茸炙　赤石脂　禹余粮各一两　续断二两　柏叶二两

附子炮，一两　熟地黄　当归酒浸　艾叶各二两

为末，酒糊丸梧子大。每五十丸，空心温酒下。

宗厚曰：按此足少阴、厥阴药也。今人多用之，故收入。治血虚湿胜带下甚捷。

《元戎》加味四物汤

气充经脉，故月事频并，脐下多痛，本方加芍药。

经欲行，脐腹绞痛，本方加玄胡、槟榔、苦楝、木香。

经水过多，本方加黄芩、白术。

经水涩少，本方加葵花、红花。

经水适来适断，或有往来寒热，宜先服小柴胡，去寒热后，以四物汤和之。

丹溪加味四物汤

经候过而作疼，血气俱虚也，宜本方对四君子汤服之。

经候将来作痛者，血实也，本方加桃仁、黄连、香附。

经水不及期，血热也，本方加黄连。

过期，血少也，本方加参、术，带痰加半夏、陈皮。

过期紫黑有块者，血热也，必作痛，本方加香附、黄连。

过期而淡色者，痰多也，芎、归二味合二陈汤服。

紫色成块者，热也，本方加黄连、柴胡。

肥人不及日数而多痰者，多血虚有热，本方加香附、南星、半夏、黄连、白术。

瘦人血枯经闭者，本方加桃仁、红花或越鞠丸。方见血门。

《简易》**当归散**　治经候不匀，或三四月不行，或一月再至，或妇人天癸过期，经脉不调。

当归　川芎　白芍药　黄芩　白术各五钱　山茱萸肉一两五钱

为末，每二钱，空心温酒调下，日三次。

宗厚曰：按此足厥阴、少阴药也。

《宝鉴》**生地黄丸**　治妇人血实，厥阴脉弦而长，病恶风体倦，乍寒乍热，面赤心忡，或时自汗，如伤寒状，宜服抑阴药。

生地黄二两　柴胡　秦艽　黄芩各五钱　芍药一两

蜜丸梧子大。每三十丸，乌梅汤吞下，日三次。

宗厚曰：按此手足少阴、太阴，足少阳药也。

又曰，谨按已上诸方，皆调理法也。然血分成水气、肠覃①等证，详见各门，兹不备录。大抵经病，实者破之，结者散之，虚者补之，要在适事为故也。

理气之剂

《澹寮》**煮附丸**　治经候不调，血气刺痛，腹胁膨胀，头晕恶心，崩漏带下，并宜服之。

香附子擦去皮，不以多少，米醋浸一日，用瓦铫煮令醋尽

醋糊为丸梧子大，日干。每五十丸，淡醋汤下。

---

① 肠覃：古病名。因寒凝气滞血瘀，结聚于肠外所致，临床见下腹部肿块，按之坚硬，推之可移，初起大如鸡卵，久则腹大如怀孕状。

一方香附一斤、艾叶四两、当归二两，制同，名艾附丸。

严氏抑气散　治妇人气盛于血，变生诸证，头晕膈满。

香附四两　茯神　甘草炙，各一两　陈皮二两

为末，每二钱，食前沸汤调下。

宗厚曰：按此方主于气，煮附丸则气中之血药也。然气郁甚者，宜于气证门选用，不必拘此。

东垣益胃升阳汤　治妇人经候不调，或血脱后脉弱食少，水泄日三二行。

黄芪二钱　人参　甘草炙　当归身　陈皮各一钱　白术三钱　升麻　柴胡各五分　炒曲一钱　黄芩五分，秋去之

每五钱，水煎服。腹痛加芍药。

补中益气汤　治妇人室女，经候不调，脉微食少，体倦或热。方见热门。

宗厚曰：按此二方气血之药，血脱益气之大法也。

绀珠正气天香汤　治妇人一切气，气上凑心，心胸攻筑，胁肋刺痛，月水不调。

台乌药二钱　香附八钱　陈皮　苏叶各一钱　干姜五分

每七八钱，水煎服。

宗厚曰：谨按妇人经病，多有因于七情六郁致者，故集已上例，以备其义。大抵气行不失其常，则经水亦行也。

通经之剂

加味四物汤　严氏名六合汤　治妇室经事不行，腹中结

块疼痛，腰痛。

本方加桂、蓬术等分。

每四钱，水煎服。

地黄通经丸 治经不行，结积成块，脐下如覆杯。

熟地黄三两 虻虫去头足，炒 水蛭糯米炒 桃仁各五十个

蜜丸梧子大。空心温酒下五丸；未知，加至七丸。

严氏琥珀散 治妇人室女月事凝滞，腹胁胀痛，及血逆攻心，眩晕不省人事。

刘寄奴 牡丹皮 熟地黄 玄胡索 乌药 赤芍药 莪术 三棱 当归 桂各一两

用前五味，用乌豆一升、生姜半斤切片，米醋四升同煮，豆烂为度，焙干，入后五味，同为细末。每服二钱，用温酒调空心服，食前。

戴人玉烛散 治经候不通，腹胀或痛。

四物汤对调胃承气汤

煎服。

宗厚曰：按已上诸方，并出厥阴例药也。然有本于气虚、气郁、血虚、痰积等因不同，宜于前调经理气诸方内选用。

血 崩

《内经》病因

经云：阴虚阳搏谓之崩。

脾胃虚宜补宜升

东垣曰：妇人脾胃虚损，致命门脉沉细而数疾，或沉

弦而洪大有力，寸关脉亦然。皆由脾胃有亏，下陷于肾，与相火相合，湿热下迫，经漏不止，其色紫黑，如夏月腐肉之臭。中有白带者，脉必弦细，寒作于中。中有赤带者，其脉洪数疾①，热明矣。必腰痛或脐下痛，临经欲行，先见寒热往来，两胁急缩，兼脾胃证出见，或四肢困热，心烦不得眠卧，心下急，宜大补脾胃而升举血气，可一服而愈。

心虚宜镇坠补阴

东垣曰：或人故贵脱势，人事疏少，或先富后贫，心气不足，其火大炽，旺于血脉之中，又致脾胃饮食失节，火乘其中，形质肌肉、容颜似不病者，此心病者不行于诊，故脾胃饮食不调，其证显矣。而经水不时而下，或适来适断，暴下不止，治当先说恶死之言劝谕，令拒死而心不动，以大补血气之药举养脾胃，微加镇坠心火之药治其心，补阴泻阳，经自止矣。《痿论》云：悲哀太甚，则胞络绝。胞络绝则阳气内动，发则心下崩，数溲血也。故《本病》曰大经空虚，发为②肌痹，传为脉痿，此之谓也。

冲任气虚不能约血

《良方》论曰：妇人崩中，由脏腑伤损，冲任血气俱虚故也。冲任为经脉之海，血气之行，外循经络，内荣脏腑。若无伤损则阴阳和平，而气血调适；若劳动过多，致脏腑俱伤，而冲任之气虚，不能约制其经血，故忽然暴下。

---

① 疾：原作"病"，据《兰室秘藏》卷中改。
② 为：原作"则"，据《素问·痿论》改。

冲任热搏则血流散

《良方》论曰：或由阴阳相搏，为热所乘，攻伤冲任，血得热则流散，甚者至于昏闷。其脉数疾小为顺，大甚者逆。

宗厚曰：按此备言经脉致病之因，本于脏腑伤损，合前东垣所论，极言因热因虚，或悲哀七情等所致，病机殆无余蕴矣。

脉

《脉经》曰：寸口弦而大，弦则为减，大则为芤，减则为寒，芤则为虚，寒虚相搏，脉则为革，妇人则半产漏下。尺脉急而弦大，风邪入少阴之经，女子漏白下赤。漏下赤白，日下血数斗，脉急疾者死，迟者生。尺寸脉虚者漏血，漏血脉浮，不可治也。

治崩漏之剂

生地黄散　治经漏下血，脉虚洪，经水紫黑。方见血证门。

《简易》黄芩汤　治崩中下血，阳乘阴，经水沸溢。

黄芩不以多少

为末，每一二钱，烧秤锤淬酒调下。

宗厚曰：按此二方治热之剂。

一法用此味，治天癸当住，每月却行，或过多不止。出《瑞竹堂方》，名芩心丸。

伏龙肝散　治气血劳伤，冲任经虚，血非时崩下，脐腹冷痛，脉迟弱，食少，或赤白带下。

伏龙肝　赤石脂　麦门冬各一两　甘草炙，五钱　川芎

三两　当归　干姜各七钱半　桂五钱　艾叶三两　熟地黄二两

　　每四钱，入枣煎。

　　宗厚曰：按此治寒例药，补血固虚之剂也。

　　备金散　治妇室血崩不止。

　　香附子四两，炒　当归尾一两二钱　五灵脂一两，炒

　　为末，每五钱，淡醋汤调，空心食前服。一方只用香附一味。

　　《澹寮》茯苓补心汤　治妇人亡血过多，或气逆心闷。

　　四物汤一分半　参苏饮三分

　　入姜煎。

　　宗厚曰：按已上方理气补荣之剂也。

　　《良方》缩砂散　治血崩。

　　新缩砂不以多少，瓦上炒香，为细末，米饮调下，三钱。

　　五灵脂散　治血山崩不止。

　　灵脂十两水煎，去滓澄清，再煎成膏，入神曲二两，和丸如梧子大。每三二十丸，温酒下。

　　荆芥散　治崩中不止。

　　用此一味，于麻油灯上烧焦为末，每三钱，童便调下。

　　《瑞竹堂方》蒲黄散　治崩中不能止。

　　补骨脂　蒲黄　千古石灰等分，炒过

　　为末，每二三钱，淡酒或淡醋汤下。

　　宗厚曰：按已上诸方皆劫剂也。

　　东垣升麻除湿汤　治妇人女子漏下恶血，月事不调，

或暴崩不止，多下水浆之物。皆由饮食失节，或劳伤形体，或素有心气不足。因饮食劳倦，致令心火乘脾，其脉缓而弦急，按之洪大，皆脾土受邪也。

柴胡　羌活　苍术　黄芪各一钱五分　防风　甘草炙

升麻　藁本各一钱　蔓荆子七分　独活　当归各五分

作一服，水煎，食前服。

凉血地黄汤　治妇人血崩，是肾水阴虚，不能镇守胞络相火，故血走而崩也。

生地黄五分　黄连　羌活　柴胡　防风各三分　黄柏

知母　升麻　藁本　细辛　川芎各二分　荆芥穗　蔓荆子

黄芩各一分　当归五分　甘草一钱　红花少许

作一服，水煎。

宗厚曰：按已上二方升剂也。经漏不止，气血下陷，非此不能活。

当归芍药汤　治妇人经脉漏下不止，其色鲜红，或先因劳役，脾胃虚损，气短气逆，自汗不止，身热食懒，大便或泄，体倦无力。

黄芪一钱五分　白术　苍术　当归身　白芍药各一钱

熟地黄五分　甘草炙　生地黄各三分　陈皮五分　柴胡二分

作一服，水煎。

宗厚曰：按此补剂也。

带　下

总论

宗厚曰：大抵此证多有本于阴虚阳竭，荣气不升，经脉凝泣，卫气下陷，精气累滞于下焦奇经之分，蕴积而成其病，或醉饱房劳，服食燥剂所致也。白物如涕之状，故言带者亦病形也。经云带脉为病而得名，而白者属气，赤属血。东垣举《脉诀》云：崩中日久为白带，漏下多时骨本枯。言崩中者，始病血崩，久则血少，复亡其阳，故白滑之物下流不止。此可见未得全拘于带脉矣。详病亦有湿痰流注于下焦，或肾肝阴淫之湿胜，或因惊恐而木乘土位，浊液下流，或思慕为筋痿，《内经》所谓二阳之证发心脾是也。或余经湿热屈滞于少腹、小腹之下，而病本殊，则皆为气血虚损，荣卫之精气累滞而成，其病标一也。

风邪

《良方》云：带下起于风气寒热之所伤。或产后早起，不避风邪，风邪之气入于胞门；或中经脉，流传脏腑，而发下血，名为带下。若伤足厥阴肝之经，其色青如泥。伤手少阴心之经，其色赤如红津。伤手太阴肺之经，其色白，形如涕。伤足太阴脾之经，则其色黄如烂瓜。伤足少阴肾之经，则色黑如衃血。

宗厚曰：按此言风气寒热之所伤，诸脏致证，似言外邪。

湿热

《机要》云：赤者热入小肠，白者热入大肠，其本实热冤结于脉不散，故为赤白带下也。冤，屈也，结也。屈滞而病热不散，先以十枣汤下之，后服苦楝丸、大玄胡散调下之。热去湿除，病自除也。

宗厚曰：戴人以带下得两手脉滑大而有力，乃上用宣去痰饮，下以导水丸泄湿热，继以淡剂渗之，此为泻实也。

气虚下陷或阴虚中寒

宗厚曰：如诸脉微细，或沉紧而涩，按之空虚；或洪大而涩，按之无力，正为元气不足，阴虚筋痿，虚极中寒等证。东垣有补阳、调经、固真等例，乃兼责虚也。

湿痰

宗厚曰：丹溪先生治因湿痰下注，用海石、南星、椿根皮之类，较之前人下之而复吐，以提其气，或发中兼补，补中兼利，燥中兼升发，润中益气，温而兼收涩之例不同。盖病机有轻重浅深之异尔。

治带下之剂

《千金方》 治带下脉数者。

枸杞根一两 生地黄五两

二味，酒煮一升至三合，作一服。

宗厚曰：按此治热例药也。

《元戎》六合汤 治妇人赤白带下，脉沉微，腹痛，或阴中痛。

四物汤四两 桂 附子炮，五钱

每五钱，水煎，食前服。

宗厚曰：按此治寒之剂也。

《宣明》导水丸 治湿热郁于下焦之分，赤白带下不止，躁热烦渴。方见湿门。

宗厚曰：按此治湿热之药，下剂也。

严氏当归煎丸　治赤白带下，腹内疼痛，不饮食，赢瘦。

当归　赤芍药炒　牡蛎煅　熟地黄　阿胶炒　白芍药炒　续断酒浸，各一两　地榆五钱

醋糊丸梧子大。每五十丸，空心米饮下。

宗厚曰：按此治血虚之剂，润燥药也。

《良方》白芷散　治赤白带下。

白芷一两　海螵蛸二个，烧　胎发一钱，煅

为末，空心温酒调下二钱。

伏龙肝散　治妇人赤白带下，久患不瘥，肌瘦黄瘁，多困乏力。

棕榈不以多少，烧灰。火燃，急以盆盖荫　伏龙肝锅灶直下取，炒令烟尽　屋梁上尘悬长者。如无，灶头虚空中者①，炒令烟尽

三味等分，研和令停，入龙脑、麝香各少许。每服二钱，温酒调下，淡醋汤亦可。患十年者，半月可安。

宗厚曰：按已上方皆劫剂也。

益母草散　治赤白恶露下不止。

益母草开花时采，阴干为细末，空心温酒调二钱，日三服。

东垣固真丸　治白带久不止，脐腹冷痛，阴中亦然。

白石脂一钱，火烧赤　干姜炮，四钱　黄柏酒制　白芍药各一钱　白龙骨二钱　柴胡一钱　当归身二钱

---

① 者：原作"有"，据《玉机微义》卷四十九改。

除石脂、龙骨另研外，同为细末，水煮糊丸如桐子大。每十丸，食前煎水下。

宗厚曰：按此寒热之剂，又止涩药也。

桂附汤 治白带腥臭，多悲不乐，大寒。

肉桂一钱 附子三钱 黄柏 知母 甘草炙 升麻各五分 黄芪一钱五分 人参七分

作一服，水煎，食前服。

宗厚曰：按此补阳气，极虚用黄柏等为引用，又升降阴阳之药也。

补经固真汤 治白带下流不止，始病崩中，日久血少，复亡其阳，故白滑之物不止也。

柴胡 甘草 郁李仁研 黄芩各一钱 干姜二钱 橘皮五分 人参二钱 白葵花去萼，一朵

水煎，空心服。

宗厚曰：按此补气例药也。

卫生汤 治带下不止，脉微弱，腹痛。

白芍药炒 当归各二两 黄芪三两 甘草一两

每五钱，水煎，空心服，下苦楝丸三十粒。

宗厚曰：按此补血之剂也。

苦楝丸 治赤白带下。

苦楝碎，浸酒 茴香炒 当归各等分

酒糊丸桐子大。每五十丸，空心酒下。

宗厚曰：按此谓邪入小肠，故用此燥丙药也。

酒煮当归丸 治癫疝，白带，下注，脚气，腰已下如在冰雪中，以火焙干，厚衣盖其上，犹寒冷，不任寒之极

者。面白如枯鱼之象，肌肉瘦削，小便不止，与白带常流不禁，病甚者。

当归一两　茴香五钱　良姜　附子炮，各七钱

已上四味㕮咀，以好酒一升半煮至干，再焙干。

炒黄盐　全蝎各三钱　丁香　苦楝　甘草炙，各五分柴胡二钱　升麻　木香各一钱　玄胡四钱

与前同为细末，酒煮糊为丸如梧子大。每五七十丸，空心淡醋汤下。忌酒、湿面、油腻物。

宗厚曰：按此升阳胜湿之剂，气血药也。

升阳燥湿汤　治白带下，阴户痛，控心急痛，身黄皮缓，身重如山，阴中如水。

防风　良姜　干姜　郁李仁　甘草各一钱　柴胡一钱三分　橘皮　黄芩各五分　白葵花七朵

分作二服，水煎，空心服。

宗厚曰：按此升散之剂也。

坐药胜阴丹

三奈子①　川乌头　大椒各五分　柴胡　羌活各二分全蝎三个　蒜七分　甘松二分　补骨脂八分，与蒜同煮　升麻枯矾各二分　麝少许

蜜丸弹子大，绵裹留系在外，纳丸药于阴户内。

宗厚曰：按此劫药也。

灸法

气海一穴，在脐下一寸五分。主月事不调，带下崩

---

① 三奈子：山柰之异名。

中，因产恶露不止，绕脐疗痛。灸五壮。

带脉二穴，在季胁下一寸八分，陷者宛宛中，灸七壮。主妇人月水不调，及闭不通，赤白带下，气转运背，引痛不可忍。

血海二穴，在膝膑上内臁白肉际二寸中。治女子漏①下恶血，月事不调，逆气腹胀。灸三壮。

阴谷二穴，在膝内辅骨后，大筋下，小筋上，按之应手，屈膝取之。治妇人漏血不止，腹胀满，不得息，小便黄如蛊，膝如锥不得屈伸，小腹引痛。灸三壮。

关元一穴，在脐下三寸②。主妇人带下瘕聚，因产恶露不止，断产胎③下，经冷。可灸百壮。

附：师尼寡妇异乎妻妾之治

《宝鉴》曰：宋褚澄④疗师尼寡妇别制方，盖有为也。此二种寡居，独阴无阳，欲心萌而多不遂，是以阴阳交争，乍寒乍热，全类温疟，久则为劳。《史记·仓公传》载济北王侍人韩女病腰背痛寒热，众医多以为寒热，仓公曰：病得之欲男子不可得也。何以知？诊得其脉，肝脉弦出寸口，是以知之。盖男子以精为主，妇人以血为主，男子精盛以思室，女人血盛以怀胎也。如厥阴脉弦出寸口，又上鱼际，则阴盛可知，故知褚氏治言有谓矣。

---

① 漏：原作"病"，据《玉机微义》卷四十九改。
② 三寸：原作"四寸"，据《灵枢·寒热病》改。
③ 胎：原脱，据《玉机微义》卷四十九补。
④ 褚澄：南北朝时南齐医学家。现存有题名褚澄撰《褚氏遗书》一卷。

胎产诸证

总论

《机要》云：治胎产之病，从厥阴经论之，无犯胃气及上二焦，为之三禁，不可汗，不可下，不可利小便。发汗者，同伤寒下早之证。利大便则脉数，而已动于脾。利小便则内亡津液，胃中枯燥。制①药之法，能不犯三禁，则荣卫自和而寒热止矣。如发渴则白虎，气弱则黄芪，血刺痛而用当归，腹中痛而加芍药。大抵产病天行从增损柴胡，杂症从增损四物，宜详察脉证而用之。

宗厚曰：胎产禁例，大抵主于原气本病为要。至于病体所因不同，学者②又必当处于权变也。且胎前之证，《良方》悉具，但每证治例殊少，如胎漏、胎痛、子烦、子肿等证，出方皆是治本病之例。设所因不同，或有所兼之证，如胎漏下血，亦有气虚、血热。腹痛，亦有湿热者。或形志苦乐不一，七情所动，气动血病，胎气即损。虽治例未能以尽其变，然欲学者，临证自推充而行之尔。今于诸证未能一一悉具，聊以证治数例附于后云。

胎堕

丹溪曰：阳施阴化，胎孕乃成。血气虚乏，不足荣养其胎则堕，譬如枝枯则果落，藤萎则花坠。又有劳怒伤情，内火便动，亦能堕胎，譬如风撼其木，人折其枝也。

---

① 制：原作"治"，据《素问病机气宜保命集》卷下改。
② 者：此后原衍"必"，据《玉机微义》卷四十九删。

火能消物，造化自然。《病源》乃谓风冷伤于子脏而堕，此未得病情者也。予见贾氏妇，但有孕至三个月左右必堕，诊其脉，左手大而无力，重则涩，知其血少也，以其壮年，只补中气，使血自荣。时正初夏，教以浓煎白术汤，下黄芩末一钱，与数十帖，得保全而生。因而思之，堕于内热而虚者，于理为多，曰热曰虚，盖孕至三月，上属相火，所以易堕。不然，何以黄芩、熟艾、阿胶等为安胎妙药邪。

难产

丹溪曰：世之难产者，往往见于郁闷安佚①之人，富贵奉养之家，若贫贱者鲜有之。古方止有瘦胎饮一论，而其方为湖阳公主②作也，恐非至到之言，盖用之者，甚难自若③。予族妹苦于难产，遇胎则触而去之，予甚悯焉。视其形肥，而勤于女工，知其气虚，久坐气不运而愈弱。儿在胞胎，因母气虚不能自运耳。当补其母之气，则儿健易产。令其有孕，至五六月来告，遂于《大全良方》紫苏饮加补气药，与之数十帖，因得男，甚快。因以此方，随母之性禀与时令加减，服者无不应。用临蓐④时，腹不觉痛，产母亦无病，因名方曰达生散云。

论热药求子之误

丹溪曰：无子之因，多起于父气之不足，岂可独归

---

① 安佚：安逸。
② 湖阳公主：东汉光武帝刘秀之姐。
③ 自：原作"且"，据《格致余论·难产论》改。
④ 临蓐（rù入）：指妊娠九个月后的待产期。蓐，床上草垫。

罪于母血之虚寒。况母之血病，奚止虚与寒而已哉。然古方治妇人无子，惟秦桂丸一方，其性热，其辞确。今之欲得子者，率皆服之无疑。夫求子于阴血，何至轻用热剂耶？或曰：春气温和则物生，冬气寒凛则物消，不假热剂，何由子脏得暖而成胎？予曰：诗言妇人和平，则乐有子。和则气血不争，平则阴阳不乖。今得此丸，经血必转紫黑，渐成衰少，或先或后，始则饮食骤进，久则口苦舌干，阴阳不平，血气不和，焉能成胎。纵使有成，子亦多病，以其能损真阴也。郑宪史子生七个月得淋云云。见淋闭门。

宗厚曰：按妇人无子，多因经血不调，或阴虚血少，积聚痰气，嗜欲等致种种不同，奚止虚与寒而已。然经寒者亦有之，但不可例为常法尔。是以先生论此，戒后人不得病机之的者，斯药勿妄行也。况无子之因，亦岂止于妇室者？如东垣云：李和叔问，中年以来得一子，至一岁之后，身生红丝瘤不救，后三四子至一二岁，皆病瘤而死，何缘至此疾？翌日思之，谓曰：汝乃肾中伏火，精气中多有红丝，以气相传，生子故有此疾，俗名胎瘤是也。汝试视之，果如其言。遂以滋肾丸数服，以泻肾中火邪，补真阴不足，忌酒、辛热之物。其妻与六味地黄丸，以养阴血，受胎五月之后，以黄芩、白术二味作散，啖五七服，后生子至三岁，前证不复作，今已年壮。噫！合观先生已上所论，则其旨深矣。

安胎之剂

《金匮》当归散 妊娠宜常服之。

当归　黄芩　白芍药　川芎各一两　白术五钱

为末，酒饮调服方寸匕，日二次。

宗厚曰：按此方养血清热之剂也。瘦人血少有热，胎动不安，素曾半产者、难产者，皆宜服之，以清其源，而无后患也。

《千金》**茯苓半夏汤**　治妊娠恶阻，心闷吐逆，头眩，四肢怠惰烦疼，痰逆呕吐，恶寒自汗，黄瘦。

半夏泡七次，炒黄　生姜五两　茯苓　熟地黄各三两　橘红　细辛　人参　白芍药　紫苏　川芎各二两　苦梗　甘草炙，各五钱

每四钱，水煎，空心服。

《局方》**参橘散**　治妊娠三月恶阻，吐逆不食，或心虚烦闷。

橘皮　茯苓各一两　麦门冬　白术　厚朴制　甘草炙，各五钱

每四钱，入姜、竹茹煎。一方加人参，名竹茹汤，《良方》名人参橘皮汤。

《良方》**胶艾汤**　治妊娠或因顿仆胎动不安，腰腹疼痛，或胎上抢心，或去血腹痛。

阿胶一斤，蛤粉炒　艾叶数茎　《指迷方》加秦艽。

二味以水五升，煮取二升，分三服。

阿胶散　严氏方作胶艾汤　不问妊娠月数深浅，或顿仆，或因毒药胎动不安，腰痛腹满，抢心短气。

熟地黄　艾叶　白芍药　川芎　黄芪　阿胶　当归　甘草炙，各一两

每四钱，入姜、枣煎。《金匮》无黄芪。

佛手散　治妊娠伤胎下血。

当归三钱　川芎二钱

水煎，食前服。

安胎散　治妊娠自高坠下，或为重物所压，触动胎气，腹痛下血，胃虚呕逆，并宜服之。

缩砂不以多少，炒过

为末，每二钱，用酒调服，艾盐汤亦可。

《简易方》知母饮　治妊娠心脾壅热，咽膈渴苦，烦闷多惊。

赤茯苓　黄芩　黄芪各三两　知母　麦门冬　甘草各二两

每四钱，入桑白皮，熟时再入竹沥，些少服。

竹叶汤　治妊娠心惊胆怯，终日烦闷，名曰子烦。

白茯苓四两　防风　麦门冬　黄芩各二两

每四钱，入竹叶五片，水煎。《外台》方有竹沥二合，无叶。一方有黄芩、知母。

《拔萃方》枳壳汤　治胎漏下血，或因事下血。

枳壳炒　黄芩各五钱　白术一两

为末，每一钱，白汤调下。《宣明》方无枳壳。

二黄散　治胎漏下血。

生地黄　熟地黄

为末，煎白术枳壳汤，调下二钱或钱半。

宗厚曰：按《良方》论云：妇人有子之后，血畜以养胎矣，岂可复能散动耶。所以然者，有娠而月信每至，是亦未必因血盛也。若谓荣经有风，则经血喜动，以其风胜，则可此例。可见胎漏之因，非止一端也，治者宜扩充焉。

地黄当归汤　治胎痛。

当归一两　熟地黄二两

为末，每半两，水煎。《良方》等分为末，蜜丸，名内补丸。许学士云：大率妇人妊娠，唯在抑阳助阴。盖此等药甚多，然胎前药唯恶群队。若阴阳交错，别生他病，唯是枳壳散所以抑阳，四物汤所以助阴故尔。然枳壳散差寒，若单服之，恐有胎寒腹痛之疾①，以内补丸佐之，则阳不至强，阴不至弱，阴阳调停，有益胎嗣。此前人未常论及也。愚详阴阳调停，不若不服为愈。

《全生方》白术散　治妊娠面目虚浮，肢体肿，如水气，名曰子肿。

白术一两　生姜皮　大腹皮　陈皮　白茯苓各五钱

为末，每服二钱，米饮调下。《指迷方》有桑白皮，无白术。

李氏天仙藤散　治妊娠自三月成胎之后，两足自脚面渐肿腿膝以来，行步艰辛，以至喘闷，饮食不美，状似水气，至于脚指间有黄水出者，名曰子气。

天仙藤洗，略炒　香附子炒　陈皮　甘草　乌药各等分

为末，每服三钱，水煎，入姜三片、木瓜二片、紫苏三叶同煎。空心食前服，日三次，肿消止药。

---

①　疾：原作"矣"，据《玉机微义》卷四十九改。

宗厚曰：按此二方治证例相类，故并录之。

严氏紫苏饮　治胎气不和，凑上心腹，胀满疼痛，谓之子悬。

大腹皮　川芎　白芍药　陈皮　苏叶　当归各一两
人参　甘草各五钱

每四钱，入姜、葱煎。

安荣散　治妊娠小便涩少，遂成淋涩，名曰子淋。

麦门冬　通草　滑石各三钱　当归　灯心　甘草各五钱
人参　细辛各一两

为细末，每二钱煎麦门冬汤调下。

羚羊角散　治妊娠中风，头项强直，筋脉挛急，言语蹇涩，痰涎不利，或时发搐，不省人事，名曰子痫。

羚羊角镑一钱　川独活　酸枣仁炒　五加皮各五分　薏苡仁　防风　当归　川芎　茯神　杏仁各四分　木香　甘草各二分半

每五钱，入姜煎。

八味丸　治妊娠小便不通，名曰转胞。亦治子淋。方见补虚门。

丹溪参术饮　治妊娠转胞。

四物汤　白术　半夏制　陈皮　甘草　人参

入生姜煎，空心服。

宗厚曰：按丹溪曰：转胞之病，胎妇之禀受弱者，忧闷多者，性情急躁者，食味厚者，庸或有之。古方皆用滑药①，鲜有应效。因思胞不自转，为胎所压，展在一边，胞系了戾不通耳。胎若举起，居于其中，胞系自疏，水道自利。然胎之坠下，必有其由。近吴宅宠人患此，两脉似涩，重则弦，左稍和。予曰：此得之忧患。涩为血少气多，则胎气弱而不能举。弦为有饮，血少则胎弱，气多有饮，中焦不清而隘，则胞之②所避而就下。乃以已上药与服，随以指探喉中，吐出药汁，候少顷，气定又与之。次早亦然，至八贴③安。此法恐偶中耳，后又治数人亦效，未知果何如耶！

仲景云：妇人本肌肥盛，头举自满，今反羸瘦，头举中空，胞系了戾，亦多致此病。但利小便则愈，宜服肾气丸，以中有茯苓故也。地黄为君，功在补胞。若头举等语，其义未详，恐有能知之者。

又曰：按已上安娠诸法，皆气血本病之药，故非辛热苦寒之剂。盖产前当清热养血也。然有外感风寒，内伤生冷，以辛热散之、温之。大积大聚，以药衰其大半而止。经曰：妇人重身，毒之何如？岐伯曰：有故无殒，故无殒也。斯法亦不为本病之谓也。故妊娠诸证例药，详见《大全良方》，兹不备录。

束胎散　于第八个月服之。

黄芩炒，夏一两，春秋七钱五分，冬五钱　白术二两　茯苓七钱五分　陈皮三两，忌火

---

① 滑药：《格致余论·胎妇转胞病论》作"滑利疏导药"。
② 之：原作"知"，据《格致余论·胎妇转胞病论》改。
③ 贴：同"帖"。量词。

粥为丸桐子大。每三四十丸，空心白汤下。

达生散 又名束胎散。

大腹皮三钱　人参　陈皮各一钱五分　白术　白芍药各一钱　甘草炙，二钱　紫苏叶茎五分　当归尾一钱　或加枳壳、缩砂

作一服，入青葱五叶、黄杨脑七个煎服，于八九个月服十数帖，甚得力。或夏加黄芩，春加芎，冬依正方。或有别证，以意消息。

又方于第九个月服。

黄芩怯弱人减半　白术各一两　滑石　枳壳各七钱五分

粥丸桐子大。每服三十丸，空心热汤下。

宗厚曰：按世俗妇室妊娠，鲜有服束胎药者。盖《局方》《良方》诸法，未能以尽其妙用者，多辄动娠，故率不敢行。然丹溪先生因制已上诸方，以备世俗取择，实好生君子之一端也。

滑①胎易产之剂

枳壳散 治妊娠胎肥，壅隘难产，临月服之。

粉草②炙，一两　商州枳壳二两

为细末，百沸汤点二钱，空心，日三服。

一方：枳壳六两　甘草一两

一方：糯米半升，淘控干，同炒为末

---

① 滑：原作"骨"，据《玉机微义》卷四十九改。

② 粉草：甘草之别名。

温隐居①加当归、木香各等分。

又法张氏方　治妊娠胎肥，动止艰辛，临月服之，缩胎易产，治气宽膈。

枳壳五两　甘草一两五钱　香附子二两，炒

为细末，姜汤点服。

神寝丸　滑胎易产，入月服之。

通明乳香五钱　枳壳一两

蜜丸梧子大。空心酒下三十丸。

陆氏名寤生丸，乳香只一分。

益元散　入月服之，滑胎易产。方见前。

施氏催生如意散　临产腰疼，方可服之。

人参　乳香各一钱，末　辰砂五分

三味一处研，临产急用鸡清一个调药末，再用生姜汁调冷服。如横生倒产，即时端顺而生。

催生佛手散　方见前

严氏无忧散　治胎肥气逆，或人瘦，血少胎弱，临蓐难产者，《便产须知》②名保生无忧散。

当归　川芎　白芍药各一两　枳壳炒，五钱　乳香三钱
木香一钱五分　血余炭二钱　甘草一钱

为末，每二钱，水煎服。

《局方》催生丹　治产妇生理不顺，产育艰难，或横或逆，并宜治之。

---

① 温隐居：宋代儒医，四明（今浙江宁波）人。著有《应急仙方》（又作《温隐居海上仙方》）。

② 便产须知：明代颜汉撰，全书二卷。

十二月兔脑髓去皮膜，研如泥　　乳香另研细，五分　　母丁香二钱五分　　麝另研，五分半

三味拌匀，以兔脑和丸如鸡头大，阴干，油纸裹。每一丸温水下，即产儿，手中握①出。

《良方》催生乳香膏　　名如神开骨膏，又名乳珠丹。

一法滴乳为末，用猪心血为丸，五月五日午时合如桐子大，朱砂为衣。每一粒面东酒吞下，未下再服。如胎干者，先与四物汤。

秘方益母丸　　专治横生、逆产、难产，并安胎顺气，神效。

益母草五月采，阴干，石臼为末，炼蜜丸如弹子大。每一丸或二丸，临产以童便和，温酒送下。气不顺，木香参汤送下，或作小丸吞服亦可。

独圣②散

黄葵子③炒七十粒，研烂酒服济君急；若也临危难产时，免得全家俱哭泣。

《小品》④ 疗横生倒产手足先出方

用粗针刺儿手足，入二分许，儿得痛惊转即缩，自当回顺而生。

一法盐涂儿足底，又可急搔爪之，并以盐摩产妇腹上，即产。

---

① 握：原作"据"，据《玉机微义》卷四十九改。
② 圣：原作"胜"，据《玉机微义》卷四十九改。
③ 黄葵子：黄蜀葵子之简称。
④ 小品：南北朝间陈延之所撰医方著作，原名《经方小品》。

《良方》治死胎不下，其证产母舌青黑，及胎上冷者，子已死。或指甲青、舌青，胀闷，甚者口中作屎臭，先以平胃散一帖，作两服，每服水、酒各一盏，同煎至一盏，却投朴硝半两研细，再煎数沸，温服，胎化血水而下。

鹿角散　治因热病，胎死腹中。

鹿角屑一两

水煎，入葱白五茎、豉半合。丹溪云：烧过，治产后血晕。

当归汤　治子死不下。

川当归三两　　川芎二两

为末，水、酒各半，调下四钱，未下再服。

一方只用川芎末，酒煎服。

花蕊石散　治胎死腹中，及胎衣不下。

花蕊石一斤　　上色硫黄四两

二味，相拌匀，炼制，见损伤门。

黑龙丹　治产后一切血疾，产难，胎衣不下，危急恶疾垂死者，但灌得下，无不全治。

当归　五灵脂　川芎　良姜　熟地黄各一两，剉

以砂合盛赤石脂，泥封①纸筋盐泥固济，炭火十斤煅令通赤，去火候冷，取开看成黑糟色，取细研，却入后药。

百草霜五两　硫黄　乳香各一钱五分　花蕊石　琥珀各一钱

---

①　封：原作"缝"，据《玉机微义》卷四十九改。

五味并细研，与前药再研，如法修制和匀，以米醋煮面糊丸，如弹子大。每服一丸，炭火烧令通赤，投于生姜自然汁与童便，入酒漉出，控干，研细，只此酒下。

一方取死胎，用乌鸡一只，去毛细切，水煎三二升汤，通手用衣帛蘸摩脐下，胎自出。

产后杂方

《局方》**芎归汤** 治产后去血过多，晕烦不省。

当归 芎䓖各等分

每半两，水煎服。腹疼加桂，名桂香散，一名琥珀散。治腹痛急，自汗头眩，少气，加羊肉，名羊肉汤。

黑神散 治产后恶露不尽，胎衣不下，血气攻心，及腹痛不止。

黑豆炒，半升 熟地黄 当归 肉桂 干姜 甘草 白芍药 蒲黄各四两 生地黄《局方》《良方》俱无此味，《便产须知》有之

为末，每二钱，酒、童便各半调服。一名乌金散。

宗厚曰：按此手少阴、足厥阴、太阴、阳明表里血药也。立方大意，见前丹溪之论矣。今人以为治产后百病率用之，故收入，然用者自宜通变。

人参当归散 治产后去血过多，血虚则阴虚，阴虚则内热，心烦短气，自汗头痛。

熟地黄 人参 当归 麦门冬 桂各一两 白芍药二两，炒

每五钱，入竹叶、生姜煎。

当归黄芪汤 治产后失血多，腰疼，身热自汗。

当归三两　黄芪二两　白芍药一两，炒

每五钱，入姜煎。

失笑散　治产后心腹绞痛欲死，及儿枕痛。

蒲黄炒　五灵脂各等分

为末，醋调二钱，熬成膏，汤化服之。一法治儿枕痛，各单服。

经验方三圣散　治儿枕痛。

当归　桂心　玄胡索

等分为细末，每服二钱，热酒或童便调下。

严氏清魂散　治产后血晕，昏不知人，更宜取漆器于床前烧熏之，频置醋炭，更服此药。

泽兰叶　人参各一两　荆芥穗四两　甘草炙，八钱　川芎二两

为末，每二钱，热汤、温酒各半盏调下。

当归羊肉汤　治产后发热自汗，肢体疼痛，名曰蓐劳。

当归　人参各七钱　黄芪一两　生姜五钱

用羊肉一斤，煮清汁五大盏，去肉入前药，煎四盏，去渣作六服。

愈风散　治产后中风，口噤，牙关紧急，手足瘛疭，如角弓状。

荆芥穗略炒，为末

每三钱，豆淋酒调下，童便亦可。一方加当归。

宗厚曰：谨按产后多有血病，神强瘛疭而似中风者，宜用此药通血脉而清神，或加当归者为然，非外因例药

也。是以姑录此一法，义见后丹溪论。

独行散 治产后血晕昏迷。

五灵脂炒

为末，水、酒、童便调下一二钱。

加减四物汤 治产后阴虚发热，或日间明了，暮则发热憎①寒。

当归 川芎 生地黄 柴胡

等分，每四五钱，水煎。

丹溪参术膏 治产后胞损，成淋沥证。

人参二钱五分 白术二钱 桃仁 陈皮各一钱 黄芪一钱五分 茯苓一钱 甘草炙，五分

水煎，猪、羊胞，后入药，作一服。

丹溪曰：尝见尿胞因收生者不谨，以致破损而得淋沥证。有徐氏妇，于壮年得此。因思肌肉破伤在外者，且可补完，胞虽在腹，恐亦可治。诊其脉虚甚，因悟曰：难产之人，多是气虚，难产之后，血气尤虚，因用峻补。以参术膏煎以猪、羊胞，极饥时与之，每剂用一两，至一月而安。恐是气血骤长，其胞可完，若稍迟缓，恐难成功。

严氏趁痛散 治产后血滞，筋脉拘挛，腰背强直，遍身疼痛。

当归 桂 白术 牛膝 甘草各三钱 黄芪 独活 生姜各五钱 薤白二钱五分

每五钱，水煎。

---

① 憎：原作"增"，据文义改。

宗厚曰：按此手足三阴药，出太阳例，治表之剂也。然恶露不尽，绞痛不止，宜《良方》芎归汤散。治里之剂，以大黄、桃仁等药下之。血畜经络成血块，宜没药丸，以虻虫、水蛭等药逐之。皆变法也，兹不详录。故已上诸方，皆调理之剂，余有异证，详见《大全良方》。

又曰：谨按产后血滞于经，多成痈肿，或有致不救者。盖气血虚损，逆之甚也。大抵此兼阴虚火动，凡辛温之剂宜慎之，矧产后用药有三禁。我丹溪先生谓：产后如无恶阻，当大补气血，虽有杂证，以末治之。如中风，切不可作风治，与小续命汤，必先补气血，然后治痰。当以左右手之脉，分其气血多少而治。如发热恶寒，皆属血虚①，左手脉不足，用补血药多于补气药。右手脉不足，用补气药多于补血药。恶寒发热腹痛者，当去恶血，以求通变之意也。

---

① 属血虚：原作"是气血"，据《仁斋直指方论·附产后诸方》改。

校注后记

一、《玉机辨症》的作者

本书原型是明代医家徐彦纯撰于明洪武元年（1368）的《医学折衷》，计十七门。明洪武二十九年（1396）刘纯对原书内容进行了增补，仿其体例续增三十三门，计五十卷，改名为《玉机微义》。本书作者取其精华，按辨证需要梳理归纳为三十八篇。

《玉机辨症》原题柯琴、改斋氏纂。柯琴，字韵伯，号似峰，浙江慈溪人，清代康熙、雍正时期著名医学家，在《伤寒论》研究方面成就突出，提出六经地面说，认为六经犹地面经界，经络为六经通路；《伤寒论》六经为百病立法，包括外感伤寒和内伤杂病等，对后世医家产生重要影响。改斋氏，无从可考。

考《玉机辨症》内容，全书以《玉机微义》为蓝本，以便于临床辨证为目的，将《玉机微义》的内容重新拣选、汇集、编次，而作者改斋氏、柯琴均未发表任何言论、见解。试想以柯琴在医学上的突出成就，怎会在全书三十八种疾病论述中一言不发？亦无编撰此书缘由、目的的只言片语，实在令人费解。只有一种解释，此书应是托柯琴之名所作。

　　1992 年，湖南科学技术出版社出版的《中医古籍临证必读丛书·内科卷》中，收录有徐德凤、李天玉以中国中医科学院馆藏传抄本点校的《玉机辨症》中的六种疾病，即腰痛、腹痛、淋、小便不禁、小便不通、脚气。作者著录项做"清·柯琴原著"，"改斋氏"之名被删，未曾出现。由著录可见点校者对"柯琴"著此书深信不疑，且例曰"柯氏在学术上主张'六经地面'说，故在析症时往往以六经归类，如论腰痛，前人多责之于肾，而柯氏认为有太阳、少阳、阳明、少阴、厥阴、太阴腰痛之分。"此说不足为据。审视《玉机辨症》"腰痛"之文，出自明代医家刘纯《玉机微义》卷三十一；其中"腰痛属足六经"共引用四家言，分别是《东垣试效方·腰痛门》、《素问·刺腰痛》篇、明代刘纯语、《灵枢·经脉》篇。可见该书腰痛"六经辨证"文和清代医家"柯琴"无任何交集之处，不能作为柯琴的学术主张。

　　另外，从柯琴成名之后，目录学著作中对其作品的著录情况看，清《八千卷楼书目》著录有柯琴的两部书："《伤寒论注》四卷、《论翼》四卷。国朝柯琴撰。日本刊本"。民国时期赵尔巽《清史稿艺文志》收录有柯琴著作二部，分别是《伤寒论注》四卷（一名《伤寒来苏集》）、《伤寒论翼附翼》四卷。成书于民国期间的《续修四库全书总目提要》著录了柯琴的三部著作，其中均未见《玉机辨症》一书。其他清末民国期间的目录学著作亦未见《玉机辨症》一书，此处不再赘述。1961 年版《中医图书联合目录》亦无《玉机辨症》。

《玉机辨症》在目录学著作中著录，最早见于1991 年版《全国中医图书联合目录》（简称《联目》），作"玉机辨证（1911）著者佚名抄本"，藏于苏州市图书馆。2006 年版《中国中医古籍总目》（简称《总目》）著录作"玉机辨证二集（1669）原题（清）柯琴（韵伯）改斋氏撰"。版本著录有两种，一是"抄本139.701"即馆藏为"中国中医科学院图书馆""苏州市图书馆"；二是"泰州新华书店古籍部影印本"，无馆藏。

由此可见，《玉机辨症》在目录学著作中出现的时间非常晚，清中后期、民国均未见著录，最早见于20 世纪90 年代初的《联目》。而且仅有的两种著录存在差异：《总目》的书名项注意到是书是"二集"；作者项《总目》"原题"二字表明，《总目》对柯琴撰著此书有疑虑；成书时间项，《总目》似乎是据柯琴成名时间擅改《联目》，此项缺乏说服力。

上述考证表明，《玉机辨症》和柯琴两者相隔时间较远，本书应为柯琴之后的托名之作。

二、《玉机辨症》的特色

《玉机辨症》是《玉机微义》的节略本，推测其书名含义，"玉机"有两方面意向：一是前承刘纯之《玉机微义》；二是和刘纯续增《医学折衷》时取"玉机"二字同意，"因摭诸《内经》至数至名之目"。

指导临床辨证是作者编著此书的真正宗旨、目的。作者欲仿柯琴研究《伤寒论》编著《伤寒来苏集》之法，将《玉机微义》所引用的名医论集、诸家之说详细研读分析后，按照病证的临床辨证要点，重新分立条目，拣选编次。依次归纳作病因、病机、脉、治法、治则、证型、方药等条目，改变了《玉机微义》病理论述中附有刘纯按语而使各家论说之间相互割裂的格局。

如有关"痰饮"的论述，《玉机微义·痰饮》将其分作十一条论述，依次为：痰饮脉法、仲景四饮、痰分三因、论治痰理气之说、论痰为诸病、论饮专主于湿、论痰证有五、论痰清浊、饮当去水温补转剧论、论《局方》用热药治诸气痰饮呕吐膈噎之误、论痰证似有邪祟。而《玉机辨症·痰饮》从临床辨证出发，重新拣选归编仅作五条，依次为：病因、痰饮见证、误治变证、痰饮治法、脉。

再如"腰痛"病，《玉机微义·腰痛门》的理论论述分"《内经》叙诸经腰痛""脉法""论腰痛为虚宜补""论腰痛宜刺""论腰痛宜下""论腰痛分三因"六方面。《玉机辨症》按病因、病机、脉象三方面从新对内容进行了拣选、编次，病因依次做"腰痛属足六经""外因腰痛""七情腰痛"，病机分"虚""实"两种，之后是"脉"。

再如腹痛的论述，《玉机微义》所论分别为"《内经》叙腹痛所因""脉法""论伤寒腹痛""论腹痛为阴毒所致""论腹痛属热""论腹痛属血""论腹痛为疝所致""论腹痛为泻痢""论腹痛为积聚所致""论腹痛为肠痈所致"以及"论治腹痛大法"，而《玉机辨症》则从腹痛分部位高下、腹痛分时令、寒、热、虚、实、脉、治等方面加以阐述，两相比较，《玉机辨症》所论逻辑性更强，更便于临床应用。

显而易见《玉机辨症》无论从病理论说还是证型方药上，都更具有病证的整体性、逻辑性，远比《玉机微义》简明扼要，更便于临床医生理解记忆、精确辨证，是一本切合实用的中医临床读本。

作者对柯琴研究方法的借鉴，或许也正是其托名柯琴的原因所在。但纵观全书，作者的文字功底、临床见地皆不及柯琴。

某些地方作者将原文语言切割后未曾修订。如《玉机微义·厥》原文作："陈无择曰：经论粗分六经，殊不出寒热二证所因，欲求备治，当历明之。"《玉机辨症·厥》切割作："陈无择曰：经论，不出寒热二证。"再如《玉机辨症·脚气》篇"《三因》胜骏丸"有"宗厚曰：按：此血虚而风寒湿药也，气血之剂。"总觉此句有些别扭，再观《玉机微义》此处，原作"按：此治血虚而风寒湿胜药也，气血之剂。"

柯琴治学严谨，曾在《伤寒来苏集·自序》中说："胸中有万卷书，笔底无半点尘者，始可著书。胸中无半点尘，目中无半点尘者，才许作古书注疏。"可见以其著书立说之态度，应不会出现以上状况。而在医学见解上，叶天士在《伤寒论翼序》中赞柯琴说"独开生面""透彻详明""精而不乱"，而《玉机辨症》自出现以来，一直未曾引起医学界的注意，显然作者的医学见识难以达到柯琴的水平。由此推测，作者可能是清末或民国时期深受柯琴和刘纯医学影响的一位中医临床医学家，故其成书也应在清末或民国时期，书成之后未曾刊印，只有抄本传世。

三、《玉机辨症》的版本

据前文，此书还存藏于中国中医科学院图书馆、苏州市图书馆及湖北省图书馆。经馆际调研，将这三家所藏《玉机辨症》和陕西中医药大学图书馆藏本覆按，为同一版本。故本次整理以陕西中医药大学图书馆藏传抄本《玉机辨症》八卷为底本。

全书共上、下两部分八册。每册蓝皮白题签，题签上注书名"玉机辨症"，和集次"上"或"下"，题签下有两方印章，上下竖排，上有阴文朱墨篆书"古籍部"，下有阳文朱墨篆书"题签"。内为蓝格墨抄抄本，半页10行，每行20字，偶有21字，天头处偶有朱墨校改。无序跋之文。

总 书 目

I

本　草

方　书

卫生编

袖珍方

仁术便览

古方汇精

圣济总录

众妙仙方

李氏医鉴

医方丛话

医方约说

医方便览

乾坤生意

悬袖便方

救急易方

程氏释方

集古良方

摄生总论

辨症良方

活人心法（朱权）

卫生家宝方

寿世简便集

医方大成论

医方考绳愆

鸡峰普济方

饲鹤亭集方

临症经验方

思济堂方书

济世碎金方

揣摩有得集

亟斋急应奇方

乾坤生意秘韫

简易普济良方

内外验方秘传

名方类证医书大全

新编南北经验医方大成

临证综合

医级

医悟

丹台玉案

玉机辨症

古今医诗

本草权度

弄丸心法

医林绳墨

医学碎金

医学粹精

医宗备要

医宗宝镜

医宗撮精

医经小学

医垒元戎

医家四要

证治要义

松厓医径

扁鹊心书

素仙简要

慎斋遗书

折肱漫录

丹溪心法附余

IV